Changjian Piweibing Zhongyi Linchuang Shijian Zhinan

常见脾胃病中医临床实践指南

唐旭东　张声生　温艳东　主编

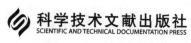

科学技术文献出版社
SCIENTIFIC AND TECHNICAL DOCUMENTATION PRESS

·北京·

图书在版编目（CIP）数据

常见脾胃病中医临床实践指南 / 唐旭东，张声生，温艳东主编. —北京：科学技术文献出版社，2019.5（2023.4重印）

ISBN 978-7-5189-5484-1

Ⅰ.①常… Ⅱ.①唐… ②张… ③温… Ⅲ.①脾胃病—中医临床—经验—中国—现代 Ⅳ.①R256.3

中国版本图书馆 CIP 数据核字（2019）第 073622 号

常见脾胃病中医临床实践指南

策划编辑：薛士滨 责任编辑：薛士滨 周可欣 责任校对：文 浩 责任出版：张志平

出　版　者	科学技术文献出版社	
地　　　址	北京市复兴路15号　邮编　100038	
编　务　部	（010）58882938，58882087（传真）	
发　行　部	（010）58882868，58882870（传真）	
邮　购　部	（010）58882873	
官 方 网 址	www.stdp.com.cn	
发　行　者	科学技术文献出版社发行　全国各地新华书店经销	
印　刷　者	北京虎彩文化传播有限公司	
版　　　次	2019 年 5 月第 1 版　2023 年 4 月第 5 次印刷	
开　　　本	850×1168　1/32	
字　　　数	406千	
印　　　张	18.125	
书　　　号	ISBN 978-7-5189-5484-1	
定　　　价	68.00元	

编　委　会

序　言

　　中医药学是中国古代科学的瑰宝，也是打开中华文明宝库的钥匙。中医脾胃病是临床常见的一大类疾病，涉及慢性胃肠疾病和肝脏疾病，也是临床上能较好地发挥中医药特色优势的一类疾病。为了更好地提高中医治疗常见脾胃病的诊疗水平和规范性，对中医治疗常见脾胃病的方法与技术加以总结并进行合理的评价，从而为具有中医学执业资格的医生提供指导，同时也为政府卫生医疗决策者及患者提供有益的参考。2017 年起，由我牵头，组织世界中医药学会联合会消化病专业委员会的专家撰写了《常见脾胃病中医临床实践指南》。

　　该书共涉及口疮、口臭、痞满、反酸、嗳气、胃缓、胁痛、臌胀、肝积、肝癖、黄疸、腹痛、腹胀、便秘、泄泻、久痢、胃痛 17 个常见脾胃病病种，书稿编写按照现代循证临床实践指南的方法编制，通过文献检索、文献评价、形成证据等过程进行指南的制作，通过 Delphi、专家会议法等方式对指南的推荐建议形成共识、加以拟定，对指南文本进行评审和修订。本书中每个疾病的内容包括临床特点、临床诊断（中医诊断、西医诊断）、干预、管理（药物治疗、针灸治疗、穴位埋线治疗、调摄护理和随访等）。本书的亮点是每个疾病中增加了全国名老中医的用药经验和常用药对，可以说是一本非常实用的工具书。希望本书的出版，对于提高中医治疗常见脾胃病的诊疗水平起到一定的规范和指导作用，也为国内外中医执业医师的诊疗过程质量控制提供参考依据。

参编的专家们长期工作在繁忙的医、教、研第一线，在本书的编写过程中付出了艰辛的劳动，在此我谨对精益求精工作的各位同仁致以衷心的感谢！本书的出版得到科学技术文献出版社有限公司的领导和编辑人员的大力支持，在此一并表示真诚的感谢。

2019 年春于北京海淀

目 录contents

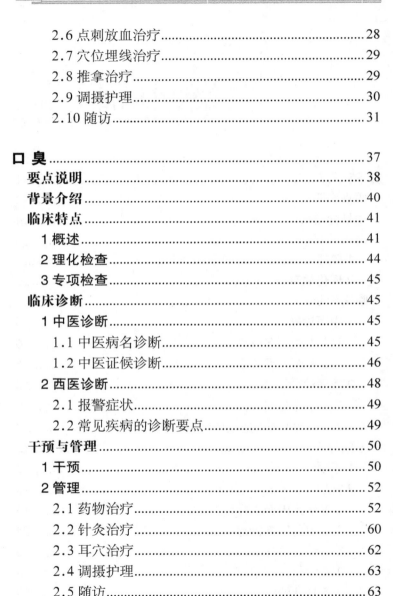

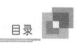

《常见脾胃病中医临床实践指南》

口 疮

世界中医药学会联合会消化病专业委员会

编写单位：中国中医科学院西苑医院

要点说明

　　本指南主要根据中华人民共和国境内口疮相关疾病的中医药临床研究成果并结合专家的经验制定，目的是为了对中医学治疗口疮的方法与措施归纳总结并进行合理评价，以期加以推广，为具有中医学执业资格的医生提供指导，同时也为社会医疗决策者及患者提供有益的参考。本指南的主要适应人群是呈反复发作的成人口疮患者。

　　需要说明的是，本指南并不是医疗行为的标准和规范，而仅仅是根据现有的研究证据依据特定方法制作出的一个文本。随着临床实践的发展，新证据的不断产生，指南所提供的建议亦会随之不断地修正。采用指南推荐的方法并不能保证所有人都能获得理想的临床疗效。同时，就指南本身而言，并不能包括所有有效的疗法，也并不排斥其他有效的疗法。最终临床治疗措施的选择需要卫生从业者根据临床的具体情况，结合自身经验及患者的意愿做出。

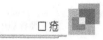
目 录

背景介绍

口疮是一传统的中医病名，是指发生于唇、舌、颊及上腭等处的淡黄色或灰白色的溃烂，伴有灼热疼痛，易反复发作的疾病。本指南讨论的口疮，主要是指现代医学的复发性口腔溃疡，该病是口腔黏膜疾病中最常见的溃疡类疾病，患病率高达20%，居口腔黏膜病之首位。发病机制与遗传因素、机体的免疫功能异常、局部微循环障碍等内在因素关系密切，精神因素、生活方式、口腔菌群失调、微量元素缺失等环境因素可诱发本病的发生，病因及发病机制迄今尚不十分明确。在临床表现方面，口疮的数量、大小、形态不尽相同，且病情的严重程度、间歇期和持续时间长短存在明显的个体差异。治疗上一般采取局部治疗与全身治疗相结合的方法，局部治疗以消炎、止痛、促进愈合为原则，多使用抗菌、抗病毒和消毒防腐等药物；全身治疗以病因治疗、减少复发、促进愈合为原则，常用的药物有维生素类、免疫调节类等。治疗方法虽多，但尚缺乏有效的根治方法。除复发性口腔溃疡之外，以口疮为主要临床表现，或可以发生口疮的其他疾病尚有很多，创伤性口腔溃疡、疱疹性口炎可参照本指南论治；白塞病、肿瘤、结核病、红斑狼疮、硬皮病及干燥综合征等引起的口腔溃疡在明确诊断和针对性治疗的基础上可部分参照本指南论治。

目前关于口疮单病种的中医药治疗指南相对较少，中华口腔医学会口腔黏膜病专业委员会联合中华医学会中西医结合专业委员会于2012年出版了关于口疮的《复发性阿弗他溃疡诊疗指南（试行）》，国家中医药管理局医政司于2013年发布了《口疮（复发性口腔溃疡）临床路径和诊疗方案》（第三批 104 个病种中医临床路径和诊疗方案），其他涉及口疮的指导性文件目前较少。

目前国际上尚没有中医药治疗口疮的循证临床实践指南。指南开发小组遵循循证医学的理念，在系统分析国外指南制作方法和指南评价方法的基础上，将其与中医学的特点相结合，通过文献预调查、临床问题的分解与定义、文献搜索、文献评价与证据形成、证据评价与推荐建议形成、指南草案书写、专家评审、草案修改等步骤，完成了本指南的开发工作，通过对近几十年来中医、中西医结合的研究成果加以总结，对中医药治疗口疮的临床操作方案进行规范，以期对提高中医药治疗口疮的疗效有所裨益。

临床特点

1 概述

口疮好发于口腔黏膜角化程度较差的部位，表现为口腔黏膜的局限性溃疡，多呈圆形或椭圆形，疼痛明显，少数患者可伴有发热等其他身体不适症状。病程多呈自限性，一般为 7～10 天，周期性反复发作，往往迁延多年。

本病的发病多因平素饮食不节、过食辛辣厚味、嗜好烟酒或情志内伤、劳倦过度而致病。中医认为脾开窍于口，其华在唇，舌为心之苗。从舌与五脏的对应关系讲，舌尖属心肺，舌体中央属脾胃，两侧属肝胆，舌根部属肾。故本病病位在口腔，与心、脾关系最为密切，涉及胃、肝、胆、肾等脏腑。中医诊治本病，多从"火""热"论治，辨证又有虚实之分，上焦实火熏蒸，下焦虚火上炎。另外，脾胃虚弱、脾胃湿热、气血不足等亦为本病的常见病机。

2 理化检查

（1）常规检查：口腔临床检查、血细胞分析、免疫功能检查、活体组织检查及其他实验室检查。该组检查用以区分感染性口炎、非感染性口炎、内分泌系统疾病、某些自身免疫系统疾病及某些恶性肿瘤。

（2）消化内镜检查：有研究显示，口腔溃疡患者常同时存在胃溃疡、十二指肠溃疡、溃疡性结肠炎、局限性肠炎等胃肠道疾病，该检查主要用于了解本病是否同时合并上述疾病。更重要的是有助于鉴别和排除克罗恩病、白塞病及结核病等全身疾病。

临床诊断

1 中医诊断

1.1 中医病名诊断

口疮是以唇、舌、颊及上腭等处黏膜发生单个或多个淡黄色或灰白色溃烂点，伴有疼痛或刺激时疼痛为特征的口腔黏膜疾病。可发于任何年龄段，以青壮年为多见。病程呈自限性，发作持续 7 ～ 10 天，周期性反复发作。

1.2 中医证候诊断

1.2.1 常见证候分型

根据本病症状及总结临床实践经验，采用定量文献统计方法，对临床中常出现的相对单一证候进行统计，本指南确定的常见证候为心脾积热证、胃火炽盛证、阴虚火旺证、脾虚阴火证和寒热错杂证。上述证候可单独出现，也可以与其他证候相兼出现，常见的复合证候主要有心脾两虚证、脾胃湿热证、气血两虚证、脾肾阳虚证等。

本病是一种自限性疾病，其发生发展是一个动态的过程，在这一过程中，主要证候也会随之变化，在临床中应注意动态观察和调整。

1.2.2 证候诊断标准

证候诊断参照相关文献研究、相关疾病的专业指南如《中医消化病诊疗指南》《口疮（复发性口腔溃疡）临床路径和诊疗方案》《中药新药临床指导原则》及各层次中医学教材的标准等综合讨论拟定。

1.2.2.1 心脾积热证：溃疡局部灼热疼痛，口干渴，心烦失眠，焦虑不安，便干尿赤，舌尖偏红，苔黄，脉数。

1.2.2.2 胃火炽盛证：溃疡周围充血发红，口中灼热疼痛，牙龈红肿出血，口臭，口干，渴思凉饮，大便干结，小便黄赤，舌质红，舌苔黄而干，脉滑或数。

1.2.2.3 阴虚火旺证：溃疡表浅，周围微红，易反复发作，隐痛或热痛，口渴不欲多饮，手足心热，盗汗，心悸，失眠，便干，舌质红，少苔，脉细数。

1.2.2.4 脾虚阴火证：溃疡多为灰白色，周边水肿，红晕色淡，隐隐作痛，腹胀，纳呆，大便偏稀，乏力，舌质淡或淡红，苔薄白，脉沉细弱。

1.2.2.5 寒热错杂证：溃疡色淡红，反复发作，隐痛，伴口干口苦，或咽痛，胃脘堵闷，知饥不食，食则腹胀，腹泻肠鸣，乏力，纳呆，舌质红，舌体胖大，舌苔黄腻或白腻，脉濡或滑。

1.2.3 辨证的问诊要素

问诊在中医辨证论治过程中具有至关重要的作用,通过问诊可以了解到疾病的发生、发展、治疗经过、目前的症状及其他与疾病有关的情况等。问诊的内容包括口疮的疼痛性质、病程长短、饮食喜恶、二便情况及其他伴随症状,对于口疮的辨证分型具有重要意义。

1.2.3.1 疼痛性质:灼热疼痛多属实证、热证;隐痛多属虚证、寒证或虚实夹杂证。

1.2.3.2 病程长短:病程短者多属实证;病程长者多属虚证或者虚实夹杂,往往伴有血瘀。

1.2.3.3 饮食喜恶:平素嗜食肥甘者,多属湿热内蕴;喜热食者多为寒证;喜冷食者多为热证。

1.2.3.4 二便情况:大便溏薄、小便清长者多为虚证、寒证;大便干硬、小便赤涩者,多为热证;大便黏滞者,多为湿证。

1.2.3.5 伴随症状:溃疡伴口干渴饮或口干不欲饮水、咽痛、小便短少者多属实热或虚热;口疮伴畏寒怕冷、腹胀纳呆者多属虚寒证或寒热错杂证;因情志因素加重的多为肝郁气滞证。

通过对以上问题的针对性询问,既可以对口疮的证型进行准确的判断,又可以节省临床诊治时间,起到执简驭繁的效果。

2 西医诊断

口疮需要明确原发病因。本指南讨论的口疮主要是指现代医学的复发性口腔溃疡,根据临床症状体征,结合复发性、自限性、周期性特点及病史可做出诊断。怀疑白塞病、口腔肿瘤、结核病、红斑狼疮、硬皮病及干燥综合征等疾病时，需通过免疫功能检查、消化内镜检查、活体组织检查及其他实验室检查加以明确。

2.1 报警症状

溃疡面深大，基底部坚硬伴不可移动硬块，疼痛剧烈，严重影响进食，体重下降明显，或伴低热等症状时，需及时到专科医院进行检查，以明确病因。

2.2 常见疾病的诊断要点

2.2.1 复发性口腔溃疡

本病好发于黏膜无角化或角化较差的区域，如唇内侧、舌尖、舌缘、颊部、软腭、腭弓等部位，并呈周期性发作。病灶多为圆形或椭圆形黏膜病损，具有"黄、红、凹、痛"等特征。"黄"即病损表面覆有浅黄色或灰白色假膜；"红"即周边有约 1mm 的充血红晕带；"凹"即中央凹陷，基底柔软；"痛"即灼痛明显。具有明显的自限行、复发性、周期性。

目前教科书和临床上主要沿用 Lehner's 分类方法，将复发性口腔溃疡分为三型：轻型、重型及疱疹型。

轻型：此型最为常见，约占本病的 80%。溃疡较小，直径一般 2～5mm，1 个或数个，呈圆形或椭圆形，孤立或散在分布，边界清晰。根据疾病的发展过程，可以分为发作期、愈合期和间歇期，发作期又可细分为前驱期和溃疡期。前驱期有黏膜局部不适，伴有灼痛感，约 24 小时后出现白色或红色丘疹状小点，2～3 天后上皮破损，进入溃疡期，再经 4～5 天后红晕消失，溃疡愈合，不留瘢痕。整个发作期一般持续 1～2 周，具有不治而愈的自限性。间歇期长短不一，因人而异。

重型：又称复发性坏死性黏膜腺周围炎、腺周口疮。发作期溃疡 1 个或 2 个，溃疡大而深，似"弹坑"状，直径可达 1 ～ 2cm 或更大，边缘不整齐，溃疡深陷，可至肌层，疼痛剧烈，愈合需 1 月或更长时间，愈合后有明显瘢痕挛缩，组织变形。

疱疹型：又称阿弗他口炎，溃疡多而小，一般十数个至数十个，似"满天星"，直径多为 1 ～ 2mm，散在分布，多不融合，时久也可见融合者。疼痛较轻型阿弗他溃疡重，常伴有唾液分泌增加，还可伴有头痛、低热及全身不适、局部淋巴结肿痛等症状。一般 1 ～ 2 周愈合，愈后不留瘢痕。

2.2.2 白塞病

本病是一种以同时或先后发生口腔黏膜溃疡，以及眼、生殖器、皮肤病损为主要临床特征的慢性疾病，其中口腔溃疡为其最基本的病损，约见于 98% 以上的患者，且多是本病的首发症状，每年发作至少 3 次，发作期间在颊黏膜、舌缘、唇、软腭等处出现不止一个的痛性红色小结节，继以溃疡形成，溃疡直径一般为 2 ～ 3mm。有的以疱疹起病，7 ～ 14 天后自行消退，不留瘢痕。亦有持续数周不愈最后遗留瘢痕，溃疡此起彼伏。白塞病还可伴有关节、心血管、消化道、神经系统等全身症状或损害，所以在诊断治疗复发性口腔溃疡的时候一定要问清病史，及时发现白塞病患者。本病的诊断缺乏金标准，针刺反应是唯一特异性较强的试验。

2.2.3 克罗恩病

克罗恩病是一种病因尚不十分清楚的慢性非特异性肠道炎症性疾病。临床表现呈多样化，包括消化道表现、全身表现、肠外表现以及并发症。口腔溃疡是常见的肠外表现之一，宋敏等报道一组病例，20% 的克罗恩病合并口腔溃疡。

值得注意的是口腔病变有时可先于胃肠道症状出现，其主要表现是口腔黏膜有典型的口疮样溃疡。溃疡可发生在口腔的任何部位，单个或多个，大多较表浅，直径为 1～15mm，多数伴有疼痛，少数可无症状。炎症浸润导致口唇、颊部黏膜弥漫性肿胀，黏膜呈鹅卵石样，部分患者下唇出现硬结及裂纹。因营养不良、免疫功能受损或药物副作用可出现舌炎、巨舌和口腔念珠菌病。口腔黏膜活组织检查可发现非特异性炎症、涎腺炎、涎腺周围组织纤维化及腺泡管病变。克罗恩病缺乏诊断的金标准，诊断需结合临床、内镜、影像学和组织病理学表现进行综合分析并随访观察。凡临床上遇见口腔反复溃疡，同时伴有腹泻、腹痛，可有血便等消化道症状、体重减轻、发热、食欲不振、疲劳、贫血等全身症状时应警惕克罗恩病，及时进行全面检查，以免误诊或漏诊。

2.2.4 慢性黏膜创伤性溃疡

引起创伤性溃疡的因素有残冠残根、不良修复体及错位萌出的阻生牙等对黏膜的损伤，不良咬舌、唇习惯等。临床检查可发现明显的刺激因素，溃疡部位、形态与刺激物相对应，形成纤维性肉芽肿样溃疡，基底较硬，周围增生凸起并有白色角化损害。组织病理学改变为非特异性炎性溃疡。去除刺激因素后，溃疡明显好转或痊愈。

2.2.5 恶性溃疡

口腔恶性溃疡包括口腔癌性溃疡、淋巴瘤、慢性白血病等。

口腔鳞癌常以迁延不愈的口腔溃疡为首发症状而就诊。好发于舌腹、舌缘、口角区、软腭复合体。溃疡基底及边缘有浸润，触诊质地较硬。溃疡期一般在 3 周以上，无自限性，对常规治疗无效。病理检查可明确诊断，表现为细胞及核异形性改变、异常核分裂象。为准确取到癌变组织，可用甲苯胺蓝染色确定活检部位，将染色剂洗脱，然后行活检，以提高阳性率，避免误诊。

淋巴瘤的病因尚不明确，可能与病毒感染、免疫功能紊乱、染色体异常等有关。淋巴瘤好发于腭部、咽部。初起为局部增生性红斑，组织坏死脱落形成缺损，溃疡面扩大较快，早期即可出现深的坏死溃疡，边缘呈暗红色，表面散在灰白色假膜。恶性淋巴瘤由于早期肿瘤细胞破坏神经末梢，多无疼痛，合并感染可伴有疼痛。全身症状明显。实验室检查红细胞沉降速率、血清碱性磷酸酶及骨髓穿刺等可出现异常。取淋巴结或病变区组织活检有助于本病的诊断。

慢性白血病病因尚不明确，可能与辐射、化学药物、染色体异常等因素有关。慢性粒细胞性白血病和慢性淋巴细胞性白血病的口腔表现相似。早期口腔黏膜出现瘀斑、紫癜等，较少发生溃疡；病情加重时，原有损害加剧，出现较深的坏死性溃疡，尤其软腭、咽部更为严重。实验室检查可发现白细胞计数异常，可见大量未成熟的粒系细胞或淋巴细胞，骨髓检查等可提供诊断的依据。

2.2.6 口腔结核性溃疡

口腔结核的病原体为结核分枝杆菌。病损可发生在口腔黏膜的任何部位，舌部是口腔结核最常见的部位，常表现为巨舌，但也可发生于口底、唇、颊、扁桃体，可单发或多发。典型损害为深而大的溃疡，基底呈粟粒状小结节，边缘不整齐、微隆起呈倒凹状、鼠啮状。表面有灰白色假膜，基底无硬结，疼痛剧烈。结核病史、胸部X线、结核菌素试验等手段可帮助诊断，但其确诊主要取决于组织病理学检查，可见小的结核结节，中心为干酪样物，环绕着大量的组织细胞、朗格汉斯细胞及淋巴细胞。

2.2.7 疱疹性口炎

该病由单纯疱疹病毒引起，多数情况下表现为自限性疾病，溃疡好发于腭、舌、牙龈、唇等处，界限清楚，溃疡数目多且较小，有的仅针尖大，融合时溃疡增大呈多环状，患者疼痛难忍，唾液增多。本病多发生在儿童，值得注意的是细胞免疫缺陷者则可能表现为慢性不易愈合的溃疡，对艾滋病患者口腔溃疡进行免疫学检查及活检，发现 30% 的患者系单纯疱疹病毒感染。细胞学检查、核酸杂交及免疫组化等技术检测有助于确诊。若病损持续一月以上，应做 AIDS 的相关检查。

2.2.8 其他

其他可引起口腔溃疡的疾病常见的有二期梅毒、坏死性唾液腺化生、红斑狼疮、硬皮病、干燥综合征等。可根据病史、免疫检验、感染筛查等做出诊断。

干预与管理

1 干预

口疮是临床常见病，由于周期性反复发作，经年不愈，严重者妨碍说话、进食和睡眠，严重影响患者的身心健康和生活质量。迄今尚无理想的根治方法，但通过积极的干预治疗可以减轻疼痛症状、促进溃疡愈合、减少复发次数、维持长期缓解。中医药治疗口疮的方法丰富多彩，疗效确切，近年来，随着中医药事业的不断发展，中医药在防治口疮诊治方面取得了一些进展，通过辨证使用中医药，对于控制口疮症状，减少复发体现出一些优势。

　　辨证论治是治疗本病的主要方法，可分为内治法和外治法两类。内治法主要是口服汤药，外治法包括局部用药、针灸、穴位贴敷、药物涂擦、中药漱口等，并通过饮食调整、生活调护等措施进行干预。

　　本病的治疗要点主要有两方面：一是积极寻找病因，提出针对性的防治措施；二是缓解症状、减少复发。临床可根据疾病分型、病程长短、严重程度等分别选用合适的治疗方法。

　　口疮的中医干预流程见图1。

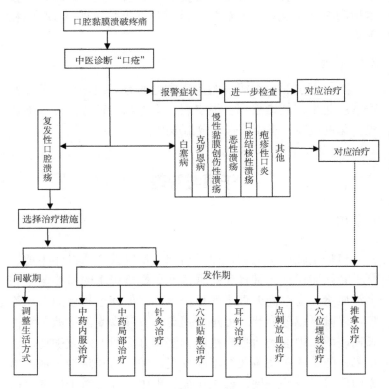

图1　口疮中医干预流程

2 管理

2.1 中药内服治疗

药物治疗是中医治疗最重要的组成部分。基于整体观念、辨证论治的精神，通过对病因、病机、病性、病程、症状、体征和证候等综合分析与判断，有针对性地立法、遣方和用药，并根据病情发展变化进行动态调整与辨治，形成比较独特的"精准医学"模式，使得中医中药成为治疗口疮的重要选择。

2.1.1 辨证论治

本指南辨证论治部分主要基于对复发性口腔溃疡现有文献的检索和分析，将口疮分为心脾积热证、胃火炽盛证、阴虚火旺证、脾虚阴火证以及寒热错杂证，并依据推荐强度、证据级别，推荐相应汤药处方。文献表明辨证论治对改善口疮的症状、提高患者生活质量具有重要作用。

各证候的方药推荐，原则上以基于文献记载的具有临床证据的方药为主，并参考现有共识及标准。目前来讲设计严谨规范的临床试验尚较少见，因此，推荐的级别普遍不高。作为补充，专家经验、部分在临床行之有效的但缺乏相应的临床对照研究或病例系列研究的方药，以专家共识意见给出（用"※"，推荐强度：C，证据级别：Ⅳ）。

2.1.1.1 心脾积热证

病机：心脾积热，循经上炎，灼伤黏膜。

治法：清心泻脾，导热下行。

推荐方药：导赤散合泻黄散加减（《小儿药证直诀》）。淡竹叶、生甘草、通草、生地黄、藿香、栀子、防风、生石膏（先煎）等。（推荐强度：C，证据级别：Ⅳ）

有相关研究表明，口疮的发病与炎症、免疫机制密切相关，而辅助性 T 细胞（Th）在免疫调节中发挥关键作用，根据细胞分泌因子和功能的不同，Th 细胞分为 Th1 和 Th2 两个亚型，研究提示加味导赤散能够逆转 Th1 和 Th2 的偏移。另外，黎家楼等采用加味泻黄散治疗复发性口腔溃疡的治愈率为 66.67%，总有效率为 88.89%。其他病例系列研究表明，导赤散和泻黄散加味均能有效改善患者症状，促进口腔黏膜愈合。

2.1.1.2 胃火炽盛证

病机：胃火上炎，灼伤黏膜，耗伤阴液。

治法：清胃降火，通腑泻热。

推荐方药：

（1）清胃散加减（《脾胃论》）。升麻、黄连、当归、生地、牡丹皮等。若胃热腑实，大便干结者可加入大黄、芒硝、枳实等通腑泻热。（推荐强度：C，证据级别：Ⅳ）

（2）玉女煎加减（《景岳全书》）。石膏、熟地黄、知母、麦冬、牛膝等。（推荐强度：C，证据级别：Ⅳ）

田晓蓓等以思密达漱口为对照的清胃散治疗复发性口腔溃疡的随机平行对照研究表明，对照组的总有效率为 76.06%，以清胃散加减的治疗组的总有效率为 94.37%，表明清胃散治疗胃火上炎证复发性口腔溃疡安全有效。

若胃中火热炽盛，势必灼伤津液，治疗应以清热泻火、养阴生津为基本法则。现代药理研究证实石膏、知母、生地、麦冬、牛膝等具有抗菌消炎、增强免疫力的作用；其中，麦冬具有类皮质激素作用，牛膝还有扩张血管、改善局部微循环的作用。

2.1.1.3 阴虚火旺证

病机：阴液亏虚，阴不制阳，虚火上炎，灼伤黏膜。

治法：滋阴降火，引火归原。

推荐方药：

（1）六味地黄丸加减（《小儿药证直诀》）。熟地、山药、山茱萸、茯苓、泽泻、丹皮等。（推荐强度：C，证据级别：Ⅳ）

（2）知柏地黄丸（《医宗金鉴》）。知母、黄柏、熟地、山药、山茱萸、茯苓、泽泻、丹皮等。（推荐强度：C，证据级别：Ⅳ）

贾玉杰等以六味地黄汤加味治疗复发性口腔溃疡120例，总有效率达96.7%，表明本方对复发性口腔溃疡具有滋阴清热、愈疮敛疡的功效，可以起到延长溃疡复发周期、减少溃疡个数、减轻溃疡疼痛及缩短愈合时间等作用。其他研究也表明本方被广泛用于治疗免疫系统失调相关疾病，对机体的免疫功能具有明显的调节作用，其作用机制可能是通过纠正 Th 功能的平衡紊乱来实现的。

若火旺较甚者可选用知柏地黄汤加减治疗。

2.1.1.4 脾虚阴火证

病机：脾胃虚弱，下焦阴火上僭。

治法：温补脾胃，升阳泻火。

推荐方药：

（1）补中益气汤加减（《脾胃论》）。党参、炒白术、黄芪、升麻、柴胡、陈皮、当归、生甘草等。（推荐强度：C，证据级别：Ⅳ）

（2）补脾胃泻阴火升阳汤加减（《脾胃论》）。柴胡、炙甘草、黄芪、苍术、羌活、升麻、党参、黄芩、黄连、生石膏（先煎）等。（推荐强度：C，证据级别：Ⅳ）

龙惠珍等研究认为脾虚型复发性口腔溃疡的发生与免疫功能下降有着重要的关系。补中益气汤可以显著改善脾虚症

状，促进溃疡愈合，减轻症状，减少溃疡复发，还可以升高
IL-2、IFN-γ，增强机体免疫功能。其他研究亦提示两方均可
用于治疗脾胃气虚、阴火上炎引起的口腔溃疡，均可有效缓
解溃疡疼痛及缩短溃疡愈合的时间。

2.1.1.5 寒热错杂证

病机：湿热内蕴，湿邪伤阳，热邪上攻，升降失常。

治法：清热化湿，平调寒热。

推荐方药：

（1）甘草泻心汤加减（《金匮要略》）。炙甘草、黄连、
黄芩、党参、干姜、法半夏、大枣等。（推荐强度：B，证据
级别：Ⅳ）

（2）半夏泻心汤加减（《伤寒论》）。黄连、黄芩、党
参、干姜、法半夏、炙甘草、大枣等。（推荐强度：C，证据
级别：Ⅳ）

吕银鹏等将184例复发性口腔溃疡患者随机分为对照组
和研究组，每组各92例。研究组采用甘草泻心汤治疗，对
照组采用维生素 B_2 治疗。结果：研究组有效率为86.9%，对
照组有效率为65.2%。王念平等将216例复发性口腔溃疡患
者，随机分成对照组和观察组，每组108例。对照组予常规
西药治疗，观察组在对照组的基础上加用甘草泻心汤加减治
疗。结果：对照组有效率78.70%，观察组有效率90.74%，
观察组优于对照组，且观察组治疗后溃疡大小、溃疡数目、
溃疡充血、溃疡疼痛、烧灼感积分优于对照组。王金凤等认
为甘草泻心汤配方颗粒剂对复发性口腔溃疡模型大鼠有较好
的治疗作用，可能与其镇痛、抑制炎症因子和调节 T 淋巴细
胞亚群失衡作用有关。

2.1.2 辨病治疗

上节辨证论治部分方药推荐主要针对"复发性口腔溃

疮"，下述疾病在诊断明确，并进行相应治疗的前提下，可以参考上节辨证论治方药及本节推荐的辨病治疗方药。

2.1.2.1 白塞病：白塞病病因病机较为复杂，湿、热、毒、瘀是该病的主要致病因素，其病位主要在肝、肾、脾。湿热毒瘀交结，阻滞经脉，上扰则口腔糜烂生疮，而毒瘀互结、虚实夹杂是其病程漫长、久发频发的重要原因。本病湿热邪气留恋，反复发作，损伤阴液，且久病入络，病势缠绵，可见气阴两虚，甚则阴虚火旺、寒热错杂等证。本虚标实是白塞病反复发作的实质。多应用清瘟败毒饮、四妙勇安汤、甘草泻心汤等治疗。

2.1.2.2 恶性肿瘤：恶性肿瘤放化疗导致的口疮多为虚证，中医认为放射治疗可以产生热毒，热盛伤阴，熏灼口腔发为口疮，因化疗导致的口疮临床上多为脾虚阴火证、阴虚火旺证，以及气血两虚证，临床上常用益气养阴清热或补益气血之方治疗，如沙参麦冬汤、补中益气汤等。

2.1.2.3 结核性溃疡：中医认为，此类难愈性溃疡的病因病机为腐肉难去、新肉不生，但目前现有文献中并无具体的针对口腔结核性溃疡的中医治疗方法。对于结核性溃疡来说，结核杆菌是其主要致病菌，因此，由结核杆菌引起的口腔内溃疡可参照其他结核性溃疡的治疗方法。如黄子慧等运用祛腐生肌法配制的复方五凤草液外用，有利于创面的愈合，并通过减少创面结核杆菌的数量、刺激生长因子的表达促进创面愈合。

2.1.2.4 疱疹性口炎：疱疹性口炎多发于小儿，病位在心脾，舌为心之苗，脾开窍于口，心脾之热上冲，多导致口唇牙龈红肿溃烂，其次也可由邪毒侵袭造成脏腑功能失调，热邪火毒太盛，上冲而形成局部红肿、疼痛、腐坏、糜烂。治疗多为清热解毒，林肖南以清热解毒软胶囊治疗小儿疱疹性口炎疗效显著。李云英认为风热湿邪侵袭人体，风热之邪蕴结脾胃，上犯于口，致使口腔黏膜溃烂，前期治疗也应当祛风散热除湿，以热毒宁注射液联合黄石祛腐散治疗。

2.1.3 对症治疗

口干口苦，甚至口中异味者，可加左金丸、麦冬、天花粉等；红肿疼痛明显者加赤芍、牡丹皮、当归；虚烦不宁者加煅龙骨、煅牡蛎、酸枣仁等；便干不畅者可加枳实、瓜蒌、莱菔子、芒硝等；饥嘈、反酸者可加左金丸、乌贼骨、煅瓦楞子；潮热盗汗可加地骨皮、知母、黄柏等；脾虚便溏者可加炮姜炭、炒薏苡仁等。（※ 推荐强度：C，证据级别：Ⅳ）

伴口腔黏膜出血、糜烂时，可加用中药三七粉、白及粉、珍珠粉治疗（随汤药冲服或用温水调成糊状口服，空腹时服用），但建议在辨证基础上使用。癌症患者可在复方中加入白花蛇舌草、半枝莲、半边莲，或配合使用活血化瘀类中药，如丹参、三七、莪术等；癌症放化疗后期可加入麦冬、天花粉、知母、生地、玄参等滋阴清热药物，以及黄芪、当归、川芎、熟地等益气补血之品。（※ 推荐强度：C，证据级别：Ⅳ）

2.1.4 名医经验

下列列出部分近现代名医治疗口疮的经验，仅供参考。（※ 推荐强度：C，证据级别：Ⅳ）

2.1.4.1 李孔定

（1）病因病机：李老认为口疮病位在心、脾，病证虚实夹杂，"虚"为脾虚或血弱，致虚火上乘；"实"为湿热内盛或血瘀。湿热内盛，挟虚火上冲故有口疮；"久病入络"，故症见口疮边缘暗红或舌暗等；脾虚血弱，卫外不固，难以胜邪，故病情反复。

（2）治法治则：清热除湿，养血活血和理气清虚火，对湿热内盛兼虚火上冲及血瘀之复发性口疮有较好疗效。

（3）基本处方：栀子、淡豆豉、当归、胡黄连、枳壳、桑叶、甘草。

（4）加减：脾虚阴火上乘，加党参、黄芪、升麻、柴胡、肉桂、黄柏；兼血瘀者加丹参；兼湿盛者加草豆蔻、车前草；阴亏明显者加女贞子；纳差加神曲。

2.1.4.2 蒲辅周

（1）病因病机：蒲老认为口疮多因肾阴亏损，虚火上炎而反复发作，当以滋阴清火，成上下交并、水火相济之功。

（2）治法治则：滋肾水，伏浮火，主要治疗肾阴虚火证之口疮。

（3）基本处方：以三才封髓丹为基本方，天冬、熟地、党参、盐水炒黄柏、砂仁、炙甘草。

（4）加减：口干渴饮加北沙参、太子参；腹泻加白术、大枣、炒谷芽；舌质红加丹皮、赤芍；苔黄加炒黄芩、炒栀子。

2.1.4.3 耿鉴庭

（1）病因病机：耿老认为口疮之复发，原因复杂，要针对脏腑的失衡情况进行调理。病位多在脾、肾，或因脾虚、或因湿热、或因肾火，用药多在健脾益肾。

（2）治法治则：益肾健脾，清热除湿，治疗脾胃伏火证口疮。

（3）基本处方：黄精、山药、石斛、棉花根、莲子心、元参、绿萼梅。

（4）加减：补脾祛湿热用玉竹；散脾火取少量藿香；健脾喜用山药、白术；滋肾水用元参；益肾引热用苁蓉；清胃益肾用石斛；和血选当归须；大便干用麻仁。

2.1.4.4 李乾构

（1）病因病机：李老认为口疮的早期和溃疡期以实火为多，口疮的修复期和巩固期多以虚火为多。

（2）治法治则：早期和溃疡期当以清热泻火为主，佐以凉血解毒；修复期和巩固期当以补气滋阴，佐以清降虚火。

（3）基本处方：①实火基本方：黄芩、黄连、大黄、双花、野菊花、蒲公英、丹皮、赤芍、玄参、生地、麦冬、甘草；②虚火基本方：知母、黄柏、生地、山药、茯苓、山茱萸、泽泻、丹皮、沙参、麦冬、生黄芪。

（4）加减：疼痛剧者，加紫花地丁、板蓝根；热重者，加栀子、莲子心、连翘；阴虚重者，加百合、女贞子、天冬、龟板；局部用锦灯笼20g，生甘草10g，水煎含漱；西黄清醒丸和六神丸交替含服。

2.1.4.5 谢海洲

（1）病因病机：谢老认为口疮之治，要一辨湿热，二辨气损，三辨阴伤，而细分虚实、标本，然后定先治、后调，并指出"久病多虚，新病常实，而虚实夹杂者，屡见不鲜"；"湿热蕴蒸较心胃火炎更加缠绵"。

（2）治法治则：清化湿热。

（3）基本处方：生地、木通、当归、连翘、赤小豆、升麻、豆豉、黄芩、黄连、黄柏。

（4）加减：湿热上蒸加用金银花、蒲公英；热伤阴则加石斛、天花粉；若溃疡点数目不多，常在唇颊内侧及上腭处，周围黏膜淡红，加牡丹皮、知母。

2.1.5 药对

（1）栀子、淡豆豉：两药具有清上焦郁热、除烦凉血的作用，适用于心脾积热型口疮。（李孔定）

（2）金银花、连翘：两药清热解毒、散结消肿止痛，适用于风热袭表，湿热内结型口疮。（张珍玉）

（3）黄柏、砂仁：两者相配益阴增液、补土伏火，主要治疗肾阴虚火证口疮。（蒲辅周）

（4）黄精、山药：两药具有调节脾、胃、肾功能，治疗脾胃伏火证口疮，调理脏腑功能颇有良效。（耿鉴庭）

（5）生黄芪、甘草：两药具有补中益气、升阳举陷，是促进口疮愈合的良药，适用于久不愈合的气虚溃疡。（李乾构）

2.1.6 临证要点

在临床中，对有些特定患者来说，口疮的辨证治疗与辨病治疗所得出的证候类型并不完全一致，临床处方时宜相互参照，应将病、证、症三方面的情况综合考虑，合理处方，化裁治疗。临床效果不满意时，应综合考虑阴阳、虚实、寒热、气血等辨证要点之间的关系，或结合其他辨证手段，寻找可能存在的病因，调整处方；或依据辨证使用同类证候中推荐的其他处方。

专病专方治疗是临床常用的另一种处方形式。所用的处方一般药味较多，多个病机兼顾，其机理是在该病的基础上，随证、症化裁加减。常用基本方大都为各证候的推荐方剂。

药物在煎煮前宜用水浸泡 20～30 分钟，用砂锅煎煮。每日 1 剂，每剂煎煮 2 次，两次药汁混合，分 2～3 次服用，服药时间宜根据病情及症状特点于餐前或餐后服用。（※ 推荐强度：C，证据级别：Ⅳ）

2.2 中药局部治疗

2.2.1 涂敷法

2.2.1.1 养阴生肌散：具有养阴生肌、消肿止痛的功效。组成：青黛 150g、甘草粉 150g、牛黄 80g、黄柏粉 80g、枯矾 150g、龙胆草 80g、冰片 150g、煅石膏 80g、薄荷脑 80g。均匀涂布于溃疡表面，保持 15 分钟左右，每日三次。用于治疗慢性及虚火型口疮。陈慧华将 80 名口腔溃疡患者随机分成两组，治疗组 50 人以养阴生肌散局涂于溃疡表面，对照组采用常规疗法：0.05% 的洗必太溶液含漱，口服维生素 B_2 10mg、维生素 C 0.2g，疼痛明显者予 0.5% 的达克罗宁局涂，并服用抗生素。两组均在 3 天、5 天、7 天时复诊，经卡方检验，疼痛在第 3 天、5 天、7 天时，$P<0.05$，有显著差异。治疗组：愈合率 22%，有效率 78%；对照组：愈合率 6.67%，有效率 33.33%。（※ 推荐强度：C，证据级别：Ⅳ）

2.2.1.2 冰硼散：具有清热解毒、消肿止痛、祛腐生肌作用。组成：冰片、玄明粉、硼砂各 15g，朱砂 1.8g，共研细末。每日于三餐前及睡前共涂 4 次，6 天为 1 个疗程。凡心火炽盛之口疮皆可用。张冬将 160 名 ROU 患者分为治疗组与对照组，治疗组将口腔黏膜溃疡处擦干后涂丁香油冰硼散糊剂，2 ～ 3 分钟后用水漱口至口内无泡沫；对照组同样方法涂擦冰硼散。结局提示丁香油冰硼散糊剂治疗口腔溃疡的有效率高于单纯运用冰硼散；在疼痛缓解方面，丁香油冰硼散糊剂治疗组明显优于冰硼散对照组，止痛起效快，用药时疼痛激惹率显著低于对照组。（※ 推荐强度：C，证据级别：Ⅳ）

2.2.1.3 西瓜霜：具有消肿止痛作用。西瓜霜喷剂喷在创面上治疗，针对溃疡面较深入的部位，可采取无菌棉签蘸生理盐水后，再蘸上西瓜霜喷剂均匀涂在溃疡面上，注意喷涂范围应完全覆盖溃疡面和周边，6次／天，治疗1周为1个疗程。适用于各型口疮。陈利群等对照组采用西地碘含片进行治疗，观察组采用西瓜霜喷剂进行治疗，结果提示，对照组患者的溃疡愈合率为76.7%，观察组为93.3%，观察组明显优于对照组，差异有统计学意义（$P < 0.05$）。（※推荐强度：C，证据级别：Ⅳ）

2.2.1.4双料喉风散：具有清热解毒、消炎止痛之功。组成：主要由人工牛黄、冰片、珍珠、黄连、甘草、青黛、山豆根、寒水石、人中白（煅）等。用生理盐水漱口，清洁口腔后将双料喉风散粉末喷至溃疡面上，使其完全覆盖于溃疡黏膜表面，3次／天，用药后30分钟禁食水，睡前加强1次。每日3～6次擦于患处。适用于口腔糜烂、咽喉肿痛、牙龈肿痛等症。夏岚随机选取60例ROU患者，观察组采用双料喉风散喷剂喷口腔溃疡面，对照组涂碘甘油于溃疡处，同时口服维生素C及复合型维生素B片剂。根据临床症状和溃疡愈合情况、不良反应及复发情况判定疗效。结果：观察组疗效明显优于对照组，总有效率为100%，愈合时间比对照组显著缩短。（※推荐强度：C，证据级别：Ⅳ）

2.2.1.5锡类散：本药具有解毒清热、消肿止痛，祛腐生新的作用。组成：象牙屑、青黛、壁线炭、珍珠、冰片、牛黄等。每日3～6次擦于患处。用于口咽生疮、红肿疼痛者。

2.2.2 含漱法（※推荐强度：C，证据级别：Ⅳ）

含漱疗法是用某些药物做成冲剂或水剂，多次漱口，含漱完后吐出，用以治疗口腔和咽喉疾病的一种方法；具有局部药物浓度高、起效迅速、简便经济的特点。

2.2.2.1北沙参含漱法

使用材料：北沙参15g，黄柏15g，冰片2g。含漱方法：将上述药物放入热水瓶中，用开水冲泡 15 分钟后，即可饮用。每次倒出半碗约 250mL 含漱，含漱剩下约 100mL 时，改为慢慢咽下，滋润口腔咽喉。

2.2.2.2 黄连水含漱法

使用材料：黄连 2～4g，切碎，或研成细末，备用。含漱方法：把黄连放在干净茶杯或保温杯中，用沸水冲满，把杯盖盖上。待开水变黄水温适中时，即可含漱。每天含漱 3～10 次，视病情轻重而定。第一杯黄连水含漱完后，可用开水继续冲第二次。每次含漱后吐出药水。

2.2.2.3 三黄水含漱法

使用材料：生地黄、黄芩、黄柏各 3g，切碎，或研成细末，备用。含漱方法：基本方法同上述，但本法所用药物较上法多，故第一杯三黄水含漱完后，可再冲第 2 次、第 3 次，以免浪费药物。

2.2.3 喷雾剂（※ 推荐强度：C，证据级别：Ⅳ）

（1）口腔炎喷雾剂：每日 3～4 次喷于患处。适用于各型口疮。功效：清热解毒、消炎止痛、祛腐生肌，促进创面愈合。

（2）金喉健喷雾剂：每日 3～4 次喷于患处。适用于各型口疮。功效：祛风解毒、消肿止痛、清咽利喉。

2.3 针灸治疗

以下推荐的针灸处方主要基于文献证据，可根据患者的具体情况，采取适合的手法及方式，或补或泻，或针或灸，或采用其他穴位刺激法。（推荐强度：C，证据级别：Ⅳ）

2.3.1 辨证治疗

针灸治疗的处方基于针灸辨证治疗口疮的相关临床文献整理而来。（推荐强度：C，证据级别：Ⅳ）

2.3.1.1 心脾积热证

清心泻脾，消肿止痛

取穴：通里 HT5、公孙 SP4、内庭 ST44、合谷 LI4、劳宫 PC8、地仓 ST4、颊车 ST6、足三里 ST36。

2.3.1.2 胃火炽盛证

清泻胃火，消肿止痛

取穴：颊车 ST6、下关 ST7、合谷 LI4、二间 LI2、厉兑 ST45、内庭 ST44。

2.3.1.3 阴虚火旺证

滋阴降火，引火归原

取穴：肾俞 BL23、命门 GV4、太溪 KI3、三阴交 SP6、合谷 LI4、照海 KI6、通里 HT5。

2.3.1.4 脾虚阴火证

温补脾胃，升阳降火

取穴：三阴交 SP6、阴陵泉 SP9、脾俞 BL20、足三里 ST36、合谷 LI4。

2.3.2 其他证型及对症治疗

脾虚湿困证取脾俞 BL20、阴陵泉 SP9；脾胃伏火证取内庭 ST44、胃俞 BL21；心火上炎证取心俞 BL15、内关 PC6；阴虚火旺者取太溪 KI3、涌泉 KI1；气血不足者加膈俞 BL17、脾俞 BL20；肝郁化热者加行间 LR2、期门 LR14。上唇口疮者配人中 DU26、地仓 ST4；下唇口疮者配颊车 ST6、承浆 CV24、地仓 ST4；颊、龈口疮者配地仓 ST4、颊车 ST6；舌部口疮者配廉泉 CV23。

2.3.3 灸法

适用于虚证。取足三里 ST36、肾俞 BL23、脾俞 BL20、养老 SI6 等穴，采用艾卷温和灸，每穴灸 10 分钟，每日灸 1 次，10 次为 1 疗程。

2.3.4 临证要点

2.3.4.1 临证时可以将辨病取穴、辨证取穴及对症取穴三者相互参照,拟订方案。

2.3.4.2 操作方法:以毫针为主,可单独应用,也可配合艾灸、电针等使用。

2.4 穴位贴敷治疗

操作方法:

(1) 将吴茱萸 200g 捣碎研成细末(不需过筛)。分成 10g/包,共 20 包,放干燥处备用。

(2) 每晚睡觉前,洗净双脚。取吴茱萸末 1 包,加食醋适量,调成稀糊状,贴敷于双足涌泉穴 KI1。用塑料纸覆盖,纱布包缠,次日早晨取下,连用 10 次为 1 疗程,两疗程间隔 2～3 天。

2.5 耳针治疗

穴位取口、舌、神门、胃、皮质下、内分泌、肾上腺、脾、心、额等。每次选数穴,用王不留行籽贴压于穴位上,每日稍加力按摩 3 次,每次 10 分钟,每 3 次轮换穴位 1 次,双耳交替使用。也可耳穴埋针。

2.6 点刺放血治疗

常规消毒,用毫针或三棱针在溃疡面上点刺放血,使血液将溃疡面遮盖以止痛,缓解局部症状,促进愈合。用于溃疡面红肿较重者或愈合较慢口疮。粟粒样小而多发的溃疡不适宜使用。舌体溃疡者可刺金津 EXHN12、玉液 EXHN13 或廉泉 CV23。点刺出血,以血能覆盖创面为度,而后漱口,血不止则应压迫止血,每日 2 次。

2.7 穴位埋线治疗

穴位埋线治疗的处方基于采取穴位埋线治疗口疮的文献证据，推荐强度定为 C，证据级别定为 Ⅳ。

2.7.1 取穴

胃俞 BL21、脾俞 BL20、足三里 ST36、三阴交 SP6、曲池 LI11。

2.7.2 器具

（1）00 号铬制羊肠线，存放于 75% 酒精内浸泡备用；

（2）其他器材：2.5% 碘酒，75% 酒精、2% 利多卡因、5mL 一次性注射器、6 号一次性注射针头、胶布、血管钳、剪刀、消毒纱布、医用手套、无菌敷料等。

2.7.3 操作方法

局部常规消毒，取配制好的羊肠线 0.5cm，用专用注射器，将羊肠线快速埋入上述穴位内，用创可贴贴之，24 小时内禁止注射部位沾水。每 15 天治疗 1 次，3 次为 1 个疗程，一般治疗 1 ～ 3 个疗程。

2.8 推拿治疗

推拿方案的制定基于相关临床文献及相关专业书籍，推荐强度为 C，证据级别为 Ⅳ。

2.8.1 指压法

2.8.1.1 取穴：心俞 BL15、肝俞 BL18、胆俞 BL19、脾俞 BL20、胃俞 BL21、神门 HT7、蠡沟 LR5、解溪 ST41、照海 KI6。

2.8.1.2 操作手法：嘱患者取卧位，完全放松，调整呼吸，用大拇指指腹或肘尖点按穴位，并逐渐加压，以患者能忍受为度，并作均匀回旋运动，每穴施术三分钟。

2.8.2 按摩法

先清小肠、心经、天河水各 3 分钟，再揉内劳宫、小天心各 2 分钟，最后推板门、泻脾经各 3 分钟。可用于小儿心脾积热之口疮。

先推涌泉 5 分钟，再逆运内八卦，分阴阳推三关各 3 分钟，清天河水，最后补肾经 5 分钟。可用于小儿阴虚火旺型口疮。

2.9 调摄护理

2.9.1 饮食

饮食调摄对于防治复发性口腔溃疡的发生及发作具有重要意义。首先应该避免食用辛辣刺激之品，如大蒜、姜、椒等；二是避免食用肥甘厚味及煎炸动火之品，如酒、牛羊肉、狗肉、花生、油炸食品等；三是注意增加富含维生素的新鲜食物如橙子、柠檬、西红柿、猕猴桃、苹果等；再者注意饮食结构，合理搭配荤素，注意营养均衡。

2.9.2 生活

加强身体锻炼，提高机体免疫力；保持情绪畅达，防止郁怒化火，引发口腔溃疡。改善生活方式，戒烟戒酒，合理安排睡眠时间，注意口腔卫生以防滋生细菌，避免口腔溃疡的复发。此外，工作压力过大、生活无规律、情志不畅者，应尽量避免熬夜、过度劳累而伤神动火，保持心情舒畅以防肝郁化火，调整好睡眠，避免失眠而引动心火，对口疮的恢复均有益处。

2.10 随访

复发性口腔溃疡预后良好，无须制定严密的随访计划。最为关键的是在确诊之前，应当详细地了解病史，进行必要的理化检查，排除引起口腔溃疡的其他疾病。在明确诊断的前提下，于发作期积极治疗，缓解症状，缩短病程；于间歇期指导患者合理地进行调摄，减少溃疡复发，提高患者的生活质量。

参考文献

[1] 晁春娥. 复发性口腔溃疡发病机制与治疗的临床研究进展 [J]. 中国当代医药，2010，17（3）：16-17.

[2] 吴国荣. 复发性口疮的病因病机及中医治疗探析 [J]. 吉林中医药，2010，4（4）：292-293.

[3] 陈建灵. 复发性口疮的中西医发病机理研究进展 [J]. 浙江中西医结合杂志，2000，10（6）：382-383.

[4] 马旭辉，孙黎飞. 复发性阿弗他溃疡的基础研究与治疗现状 [J]. 实用医药杂志，2006，23（10）：1264-1265.

[5] 张玉. 口疮病因病机中医古文献分析述要 [J]. 江苏中医药，2011，43（4）：77-78.

[6] 冉冉，周志宏. 古代文献中口疮的中医病机研究 [J]. 浙江中西医结合杂志，2014，24（12）：1218-1219.

[7] 王佳然，杨京兴，赵宇昊. 高忠英治疗复发性口疮经验 [J]. 北京中医药，2012，4（4）：277-288.

[8] 蒋中秋，陈国丰. 复发性口疮中医辨证要诀及治疗特点 [J]. 四川中医，2006，24（7）：31-32.

[9] 叶显纯. "阴火"辨惑 [J]. 上海中医药杂志，2006，40（2）：39-40.

[10] 严西昌. 复发性口疮的辨证论治探讨 [J]. 陕西中医学院学报，2008，11（31）：6-7.

[11] 魏子刚, 罗秀丽, 张玉蓉. 中医辨证分型治疗复发性口腔溃疡的临床研究 [J]. 湖北中医杂志, 2010, 32 (3): 48-49.

[12] 李文静, 杨连洲, 苏厚恒. 自身免疫性疾病中西医治疗学 [M]. 北京: 军事医学科学出版社, 2005: 901.

[13] 陈谦明. 口腔黏膜病学 [M]. 第 4 版. 北京: 人民卫生出版社, 2012: 64-69.

[14] 宋敏, 夏冰, 李瑾. 炎症性肠病的肠外表现 [J]. 武汉大学学报 (医学版), 2005, 26 (1): 124-125.

[15] 郭玉芳, 梁文红. 中医中药治疗复发性口疮的研究现状 [J]. 国际口腔医学杂志, 2008 (s1): 184-186.

[16] 郭洪波, 管翠强. 加味导赤散对复发性口腔溃疡患者 Th1/Th2 平衡的调节作用 [J]. 中国药物与临床, 2015, 15 (12): 1745-1747.

[17] 黎家楼. 加味泻黄散治疗小儿脾胃湿热型口疮 42 例 [J]. 新中医, 2008, 11 (11): 78-79.

[18] 陈志明, 任虹. 泻黄散合导赤散治疗复发性口腔溃疡疗效观察 [J]. 新中医, 2014, 46 (5): 108-110.

[19] 田晓蓓, 孙晋虎, 刘宗响. 清胃散治疗复发性口腔溃疡随机平行对照研究 [J]. 中医内科杂志, 2015, 29 (12): 53-54.

[20] 闫琨, 胡温庭. 玉女煎联合复合维生素 B 治疗反复发作性口腔溃疡 70 例临床观察 [J]. 中医药导报, 2015, 21 (9): 78-79.

[21] 陈传耀, 罗仁瀚, 徐凯. 加味玉女煎治疗复发性口腔溃疡 50 例临床观察 [J]. 贵阳中医学院学报, 2008, 30 (2): 33-34.

[22] 贾玉杰, 罗永新. 六味地黄丸价位治疗复发性口腔溃疡 120 例 [J]. 陕西中医, 2006, 27 (4): 422-423.

[23] 齐春会, 张永祥, 沈倍奋. 六味地黄方现代药理学研究新进展 [J]. 军事医学, 2002, 26 (1): 57-61.

[24] 马世平, 杭秉茜, 刘越, 等. 六味地黄汤的免疫药理研究 [J]. 现代应用药学, 1990, 7 (3): 14-17.

[25] 龙惠珍, 殷洁, 夏永良. 补中益气汤对脾虚型复发性口腔溃疡

小鼠 IL-2、IFN-γ 表达的影响 [J]. 中华中医药学刊，2010，28（3）：523-525.

[26] 陈春红，王邦才 . 补中益气汤治疗复发性口腔溃疡临床观察 [J]. 中国中医急症，2014，23（5）：939-940.

[27] 丁阳，王长松 . 浅谈补脾胃泻阴火升阳汤治疗复发性口腔溃疡 [J]. 东南大学学报（医学版），2016，35（4）：592-594.

[28] 吕银鹏，刘莉，孙博 . 甘草泻心汤治疗复发性口腔溃疡 92 例 [J]. 河南中医，2015，35（7）：1487-1488.

[29] 王念平，殷莉 . 甘草泻心汤加减治疗复发性口腔溃疡 108 例 [J]. 河南中医，2016，36（6）：962-964.

[30] 王金凤，刘文辉，荆雪宁，等 . 甘草泻心汤配方颗粒剂对复发性口腔溃疡模型大鼠的作用 [J]. 中国实验方剂学杂志，2014，20（11）：143-146.

[31] 冯贤胤，杨进 . 白塞氏病的中医治疗进展 [J]. 山西中医，2008，7（7）：53-54.

[32] 何春梅，刘胜 . 陆德铭教授治疗白塞氏病的经验 [J]. 新中医，2000，32（10）：7-8.

[33] 崔仁明 . 中西医结合放化疗性口腔溃疡 41 例 [J]. 四川中医，2005，5（5）：83.

[34] 朱爱琴，王晋秋，翟长云 . 中医辨治恶性肿瘤化疗所致口腔溃疡 36 例 [J]. 北京中医药，2008，8（8）：667-668.

[35] 黄子慧，张国英，洪练青，等 . 复方五凤草液对结核性溃疡 VEGF、FGF-2 表达的影响 [J]. 中医药导报，2016，22（8）：73-75.

[36] 黄子慧，洪练青，张国英，等 . 祛腐生肌法治疗结核性溃疡临床观察 [J]. 北京中医药，2016，35（3）：247-249.

[37] 林肖南，罗军，孔洁 . 清热解毒软胶囊治疗小儿疱疹性口炎临床研究 [J]. 中成药，2010，8（8）：1455-1456.

[38] 李云英 . 中西医结合治疗小儿疱疹性口炎疗效研究 [J]. 中西医结合心血管病杂志，2015，2（4）：39.

[39] 李乾构，周学文，单兆伟 . 实用中医消化病学 [M]. 北京：人

民卫生出版社，2001，2：98-110.

[40] 景洪贵，张耀 . 李孔定主任医师治疗复发性口疮经验 [J]. 成都中医学院学报，1993（2）：19-20.

[41] 叶冰，照日格图，吴施国，等 . 基于火神派纳气归肾思想的黄柏 - 砂仁 - 甘草配伍探讨 [J]. 中药与临床，2012（3）：33-34.

[42] 白家温，杜雪芳 . 李乾构治疗口腔溃疡经验 [J]. 江西中医药，2008，8（32）：19-20.

[43] 杨春波，黄可成，王大仁 . 现代中医消化病学 [M]. 福州：福建科学技术出版社，2007，4：133-138.

[44] 刘明，张庆祥，宫鼎鼎 . 张珍玉临床验案两则 [J]. 山东中医杂志，2016，2（2）：162-163.

[45] 林景广 . 养阴生肌散治疗复发性阿弗他溃疡的疗效观察 [J]. 辽宁中医杂志，2009，20（9）：1520-1521.

[46] 陈慧华 . 养阴生肌散治疗口腔溃疡疗效观察 [J]. 口腔材料器械杂志，2001，10（4）：187-188.

[47] 李仪奎，金若敏，张海桂，等 . 冰硼散的药效学研究 [J]. 中药药理与临床，1995（1）：8-11.

[48] 张冬 . 丁香油冰硼散糊剂对复发性口腔溃疡疼痛的缓解作用 [J]. 中国中医药信息杂志，2008，15（10）：65-66.

[49] 孟召华，刘洋，郑明哲 . 西瓜霜喷剂与西地碘含片治疗口腔溃疡的疗效比较 [J]. 现代诊断与治疗，2014，25（19）：4438-4439.

[50] 陈利群，刘树佳，陈芳瑾 . 西瓜霜喷剂与西地碘含片治疗口腔溃疡的疗效比较 [J]. 当代医学，2013，36（6）：135-136.

[51] 许飞虎 . 双料喉风散联合用药对口腔溃疡的治疗效果观察 [J]. 航空航天医学杂志，2016，27（2）：236-238.

[52] 夏岚 . 双料喉风散喷剂在大学生复发性口腔溃疡治疗中的应用 [J]. 内蒙古中医药，2015，（5）：39-39.

[53] 黄羚，吴芊，崔人匀，等 . 锡类散临床拓展应用研究进展 [J]. 中国中医基础医学杂志，2016，（3）：444.

[54] 陈金伟 . 含漱治疗口腔疾病 [J]. 家庭中医药，2009，（5）：49.

[55] 高兰敏，邱宁 . 口腔炎喷雾剂治疗复发性口腔溃疡与口腔溃疡散的疗效对比 [J]. 中国医药指南，2012，10（18）：240-241.

[56] 王建滨，关晓兵，刘萍，等 . 金喉健喷雾剂局部治疗复发性口腔溃疡近期疗效观察 [J]. 北京口腔医学，2007，15（1）：42-43.

[57] 陈艳明，王灵枢，崔海 . 针灸治疗复发性口腔溃疡疗效观察 [J]. 中国针灸，2006，2（2）：103-104.

[58] 黄立臣 . 针灸治疗口腔溃疡例疗 50 效观察 [J]. 针灸学报，1991，2（2）：43.

[59] 马民 . 针灸治疗复发性口腔溃疡疗效观察 [J]. 辽宁中医药杂志，2005，32（2）：151-151.

[60] 高建忠，刘鑫 . 五官科疾病中西医诊疗技术 [M]. 北京：科学出版社，2009：152-156.

[61] 王新陆，王玉英，等 . 吴茱萸穴位贴敷治疗复发性口疮的临床观察 [J]. 潍坊医学报，1998，20（3）：212-213.

[62] 李联 . 耳针治疗慢性口腔溃疡 52 例报告 [J]. 中医药研究，1994，4（3）：49-50.

[63] 胡妮娜，陈会君 . 针刺穴位敷贴配合刺血疗法辨证治疗复发性口腔溃疡 30 例 [J]. 科技论坛，2014，（13）：17-18.

[64] 熊大经 . 实用中医耳鼻咽喉口齿科学 [M]. 上海：上海科学技术出版社，2001：433-436.

[65] 丁春华 . 穴位埋线治疗复发性口腔溃疡 16 例 [J]. 中国民间疗法，2005，7（7）：13.

[66] 刘臣，花春玲 . 推拿治疗口腔溃疡的体会 [J]. 按摩导引，2002，4（2）：27.

[67] 李云英，刘森平 . 耳鼻咽喉科专病中医临床诊治 [M].2 版 . 北京：人民卫生出版社，2005：460-464.

[68] 庞丽娇 . 复发性阿弗他溃疡的治疗研究现状 [J]. 中国疗养医学，2013，22（9）：794-795.

[69] 陈婷婷，周晓芬 . 复发性口疮的护理分析 [J]. 中外医学研究，2013，11（31）：121.

1. 项目编写委员会

项目组长：唐旭东

副组长：温艳东、王凤云

项目秘书：吕林、赵迎盼

2. 指南编写小组

李振华、李保双、刘南阳

3. 主审专家

任顺平

4. 指南德尔菲法函审专家（按姓氏笔画排列）

王凤云、王垂杰、王宪波、王捷虹、毛宇湘、甘淳、白光、朱生樑、朱莹、刘凤斌、苏娟萍、李志、李保双、李振华、李健、杨少军、杨国红、杨强、时昭红、汶明琦、沈洪、张声生、赵文霞、柯晓、钦丹萍、徐进康、凌江红、郭朋、梁健、琚坚、董明国、曾斌芳、温艳东、谢晶日、蔡敏、廖小林、颜勤、潘洋、魏玮

5. 指南会审专家（按姓氏笔画排列）

王凤云、王垂杰、王彦刚、王宪波、王敏、王婕虹、叶松、冯培民、朱莹、任顺平、刘力、刘凤斌、刘启泉、李军祥、李保双、李振华、李慧臻、杨胜兰、杨倩、时昭红、沈洪、张声生、张学智、陈苏宁、陈涤平、季光、周正华、鱼涛、孟立娜、赵文霞、胡玲、柯晓、钦丹萍、徐进康、郭朋、郭绍举、唐旭东、黄绍刚、黄恒青、黄穗平、蒋健、舒劲、温艳东、谢胜、魏玮

《常见脾胃病中医临床实践指南》

口 臭

世界中医药学会联合会消化病专业委员会

编写单位：山西中医药大学附属医院

要点说明

　　本指南主要根据中华人民共和国境内口臭相关疾病的中医药临床研究成果并结合专家的经验制定，目的是为了对中医学治疗口臭的方法与措施加以总结并进行合理的评价，以期加以推广，为具有中医学执业资格的医生提供指导，同时也为社会医疗决策者及患者提供有益的参考。本指南的主要适应人群是由胃肠系统本身病变引起的口臭成人患者。

　　需要说明的是，本指南并不是医疗行为的标准或者规范，而仅仅是根据现有的研究证据依据特定方法制作出的一个文本。随着临床实践的发展，新证据的不断产生，指南所提供的建议亦会随之不断的修正。采用指南推荐的方法并不能保证所有人都能获得理想的临床疗效。同时，就指南本身而言，并不能包括所有有效的疗法，也并不排斥其他有效的疗法。最终临床治疗措施的选择需要卫生从业者根据临床的具体情况，结合自身的经验及患者的意愿做出。

目　录

背景介绍

口臭即指口中出气臭秽，可为他人嗅出，自己能觉或者觉察不出者。

口臭在中医学典籍中又名"腥臭""臭息""口中胶臭""口气秽恶"等。历代文献对口臭有不同的阐述。隋·巢元方的《诸病源候论卷之三十·口臭候》曰："口臭，五脏六腑不调气上胸膈。然脏腑气臊腐不同，蕴积胸膈之间，而生于热，冲发于口，故令臭也"。金·张子和的《儒门事亲卷之六·口臭六十七》曰："肺金本主腥，金为火所炼火主焦臭，故如是也"。宋·赵佶《圣济总录卷一百一十八·口齿门》："口者脾之候，心脾感热蕴积于胃，变为腐糟之气，府聚不散，随气上出熏发于口故令臭也"。元·危亦林《世医得效方·卷第十七》："劳郁则口臭，凝滞则生疮"。

其临床分类可分为非病理性口臭和病理性口臭。非病理性口臭通常是在正常的生理过程中产生的，一般持续时间较短，如饥饿、食用了某些药物或大蒜等刺激性食物、抽烟、睡眠时唾液分泌量减少所致的细菌大量分解食物残渣等导致的短暂口臭。病理性口臭则多是由局部或系统性疾病引起，按其来源又可分为口源性口臭和非口源性口臭。还有一类口臭属于精神性口臭，可看作嗅觉牵涉综合征，与心理和精神因素有关。与本指南关系紧密的为非口源性口臭，其他暂不做讨论。非口源性口臭：由系统性疾病或各种感染所致，包括呼吸系统疾病（鼻腔、上颌窦、咽部、肺部的感染与坏死）、消化系统疾病（胃炎、胃溃疡、十二指肠溃疡、胃肠代谢紊乱、便秘等）、实质脏器损害（肝功能衰竭、肾功能衰竭）及糖尿病性酮症、尿毒症、白血病、维生素缺乏、重金属中毒等引起的口臭，此外肿瘤放疗后也可出现口臭。

口臭作为症状范畴虽然研究较多，但研究多集中于口腔医学方向，目前就脾胃病方向缺乏相关指南及共识资料，在中医诊治方面尚未形成明确的指南及共识性诊疗意见。

临床特点

1 概述

口臭是以口中气味臭秽，可自觉或被他人闻及为主要临床表现，该病的发病率尚不明确，现代医学认为口臭是多种疾病的一个症状，引起口臭的原因大致可从以下方面考虑：

第一为消化系统相关病因：主要为上消化道疾病如反流性食管炎、食管肿瘤、消化性溃疡、慢性胃炎、功能性消化不良等，其主要原因可能与食管功能有关，食管的闭合功能被抑制，闭合减弱，下段近贲门处闭合受限，胃内及肠道刺激性气味由食管进入口腔而产生口臭。近年来，随着对幽门螺杆菌（Helicobacter Pylori）的深入研究，发现 Hp 感染者口臭的发病率远高于未感染者，且经过对 Hp 的根除治疗后，其口臭症状可明显减轻或消除。

第二是呼吸道及耳鼻喉相关病因：肺脓肿、肺结核、支气管扩张等呼吸道产生的分泌物，产生刺激性气味，经口呼吸而产生口臭。据报道，扁桃体炎产生的炎性分泌物可能是导致青少年产生口臭的原因，此外，鼻炎、鼻窦炎、鼻后滴漏综合征等耳鼻喉科相关疾病也与口臭关系密切。

第三是内分泌相关病因：经期妇女由于内分泌水平改变而导致唾液腺分泌水平下降，对厌氧菌抑制功能减弱，从而导致口臭。青春期女性则可因卵巢功能未发育完全，性激素水平较低，所致口腔黏膜组织免疫力不足，易被细菌微生物感染而产生口臭。

第四是肝肾衰竭等重症、血液系统疾病及糖尿病酮症酸中毒等也可产生相应的气味异常及口臭。

最后，诸如抽烟、饮酒、喝咖啡及经常吃葱、蒜、韭菜等辛辣刺激食品，也易发生口臭。服用镇静药、降血压药、阿托品类药、利尿药、具有温补作用的中药或者精神心理压力过大等原因，均可导致唾液腺分泌减少，口腔微生物环境改变，进而产生口臭。

目前关于口臭与消化系统疾病研究主要集中在 Hp 感染方面，依据相关研究证明，口臭患者 Hp 感染率较高，且许多学者相继从口腔内、口周及口腔内微生物中检出 Hp，Hp 感染患者的口臭发生率明显高于未感染者。若经过根除治疗后，口臭症状可明显减轻。Hp 导致口臭的原因及机制可能有以下三点：

首先，Hp 自身具备尿素酶活性，其分解尿素产生氨类物质，而氨类物质是一种具有特殊气味的物质，经食管到口腔而产生口臭。

其次，研究发现 Hp 在离体培养中产生甲硫化物及硫化物。而硫化物是目前已知与口臭产生最密切的物质之一。

最后，Hp 感染可导致慢性胃炎或消化道溃疡，胃肠道动力情况改变，胃肠道蠕动减慢，食物在胃肠道停留时间增长，食物发酵而产生刺激性气味而导致口臭。

汉·张仲景《伤寒论》有"干噫食臭"之描述。隋·巢元方单独列"口臭候"，并认为口臭由五脏六腑功能失调导致脏腑积热而引起，在《诸病源候论》指出："口臭由五脏六腑不调，气上胸膈，然脏腑之臊腐不同，蕴积胸膈之间而生于热，冲发于口，故令口臭也。"元·危亦林《世医得效方·口齿兼咽喉科·总论》曰："口则又稍不然，盖热则口苦，寒则口咸，虚则口淡，脾冷则口甜，宿食则酸，烦躁则涩，乃口之津液，通乎五脏，脏气偏胜，则味应乎口，或劳郁则口臭"。宋·陈无择认为劳倦过度、肝气郁结可导致口臭，《三因极一病证方论·口病证治》云："夫口乃一身之都门，出入营养之要道，节宜微爽，病必生焉……劳郁则口臭。"明·李梴《医学入门·口病总论》曰："脾热则口干或臭……口臭者，胃热也。"明·龚廷贤《万病回春》云："口开则臭不可闻者，肠胃中有积热也。"明·张景岳认为口臭多以胃火引起，亦可由食滞、脾虚引起，其证分阴阳，治疗上阳证宜清胃火，阴证宜补心脾。《景岳全书·口舌》云："口臭虽由胃火，而亦有非火之异。盖胃火口臭，其气浊秽，亦必兼口热口干，及别有阳明火证者是也。若无火脉火证，而臭如馊腐，及胃口吞酸，饮食暖滞等证，亦犹阴湿留垢之臭，自与热臭者不同，是必思虑不遂及脾胃不能化食者多有之。此则一为阳证，宜清胃火；一为阴证，宜补心脾。"明·李时珍《本草纲目·口舌》云："口臭是胃火、食郁"。清·沈金鳌指出口臭有脾热、肺热、心劳、虚火、郁热之不同，所著《杂病源流犀烛·口齿唇舌病源流》说："脾热则口干或臭，内经言脾瘅是也，宜泻黄汤、三黄汤虚火郁热蕴于胸胃之间，则口臭，宜加减甘露饮；或心劳味厚之人亦口臭，宜加减泻白散；或肺为火烁亦口臭，亦消风散"。清·王清任在《医林改错》通窍活血汤所治症目"出气臭"中指出"口臭为血瘀所致，早服血府逐瘀汤，晚饮通窍活血汤则三、五日本症得除"。

因此，引起口臭常见的病因有胃火炽盛、饮食所伤、痰热蕴肺、情志过极、久病大病瘥后。口臭的病机可归结为：一是各种原因导致脏腑功能失调，内生热邪，聚于中焦，引起胃热蒸腾于上，饮食蕴积于内，水谷腐酿于胃，其气上乘于口，以致口中臭秽的实证；二是以久病劳倦，元气虚损，虚火内生，燔灼脾胃而致脾阴亏虚，胃火炽盛，秽气上乘于口而使口气臭秽的虚证。明·李时珍《本草纲目·第四卷上·口舌》载："口臭是胃火、食郁。"但临床多以实证居之。口臭的发生多与胃火炽盛、饮食所伤、痰热蕴肺、情志过极、久病大病瘥后等因素有关。

2 理化检查

对于口臭而言，明确原发病具有重要的意义。常见的检查包括：

（1）^{13}C 或 ^{14}C 呼气试验：有助于明确是否存在 Hp 感染。

（2）腹部 B 超检查：有助于诊断肝胆脾胰等器官疾病引起的口臭。

（3）内镜检查：是脾胃病科最重要的检查之一，有助于明确上消化道疾病引起的口臭，比如慢性胃炎、消化性溃疡等疾病。

（4）X 线检查、消化道造影检查：有助于对肺部疾病、消化性溃疡、胃癌、肠梗阻等疾病所致口臭的诊断。

（5）病理检查：有助于明确慢性胃炎的临床类型，胃癌的病理类型等。

（6）其他检查：血液学检查有助于进一步明确病因，如血糖、肝功能及肾功能系列检测以判断有无糖尿病及重大脏器功能损伤；心电图检查有助于排除心血管系统疾病引起的口臭；CT 检查有助于急、慢性胰腺炎、胃癌的诊断等；支气管镜及鼻咽镜等检查可以排除耳鼻喉及下呼吸道疾病，相关的口腔学检查有助于排除口腔疾病导致的口臭。

3 专项检查

（1）自我感受法：用手掩住口鼻，口呼气，再自己闻呼出的气体有无臭味。

（2）亲近人的反馈法：根据亲人、朋友或配偶的反馈意见来评定。

（3）临床测试法：主要包括舔腕实验、塑料勺实验。

（4）专业医师直接的鼻测法：口臭的客观评价方法中较易执行，且较准确的一种。由专业口鼻测医师来诊断，用0至5的记分标准来衡量口臭的程度，结果重复性好。

（5）实验室测试：化学分析法（气相色谱／质谱技术硫化物监测器、高效液相色谱分析、氧化锌薄胶片半导体传感器）、N−苯唑−DL−精氨酸−2−萘胺（BANA实验分析）、牛奶漱口氧耗竭实验、微生物和真菌检测、唾液培养等。

（6）人工鼻：包括便携式硫化物口气测定仪（商品名Halimeter）及电子鼻等，Halimeter能迅速检测出引起口臭的可挥发硫化物（VSC）含量，如硫化氢、甲硫醇、其他硫醇、二甲基硫等，检测口臭具有很好的客观性和实用性。

临床诊断

1 中医诊断

1.1 中医病名诊断

口臭是以口中气味臭秽，可自觉或被他人闻及为主要临床表现，严重时可影响患者生活质量。

1.2 中医证候诊断

1.2.1 常见证候分型

总结临床实践经验，探索专病中医证候分布规律，是确定中医证型的有效途径。指南开发小组结合现有共识和标准，参考和整合相关文献，口臭常见证型依次是脾胃湿热证、痰热壅肺证、胃火炽盛证、食滞胃肠证、肝胃郁热证、阴虚火旺证；从病因来看，前四位的依次是湿热、火、热、阴虚。口臭辨证要点可从辨脏腑及辨虚实两方面着手。辨脏腑方面，口臭病位主要在脾胃，但与肺、肝、胃、肠密切相关，辨证时要注意辨别病变脏腑的不同。如胃火上蒸所致口臭多伴干渴，喜冷饮食，口舌糜烂生疮，牙龈红肿疼痛，甚则齿衄，大便干结，小便短赤，舌红苔黄，脉象洪数；肝气不舒，横逆犯胃致口臭，常与情志因素有关，伴胸胁胀痛，心烦易怒，嗳气频；宿食停积于肠胃，久则化腐作酸，浊气上达则致口臭，常伴脘腹胀痛，纳谷不思，嗳腐吞酸，矢气便溏，泻下物酸臭，或便秘不通，苔黄腻，脉弦滑或弦。辨虚实方面，食滞内停，痰湿中阻，湿热内蕴，气机失调等所致皆为邪盛，邪盛即为实证，然热病日久，消耗过多，胃阴不足，所致口臭则为虚证。临床中随着病情的不断发展变化，证候并不单一存在，也可相兼为患，其处于动态变化过程中，临床应结合具体情况随证加减治之。

1.2.2 证候诊断标准

截至目前，尚无关于口臭的证候诊断标准及指南，其证候诊断可参照相关文献研究，并参照《中医内科常见病诊疗指南》《中国慢性胃炎共识意见》《中药新药临床指导原则》及各层次中医学教材的标准等部分内容拟定。

1.2.2.1 脾胃湿热证：口气臭秽，脘腹痞满，头身困重，纳呆厌食，恶油腻，大便秘结或黏腻不爽，小便色黄，舌红苔黄腻，脉濡数。

1.2.2.2 痰热壅肺证：口气臭秽或腥臭，伴胸痛胸闷，咳嗽痰黄黏稠，或咳吐腥臭脓血，咽干口燥，小便短赤，大便秘结，舌红苔黄或黄，脉数或滑数。

1.2.2.3 胃火炽盛证：口中腐臭难闻，口渴喜饮冷，嗳气，口舌生疮糜烂，或牙龈赤烂肿痛，大便干结，或大便溏黄不爽，小便短赤，舌红苔黄，脉洪数或滑数。

1.2.2.4 食滞胃肠证：口中酸腐臭秽，脘腹胀痛，食少纳差，嗳腐吞酸，矢气频频，大便时干时稀，且酸臭臭秽，苔黄，脉弦滑或弦。

1.2.2.5 肝胃郁热证：口气臭秽，嗳气吞酸，胃脘两胁胀满或疼痛，善太息，情志不舒时加重，食少纳呆，或有烧心、吞酸，舌淡苔薄白，脉弦数。

1.2.2.6 阴虚火旺证：口气臭秽，饥不欲食，嗳气吞酸，咽干口燥，胃脘胀满，大便干结，舌红少苔，脉细数。

1.2.3 辨证要素

口臭的辨证要素中强调闻诊，闻诊是中医四诊中的重要组成部分，本症主要涉及闻气味，对口臭的症状及证型的判别有重要的意义。

1.2.3.1 主症的性质：口臭夹酸者，多见食积不化；若口臭兼有口苦则多为肝胆湿热或心经有热，亦或少阳口苦之证；若兼有口甘者多责之脾热或脾气虚损；若兼有口腻者多为脾胃湿热为患；若兼有口淡者多为湿蕴中焦，脾胃虚弱之证。

1.2.3.2 症状的诱发、加重和缓解因素：由情志因素引起的病位多责肝胃；饮食后诱发，嗳腐吞酸者多属食滞；久病劳倦诱发或加重的多属虚证；口气臭秽难闻兼有热象者多属实证。

1.2.3.3 病程的长短：病程短，病势急迫者多属实证或热证；病程较长者多属阴虚火旺虚证或虚实夹杂证。

通过询问上述问题，收集临床辨证信息，并结合其他诊疗方法，可综合判断患者的证候类型。

2 西医诊断

口臭是指口中的气味或口中出气臭秽的表现。口臭可以是主观感受到的口气臭秽，也可以是被他人闻及的客观表现。临床中应注意与其他可嗅到的异味进行鉴别，幽门梗阻或贲门失弛缓症患者多因食物在胃内滞留时间长而发酵，可闻及酸腐味；长期剧烈呕吐或肠梗阻的患者，可闻及粪便味；消化性溃疡并发消化道出血，可嗅及血腥味；有机磷农药或杀虫剂中毒，可出现刺激性蒜味；尿毒症患者，可出现氨味；肝性脑病患者由于甲基硫化物无法进行肝脏代谢，进而产生特有的肝腥味；此外糖尿病患者病情严重时，肝脏内大量脂肪氧化产生酮体，经代谢进入血液，具有烂苹果味道的丙酮经口呼出也可被闻及。

下列专项检查出现阳性指征也可协助诊断口臭：

（1）经自我感受法闻及臭味气体；

（2）亲近人的反馈法，反馈意见评定为口臭者；

（3）主要包括舔腕及塑料勺实验（即用舌头舔在手腕部或塑料勺上 10 秒，有臭味者）阳性；

（4）专业医师直接的鼻测法测定为口臭者；

（5）实验室测试检测出阳性结果者；

（6）人工鼻检测出阳性结果者。

还应注意与口腔炎症或口周疾病引起的口臭相鉴别。

2.1 报警症状

口臭患者伴有发热、贫血、消瘦、吐血、肝肾功能严重异常、大便发黑或便血、口臭性质或气味突然发生改变等情况时，有必要尽快到医院检查，明确病因。

2.2 常见疾病的诊断要点

2.2.1 Hp 感染相关性胃炎

Hp 感染相关性胃炎多是由 Hp 感染引起的胃黏膜炎症。部分患者可无明显临床症状，有症状者主要表现为非特异性消化不良，如上腹部不适、饱胀、疼痛、食欲不振、嗳气、反酸等，部分还可有健忘、焦虑、抑郁等精神心理症状。其症状的有无及其严重程度与 Hp 感染程度成正相关性。其确诊主要是 ^{13}C 及 ^{14}C 呼气试验以及内镜和相关病理学检查。

2.2.2 功能性消化不良

功能性消化不良是指存在一种或多种起源于胃十二指肠区域的消化不良症状，并且缺乏能解释这些症状的任何器质性、系统性或代谢性疾病。目前该病可分为两种类型，即餐后不适综合征及上腹痛综合征。功能性消化不良的诊断要点：

（1）包括下列症状的一项或多项：餐后饱胀不适、早饱感、上腹痛及上腹部烧灼感。

（2）无可以解释上述症状的器质性疾病的证据（包括胃镜检查），同时要求诊断前相关症状出现至少 6 个月，或近 3 个月连续出现相关症状。

2.2.3 消化性溃疡

消化性溃疡尤其是以幽门螺杆菌感染引起的消化性溃疡，幽门螺杆菌在胃内定植后直接对胃黏膜损伤或通过其自身代谢产物引起胃黏膜及胃内酸环境改变而使胃酸／胃蛋白酶消化而造成溃疡，多发生于胃内，也可发生于十二指肠、胃－空肠吻合口附近或含有胃黏膜的 Meckel 憩室内。本病的临床表现不一，部分患者可无症状，或以出血、穿孔等并发症为首发症状。上腹部疼痛是本病主要的临床表现，典型的消化性溃疡可表现为周期性和节律性的上腹部疼痛，或被进食或服用抗酸药物缓解。^{13}C 及 ^{14}C 呼气试验、胃镜检查及病理活检是确诊本病的主要方法。X 线检查如见到龛影等也提示本病，但内镜检查及活检的价值更大。

2.2.4 其他疾病

其他可引起口臭的疾病常见的有梗阻性疾病，如幽门梗阻、肠梗阻，可根据病史、B 超、腹平片、上消化道造影、胃镜等做出诊断。尤其是注意相关如有机磷中毒等急危重症所出现的特异性气味。临床治疗前一定要注意鉴别。

干预与管理

1 干预

结合目前文献研究及相关临床经验，口臭的中医干预方法较为多样，但主要集中在中药的漱口、代茶饮、含服及针灸等中医外治法。口臭的治疗要点主要是缓解和消除临床症状和积极治疗原发疾病。

对于偶然发作，病情较轻，有明确非病理因素的口臭，可以采取中药漱口液、中药药茶及相关中药含服等简便方法缓解或消除症状；对持续发作、致病因素明确及病程较长的口臭，在明确病因病机的前提下，采取中药汤剂、针刺等方法治疗。

口臭的中医干预流程见图1。

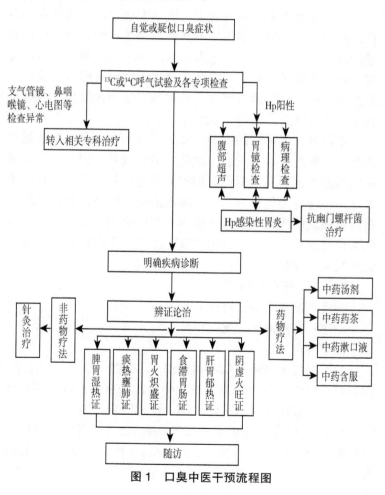

图1　口臭中医干预流程图

2 管理

2.1 药物治疗

2.1.1 辨证论治

口臭虽然出现在不同的现代医学疾病中，但就其本身而言，在中医辨证论治的前提下其治则是基本相同的。对口臭进行辨证施治可明显改善患者症状，对不同疾病导致的口臭均有较好的疗效，且相关方药还可用于对原发病有明显的改善作用，有研究提示治疗口臭的中药主要为寒性，以苦味药为主，多归胃经，且以清热药为主。

本病各证候采用的方剂由临床证据决定，并参考了现有的共识或标准。由于现有中医证据级别较低，因此，推荐建议的级别普遍不高，但低级别的推荐建议并不意味着临床重要性的下降。另外，专家临床实践经验，以及部分在临床上常用但缺乏临床对照研究或病例系列研究的方剂等，将以专家共识意见的形式给出（用"※"注明，推荐强度为 C 级，证据级别 IV 级）。

2.1.1.1 脾胃湿热证

病机：湿热阻滞，胃火上蒸。

治法：清热消秽，化湿和胃。

推荐方药：

（1）三仁汤加减（《温病条辨》）。杏仁、滑石、白通草、白蔻仁、竹叶、厚朴、薏苡仁、半夏。水煎服，日一剂，分二次或三次服用。（推荐强度：B，证据级别：III b）

（2）苏叶黄连汤加减（《湿热病篇》）。黄连、苏叶。水煎服，日一剂，分二次或三次服用。（推荐强度：B，证据级别：III b）

研究显示，三仁汤广泛用于治疗内伤杂病三焦湿热内阻之证，治疗脾胃湿热型功能性消化不良疗效确切，可改善其口臭、口干口苦等临床症状，可有效调节患者胃肠道激素紊乱，同时提高胃动素和促胃液素的水平。而黄连清胃丸是中药复方制剂，处方源自国家药品标准中药成方制剂第九册，具有清胃泻火的功效，用于口臭、口舌生疮、牙龈肿痛等症的治疗。

2.1.1.2 痰热壅肺证

病机：痰热互结，肺失宣降。

治法：清肺化痰，宣肺除秽。

推荐方药：

（1）清肺化痰汤加减（《风劳臌膈》）。山栀、淡芩、知母、贝母、麦冬、桑皮、桔梗、茯苓、橘红、瓜蒌仁、甘草。水煎服，日一剂，分二次或三次服用。（推荐强度：B，证据级别：Ⅲb）

（2）泻白散加减（《小儿药证直诀》）。桑白皮、地骨皮、粳米、甘草。水煎服，日一剂，分二次或三次服用。（推荐强度：B，证据级别：Ⅲb）

口臭患者往往上焦肺热、中焦脾胃失调的病理状态同时存在，清肺化痰汤作为清利痰热的名方，被证明可有效改善患者血气分析、肺功能并降低血清炎症因子水平，李时珍称泻白散为泻肺诸方之准绳，元代罗天益《卫生宝鉴》有泻白散治疗"气出腥臭"之肺热喉腥验案，今有研究泻白散类方的核心配伍特点为清泻肺热，清中有润，此类口臭患者可选用此方。

2.1.1.3 胃热炽盛证

病机：胃热内蕴，胃火上炎。

治法：清胃化浊，泻火除秽。

推荐方药：

清胃散加减（《脾胃论》）。升麻、川连、当归、生地、丹皮、生石膏、茵陈、黄芩、神曲、白蔻仁、薄荷、藿香、连翘、滑石、甘草。水煎服，日一剂，分二次或三次服用。（推荐强度：B，证据级别：Ⅲb）

口臭属胃火偏盛，或脾有伏火，取"火郁发之"之意，用清胃散之类加减治疗，临床疗效显著。有研究表明，清胃散联合漱口水治疗胃腑积热型口臭总有效率为97.5%，改善口臭症状可能是降低了口中挥发性硫化物（VSCs）的浓度，具有良好的临床意义。

2.1.1.4 食滞胃肠证

病机：饮食停滞，浊气上达。

治法：消食导滞，降浊通腑。

推荐方药：

（1）枳实导滞丸加减（《内外伤辨惑论》）大黄、枳实、神曲、茯苓、黄芩、黄连、白术、泽泻。日一剂，分二次或三次服用。（推荐强度：B，证据级别：Ⅲb）

（2）保和丸加减（《丹溪心法》）。神曲、山楂、茯苓、半夏、陈皮、连翘、莱菔子、白术、甘草。水煎服，日一剂，分二次或三次服用。（推荐强度：B，证据级别：Ⅲb）

枳实导滞丸为李东垣名方，主治食积停滞胃肠，此类患者有口臭症状，非腑实燥结，不得用承气类方苦寒泻下，而须因势利导，缓下清化，病机中饮食停滞多有湿热，有研究观察枳实导滞丸加减治疗小儿积滞食积化热证中的"嗳腐口臭"等主症，总有效率为100%。保和丸从朱丹溪时代逐步发端、确立、应用并流传至今，以行气消食法治疗出现"口臭"相关症状的功能性消化不良等病，可有效促进胃排空和影响小肠推进。

2.1.1.5 肝胃郁热证

病机：肝胃不和，气郁热盛。

治法：疏肝和胃，理气清热。

推荐方药：

丹栀逍遥散加减（《内科摘要》）。柴胡、牡丹皮、炒栀子、当归、芍药、茯苓、炒白术、炙甘草。水煎服，日一剂，分二次或三次服用。（推荐强度：C，证据级别：Ⅲb）

中医经典方剂丹栀逍遥散治疗出现"口臭"相关症状的反流性食管炎、消化性溃疡、功能性消化不良，能有效兴奋胃肠平滑肌，加强收缩力，治疗肝胃郁热型患者时可单独使用，也可联合左金丸、泻心汤、金铃子散等方剂，均有良好临床疗效。

2.1.1.6 阴虚火旺证

病机：胃阴亏耗，虚火上炎。

治法：养阴清热，益胃除秽。

推荐方药：

（1）玉女煎加减（《景岳全书》）。石膏、熟地黄、知母、麦冬、川牛膝。日一剂，分二次或三次服用。（推荐强度：C，证据级别：Ⅲb）

（2）益胃汤加减（《脾胃论》）。沙参、麦冬、冰糖、细生地、玉竹。水煎服，日一剂，分二次或三次服用。（推荐强度：C，证据级别：Ⅲb）

玉女煎治疗胃阴亏耗、虚火上炎型口臭，可明显改善临床症状，有报道称其可有效减少患者牙菌斑，缩小牙周袋深度，提高患者生活质量，若联合局部清洁治疗，治疗口臭的有效率可达90%，明显优于单纯清洁治疗。而在三联疗法基础上加用益胃汤治疗幽门螺杆菌相关胃炎时，有快速改善症状的作用。

2.1.2 辨病论治

2.1.2.1 Hp 感染：伴 Hp 感染以脾胃湿热证多见，若为 Hp 感染相关性胃炎，参照慢性胃炎，由于分类、伴随症状及病理组织学类型的不同，其中医证候及病机可能有相对特异性。

2.1.2.2 功能性消化不良：功能性消化不良病位在肝、脾、胃，涉及肾。基本病机为肝郁犯土、胃失和降、脾运无权。其中脾虚是发病的基础，肝郁是发病的条件，胃气不降是引发诸症的原因。

2.1.2.3 消化性溃疡：消化性溃疡合并 Hp 感染的发病中脾胃湿热是其根本。

2.1.2.4 证候相兼：由于辨病论治的病机在证候表现上多相兼夹，临床治疗时可选择相应的单一证候的主方，组成合方，进行化裁。如 Hp 感染合并功能性消化不良，其病机表现为湿热中阻、肝郁犯胃，故可用脾胃湿热证的主方如三仁汤与肝胃郁热证的主方如丹栀逍遥散合方化裁。Hp 相关性胃炎（慢性胃炎）、消化性溃疡等也可据此方法进行临床辨证用药（各证候的推荐方剂见"辨证论治"一节）。（※ 推荐强度：C，证据级别：Ⅳ）

2.1.3 对症治疗

口臭在辨证确定的基础上可考虑对症治疗，伴消化不良者加谷芽、麦芽、神曲、内金；伴有小便不利者加车前子、扁蓄；若湿热重者加黄连、黄芩、黄柏；若积滞不行，腑气不畅者加大黄、枳实通腑导滞；若苔黄腻者可加藿香、佩兰、竹叶、荷叶；若积滞日久化热者加黄连、竹茹、内金、莱菔子、陈皮、木香、枳实等；湿浊壅盛则加砂仁、杏仁、白蔻仁、薏苡仁等；痰热伤津，口干，舌红少津者，加北沙参、天冬、天花粉养阴生津。（※ 推荐强度：C，证据级别：
Ⅳ）

2.1.4 名医经验

名医经验在中医药的学术传承中发挥了重要的作用，总结名医的临床实践经验，有助于临床疗效的提高。以下列出部分近现代名医治疗口臭的经验，供参考使用。（※ 推荐强度：C，证据级别：Ⅳ）

2.1.4.1 王国三

（1）病因病机：口臭多为脾胃运化腐熟异常所致，肝胃不和，胃不和降，胃中秽浊之气上逆而致。

（2）治则治法：治以柔肝，清肝，疏肝，健运中焦，恢复中焦下行顺承之性。

（3）基本处方：太子参、当归、白芍、沙参、麦冬、黄芩、黄连、吴茱萸、大腹皮、紫贝齿、生龙骨、生牡蛎、枳壳、焦麦芽、焦山楂、焦神曲、鸡内金。

2.1.4.2 翟济生

（1）病因病机：口臭多为脾胃湿阻热盛所致，脾虚不运，湿热相杂，阻滞中焦，秽浊之气上扰。

（2）治则治法：口臭临床当治以清扬化滞，芳香化浊，调节升降，故仿丹溪保和之意拟方。

（3）基本处方：龙胆草、黄芩、连翘、陈皮炭、黄连、苏梗、藿梗、玫瑰花、佩兰、炒谷芽、麦芽、吴茱萸、佛手、荷叶。

2.1.4.3 胡珂

（1）病因病机：湿性粘腻秽浊，自口而出故口气臭，脾胃失运，湿浊上泛为本证的常见病机。

（2）治则治法：治疗脾胃湿热型口臭，以芳化降浊为主，佐以清热，选药多取芳香醒脾，化浊辟秽之品。

（3）基本处方：清新洁口饮（藿香 10 ～ 15g、佩兰 15 ～ 20g、荷叶 15g、法夏 10g、白豆蔻 10g、石菖蒲 10g、焦山楂 15g、炒麦芽 15g），清香含漱剂（薄荷、荷叶、佩兰、茶叶各适量，开水冲泡放凉后，含漱。）

2.1.4.4 干祖望

基本处方：口臭以升麻为引经之药，配以藿香、佩兰、白芷芳香化浊之药常可收效。

2.1.4.5 路志正

（1）病因病机：口臭多为脾主运化水湿，脾虚失运则湿浊内生。

（2）治则治法：健脾化浊祛湿。

（3）基本处方：藿朴夏苓汤加减，或茵陈 12g，大枣 10 枚，将大枣掰碎，与茵陈共入锅中，加水 500mL 煎至 300mL，饭后饮用，分 1 ～ 2 次食枣、喝汤，也可代茶饮随饮。

2.1.4.6 朱良春

（1）病因病机：口臭多为脾不运化，湿热内生，胃不和降，胃中秽浊之气上逆而致。

（2）治则治法：可用于脾胃湿热，蕴蒸化火之证。

（3）基本处方：多选用生栀子泻三焦火，既能入气分，清热泻火。

2.1.5 临证要点

口臭临证重点在于清化湿热，消积化滞，养阴清热，疏肝解郁。

（1）清热化湿，降浊理气：口臭即指口中出气臭秽，病机多因脏腑积热，浊气上泛所致。正如《诸病源候论》云："口臭有五脏六腑不调，气上胸膈，然脏腑之臊腐不同，蕴积胸膈之间而生于热，冲发于口，故令口臭也。"治以清脏腑湿热，降浊理气。方选连朴饮合三仁汤等加减。常用药物：杏仁、滑石、白通草、白蔻仁、竹叶、厚朴、薏苡仁、半夏、茯苓、白术等。若湿热蕴结，腑气不畅者加大黄、枳实。若积热重者加黄连、黄芩等，嘱咐患者要避免容易产生湿热之邪的饮食、生活习惯，比如嗜食辛辣，饮酒抽烟，熬夜等。（※ 推荐强度：C，证据级别：Ⅳ）

（2）消积化滞，避免生臭秽之浊气：饮食积滞于中，最易化湿热，阻滞气机，有碍脾胃之运化，脾胃运化失司又往往容易产生或加重饮食积滞，故在嘱咐患者食勿过饱，规律饮食的同时，要注意辨证施治，其主要证候特点是口中酸臭，脘腹胀痛，嗳腐吞酸，泻下物酸臭臭秽，或便秘不通，苔黄腻，脉弦滑或弦，以消食导滞之保和丸加减，常用药物有神曲、山楂、茯苓、半夏、陈皮、连翘、莱菔子、白术、甘草、槟榔、木瓜等中药。（※ 推荐强度：C，证据级别：Ⅳ）

（3）用方宜顾及脾胃气阴：口臭早期实证居多，多由饮食、情志、外邪所伤，治以怯邪为主，常用苦寒之品，用量太过则易化燥伤阴；湿热蕴结或肝气郁久或食积日久均易化火伤阴，故在用药时，要固护脾胃，谨防用药太过，伤及脾胃；方中可酌加健脾益气，养脾胃之阴中药。（※ 推荐强度：C，证据级别：Ⅳ）

（4）调肝理气，条达情志：肝气疏泄失常，影响脾胃主要有两种情况：一为疏泄不及，土失木疏，气壅而滞；二为疏泄太过，横逆脾胃，肝脾不和。一般来说，治疗前者以疏肝为主，后者以敛肝为主。然而肝气为病复杂，所以从肝论治口臭应调肝之用，可以疏肝和敛肝两法先后或同时运用。疏敛并用的组方原则，体现了调肝之法在病态下的双向调节作用。肝疏泄功能正常，气顺则通，胃自安和，即所谓"治肝可以安胃"。当然并不是所有口臭都是肝失疏泄异常所引起。素体脾胃虚弱，或饮食、劳倦损伤脾胃，中焦运化失职，气机壅滞，也会影响肝之疏泄功能，即"土壅木郁"，此时当培土泻木，另外，要嘱咐患者注意心情愉快，平时注意调节情志。（※ 推荐强度：C，证据级别：Ⅳ）

2.2 针灸治疗

针灸治疗口臭依据古籍文献及现代临床经验取穴，未形成相关辨证取穴的证据资料。（推荐强度：C，证据级别：Ⅳ）

2.2.1 古籍文献

《针灸甲乙经》："口中腥臭，劳宫穴主之。"

《玉龙歌》："口臭之疾最可憎，劳心只为苦多情，大陵穴内人中泻，心得清凉气自平。"

2.2.2 现代临床取穴

（1）取劳宫 PC8、内庭 ST44、大陵 PC7。患者取坐位，先针刺双侧劳宫穴，进针深度为 0.5 寸，得气后行捻转泻法 1 分钟；后针刺内庭、大陵，深度为 0.5 寸，行提插泻法各 1 分钟，共留针 30 分钟。每日 1 次，共治疗 20 次。

（2）急刺劳宫法：常规消毒（用 75% 酒精棉球消毒），再用 28 号 1.5mm 的毫针针刺穴位。患者取坐位，快速刺入劳宫穴，得气后，行捻转泻法，留针 30 分，每隔 10 分钟捻 1 次，每日 1 次，出针时摇大针孔。

（3）取穴中脘 CV[RN]12、曲池 LI11、关元 CV[RN]4、气海 CV[RN]6、足三里 ST36、阴陵泉 SP9、阳陵泉 GB34、太冲 LR3。患者仰卧位取穴，局部皮肤用 75% 乙醇溶液常规消毒后，用 0.3mm×0.4mm 毫针快速直刺或斜刺，进针深度以 20～40mm 为宜，得气后行平补平泻法，留针 30 分钟。每日 1 次。

2.2.3 辨证论治

2.2.3.1 脾胃湿热：健脾燥湿：取穴：劳宫 PC8、中脘 CV[RN]12、阴陵泉 SP9、足三里 ST36、三阴交 SP6、丰隆 ST40。

2.2.3.2 痰热壅肺：清肺化痰：取穴：劳宫 PC8、大椎 GV41、曲池 LI11、太白 SP3、肺俞 BL13、脾俞 BL20、足三里 ST36、丰隆 ST40。

2.2.3.3 胃热炽盛：清胃泻火：取穴：劳宫 PC8、地仓 ST4、商阳 LI1、厉兑 ST45、中脘 CV[RN]12、阴陵泉 SP9、足三里 ST36、三阴交 SP6。

2.2.3.4 饮食积滞证：消食导滞：取穴：劳宫 PC8、中脘 CV[RN]12、天枢 ST25、内关 PC6、足三里 ST36，针用泻法。

2.2.3.5 肝胃郁热证：疏肝和胃，理气清热：取穴：劳宫 PC8、内关 PC6、足三里 ST36、中脘 CV[RN]12、太 LR3。

2.2.3.6 阴虚火旺证：养阴益胃：取穴：劳宫 PC8、足三里 ST36、三阴交 SP6、内庭 ST44、胃俞 BL21。

2.2.4 辨病论治

针灸辨病治疗的处方根据针灸治疗专病的临床文献整理而来，推荐强度为 C 级，证据级别定为 IV 级。

2.2.4.1 功能性消化不良取穴：中脘 CV[RN]12、足三里 ST36、期门 LR14、胃俞 BL21、脾俞 BL20、肝俞 BL18、内关 PC6 等。

2.2.4.2 慢性胃炎取穴：足三里 ST36、中脘 CV[RN]12、内关 PC6、胃俞 BL21、脾俞 BL20、华佗夹脊穴 EX-B2（T7-T12）、天枢 ST25、梁丘 ST34、上巨虚 ST37、下巨虚 ST39 等。

2.2.4.3 消化性溃疡取穴：公孙 SP4、内关 PC6、天枢 ST25、中脘 CV[RN]12、关元 CV[RN]4、足三里 ST36、章门 LR13、胃俞 BL21、脾俞 BL20 等。

2.2.5 对症论治

气血不足者加脾俞 BL20、胃俞 BL21；肝郁脾虚加内关 PC6、合谷 LI4、太冲 LR3；脾虚痰湿加巨阙 CV[RN]14、丰隆 ST40；肝郁化热证用泻法，加行间 LR2、期门 LR14。

2.2.6 临证要点

（1）临证时可以将辨病取穴、辨证取穴及对症取穴三者相互参照，拟订方案。

（2）操作方法以毫针为主，可单独应用，也可配合艾灸、电针、火针等使用。

2.3 耳穴治疗

（1）选穴：口腔、胃、十二指肠、下脚端、内分泌。

（2）操作方法：首先把胶布剪成 0.5cm×0.5cm 的小方块，将王不留行籽粘于胶布中央，然后在耳郭上找出相应的穴位，用 75% 酒精消毒后左手固定耳郭，右手持镊子将粘有王不留行籽的胶布贴压在穴位上，随后以拇、示指按压或旋转揉动药籽，以局部有胀痛感，发热，发红为度每天按压于 5 次，每次于 5 分钟，饭后加强按压 3 天更换 1 次，两耳交替施治。（※ 推荐强度：C，证据级别：Ⅳ）

2.4 调摄护理

（1）保持口腔清洁、多喝开水，戒烟戒酒，饮食有节，忌食辛辣、煎炸、肥甘厚腻之品，食物宜清淡、柔软、滋润，多吃新鲜蔬菜及有营养的水果，便秘者应保持大便通畅。

（2）起居有常，不妄作劳，保持健康的生活习惯，加强体育锻炼，增强体质。

（3）口臭患者应调畅情志，保持心情舒畅，避免不良情绪的刺激，必要时可由心理医师进行疏导。

（4）若是原发病导致口臭者，应积极治疗原发病。

2.5 随访

口臭作为一种疾病直接影响着人们的身心健康或配偶的健康，但是随着人们对口腔保健意识的提高，龋病等口腔常见病以及其他易引起口臭的疾病会逐渐减少，实际中口臭患者往往羞于就诊，临床医生亦很少以其为主证进行治疗，但作为一种直接影响身心健康的疾病来说，也将会越来越引起临床医师的重视。

口臭是多由某些口腔疾病、鼻部疾病和全身性疾病导致的一个伴随症状。与此同时，就目前的医疗水平来说，对此病的检查、诊断、治疗方法还不是很完善，尚待进一步的探讨以及进一步的规范完善，但结合相关疾病特征，仍建议口臭患者在 3～6 个月之内行相关检查。

附：临床常见中药其他疗法

（1）单药验方：石膏治口臭：甘、辛，大寒，归于肺胃经，生用清热泻火。口气臭秽者多为胃热所致。石膏有清泻胃火的功效，故而会对口臭有很好的治疗作用，但是石膏大

寒，脾胃虚寒及阴虚火旺者禁用。(※ 推荐强度：C，证据级别：IV)

（2）单药验方：白花蛇舌草：味微苦，性甘寒，入胃、肺、肝、大肠、小肠经其功效有清热利湿，消痈解毒作用。口臭，多是由胃火上冲，湿气酿浊所致，以白花蛇舌草清热利湿化浊而除其臭。(※ 推荐强度：C，证据级别：IV)

（3）芦根冰糖饮：芦根干品 30g（鲜品 60g）加 1000mL 清水煎至 500mL 时加冰糖适量，每天 1 次，空腹刷牙后服用。(※ 推荐强度：C，证据级别：IV)

参考文献

[1] 卞金有. 预防口腔医学 [M]. 4 版. 北京：人民卫生出版社，2003：164.

[2] 刘怡. 口臭的病因及防治 [J]. 广东牙病防治，2002，10（1）：75-76.

[3] 张羽，陈曦，冯希平. 胃肠道疾病与口臭的关系 [J]. 国际口腔医学杂志，2014，41（6）：703-707.

[4] 杜洪喆，胡思源，等. 蒲地蓝消炎口服液不同剂量治疗小儿急性咽—扁桃体炎肺胃实热证的多中心临床研究 [J]. 中草药，2017，48（4）：753-760.

[5] 张羽，陈曦，冯希平. 口臭与幽门螺杆菌感染的关系：病例对照研究 [J]. 口腔医学，2016，36（7）：607-612.

[6] 温志欣，吴世卿. 口臭的相关病因与治疗研究 [J]. 临床口腔医学杂志，2010，26（4）：241-243.

[7] 占琳. 口臭与幽门螺杆菌相关性的研究概述 [J]. 世界中西医结合杂志，2008，3（6）：372-374.

[8] 龚宇华，潘炜娟，魏本娟，等. 胃幽门螺杆菌感染与口臭的相关性研究 [J]. 现代生物医学进展，2015，15（1）：66-68.

[9] 陈曦，陶丹英，李箐，等. 胃幽门螺杆菌感染与口臭关系的初

步研究 [J]. 上海口腔医学，2007，16（3）：236-238.

[10] 方药中，邓铁涛，李克光，等. 实用中医内科学 [M]. 上海：上海科学技术出版社，1985：273.

[11] 杜泽园，王占平，陈礼云. 口臭患者应用口臭仪与闻诊诊断的效果评价及护理 [J]. 护理学报，2006，13（3）：36-37.

[12] 雷蕊，陈晶晶，孙红艳. 基于数据挖掘研究口秽的中医证治相应关系 [J]. 现代中西医结合杂志，2015，24（6）：596-600.

[13] 孙红艳. 口臭中医证治相应关系的研究 [J]. 世界中西医结合杂志，2014，9（2）：126-129.

[14] 中华中医药学会. 中医内科常见病诊疗指南 [M]. 北京：中国中医药出版社，2008.

[15] 中华医学会消化病学分会. 中国慢性胃炎共识意见 [J]. 胃肠病学，2006，11（11）：674-684.

[16] 郑筱萸. 中药新药临床研究指导原则 [M]. 北京：中国医药科技出版社，2002.

[17] 张声生，沈洪，唐旭东，等. 中华脾胃病学 [M]. 北京：人民卫生出版社，2016.

[18] 万红学. 诊断学 [M]. 北京：人民卫生出版社，2013.

[19] 徐敏，卜平，时乐，等. 功能性消化不良 222 例证候病机分析 [J]. 实用中医药杂志，2006，2（4）：246-247.

[20] 孙红艳，吕安坤. 基于数据挖掘探索中医治疗口秽用药规律研究 [J]. 世界科学技术—中医药现代化，2014，16（3）：657-661.

[21] 张素蕾，王宗勤，龚枚，等. 三仁汤加味治疗湿热阻滞型口臭 37 例临床观察 [J]. 新中医，2010，42（9）：84.

[22] 叶梦怡，牛阳. 三仁汤临床应用举隅 [J]. 光明中医，2017，32（6）：887-889.

[23] 邵平. 三仁汤对脾胃湿热型功能性消化不良患者胃排空和胃肠道激素水平的影响 [J]. 现代中西医结合杂志，2017，26（32）：3555-3557.

[24] 张兰芳，蒯君，秦咏梅，等. 三仁汤加减治疗湿热内蕴型功能

性消化不良临床研究 [J]. 中医学报，2017，32（6）：1047-1050.

[25] 夏伊丽，李煌，朱凤 . 高效液相色谱：蒸发光散射检测器法测定黄连清胃丸中栀子苷、知母皂苷 A Ⅲ 和知母皂苷 B Ⅱ 的含量 [J]. 中国医院用药评价与分析，2014，14（1）：55-57.

[26] 侯波，黄陈招，鲍健欣 . 初探"清上畅中法"在痤疮治疗中的运用 [J]. 中国中医基础医学杂志，2016，22（12）：1709-1710.

[27] 朱仕兵，许安，张德文 . 清肺化痰汤对老年慢性阻塞性肺疾病急性加重期合并呼吸衰竭患者肺功能、炎症因子及血气分析的影响 [J]. 中国老年学杂志，2017，10（37）：4838-4841.

[28] 邱晗，马鸿祥，等 . 元·罗天益运用泻白散医案 2 则 [J]. 中国中医药现代远程教育，2010，5（2）：17-18.

[29] 王鹏丽，范玉浩，等 . 基于复杂网络方法的泻白散类方配伍规律研究 [J]. 中国药杂志，2017，42（9）：1787-1792.

[30] 谢兆丰 . 用清脾泻火法治疗口臭 [J]. 中医杂志，1981，9（5）：12.

[31] 雷长隆，曹礼周 . 加味清胃散治疗口臭 32 例 [J]. 陕西中医，1996，17（5）：204.

[32] 罗翠芬，彭国光，冯远华 . 清胃散治疗胃腑积热型口臭的临床观察 [J]. 世界中西医结合杂志，2016，11（12）：1703-1707.

[33] 张良，等 . 枳实导滞丸临床应用综述 [J]. 世界最新医学信息文摘，2015，15（32）：32-33.

[34] 王明明，张银敏 . 枳实导滞丸治疗小儿积滞食积化热证 30 例 [J]. 中国中医药现代远程教育，2015，13（19）：44-46.

[35] 冯岩，李爽姿，李志更 . 越鞠保和丸之浅探 [J]. 中国中医基础医学杂志，2017，23（7）：1027-1028.

[36] 金红艳 . 丹栀逍遥散加减治疗肝胃郁热型反流性食管炎临床观察 [J]. 四川中医，2016，34（4）：127-129.

[37] 王伟钦 . 左金丸合丹栀逍遥散治疗肝胃郁热型胃溃疡 48 例临床观察 [J]. 云南中医中药杂志，2017，38（9）：36-37.

[38] 程淑红 . 丹栀逍遥散合泻心汤治疗肝胃郁热型功能性消化不良

45 例 [J]. 光明中医，2012，27（1）：81-82.

[39] 杨小兰，黄郁斌，温淑端. 丹栀逍遥散合金铃子散治疗慢性萎缩性胃炎 40 例临床观察 [J]. 湖南中医杂志，2015，31（6）：44-45.

[40] 刘培，李庆隆. 玉女煎对胃火上炎型牙周炎患者牙菌斑指数、牙周袋深度及生活质量的影响 [J]. 现代中西医结合杂志，2017，26（30）：3353-3355.

[41] 李雪峰. 牙周病口臭的中西医结合治疗 [J]. 内蒙古中医药，2009，24（36）：17-18.

[42] 马雪方. 益胃汤联合西药三联法治疗幽门螺杆菌相关胃炎随机平行对照研究 [J]. 实用中医内科杂志，2015，29（7）：120-121.

[43] 李庆彬. 益胃汤联合西药治疗幽门螺杆菌相关胃炎疗效观察 [J]. 现代中西医结合杂志，2012，21（10）：1079-1080.

[44] 曹自新，蔡春江，梁凤兰，等. 王国三脾胃病常用对药经验 [J]. 河北中医，2011，33（4）：492-493.

[45] 陈燕珠，胡珂. 胡珂主任医师治疗口臭经验总结 [J]. 全科口腔医学电子杂志，2016，3（8）：119-120.

[46] 李文林，陈涤平，曾莉，等. 基于模糊聚类方法分析干祖望教授诊治耳鸣耳聋疾病群方特色 [J]. 中国实验方剂学杂志，2012，18（23）：4-8.

[47] 苏凤哲，李福海. 路志正教授从脾胃论治口疮临床经验 [J]. 世界中西医结合杂志，2009，4（8）：533-536.

[48] 邱志济，朱建平，马璇卿. 朱良春治疗白塞氏综合征（狐惑病）用药经验和特色选析 [J]. 辽宁中医杂志，2012，29（12）：708-709.

[49] 李唯溱，李孟汉，冀健民. 针刺治疗口臭 32 例 [J]. 上海针灸杂志，2014，33（7）：686.

[50] 李震. 针刺劳宫穴治疗口臭 22 例 [J]. 针灸临床杂志，2009，25（3）：23.

[51] 延芬，李秋艳. 腹胀口臭案 [J]. 中国针灸，2012，32（3）：223.

[52] 赵会玲. 针灸治疗功能性消化不良 50 例 [J]. 陕西中医，

2007，28（7）：883－884.

[53] 时会君，张俊清，国华. 针灸治疗功能性消化不良 90 例临床疗效观察 [J]. 北京中医药，2009，28（9）：732－733.

[54] 高希言，牛学恩，周红勤. 针灸治疗慢性萎缩性胃炎的临床研究 [J]. 中国民间疗法，2001，9（6）：16－17.

[55] 张谦，杨文斌. 针灸并用治疗慢性胃炎 65 例临床观察 [J]. 中国临床医药研究杂志，2004，（119）：12570.

[56] 辛银虎，陈小玲. 温针治疗脾胃虚寒型慢性浅表性胃炎 52 例 [J]. 陕西中医，2005，26（9）：959－960.

[57] 金丹. 针灸治疗 66 例消化性溃疡临床报告与分析 [J]. 中医临床研究，2012，4（2）：51－52.

[58] 孙静，寮鸿盛. 针灸治疗消化性溃疡 40 例 [J]. 陕西中医，1991，12（3）：130－131.

[59] 陈程，崔海福，严兴科，等. 针灸治疗消化性溃疡的 Meta 分析 [J]. 世界华人消化杂志，2011，19（22）：2399－2404.

[60] 李高照. 耳穴压豆治疗口臭 24 例疗效观察 [J]. 甘肃中医，2000，1（6）：43.

[61] 李远征. 石膏治疗口臭 [J]. 中国民间疗法，2014，22（3）：48.

[62] 董延祥. 白花蛇舌草治疗口臭 [J]. 中医杂志，2007（8）：723.

[63] 王臻，孙云富，常鲁华. 芦根冰糖煎剂治口臭 [J]. 中国民间疗法，2011，19（2）：24.

1. 项目编写委员会

项目组长：唐旭东

副组长：温艳东、王凤云

项目秘书：吕林、赵迎盼

2. 指南编写小组

任顺平、李宝乐、李俊廷

3. 主审专家

王垂杰

4. 指南德尔菲法函审专家（按姓氏笔画排列）

王凤云、王垂杰、王宪波、王捷虹、毛宇湘、甘淳、白光、朱生樑、朱莹、刘凤斌、苏娟萍、李志、李保双、李振华、李健、杨少军、杨国红、杨强、时昭红、汶明琦、沈洪、张声生、赵文霞、柯晓、钦丹萍、徐进康、凌江红、郭朋、梁健、琚坚、董明国、曾斌芳、温艳东、谢晶日、蔡敏、廖小林、颜勤、潘洋、魏玮

5. 指南会审专家（按姓氏笔画排列）

王凤云、王垂杰、王彦刚、王宪波、王敏、王婕虹、叶松、冯培民、朱莹、任顺平、刘力、刘凤斌、刘启泉、李军祥、李保双、李振华、李慧臻、杨胜兰、杨倩、时昭红、沈洪、张声生、张学智、陈苏宁、陈涤平、季光、周正华、鱼涛、孟立娜、赵文霞、胡玲、柯晓、钦丹萍、徐进康、郭朋、郭绍举、唐旭东、黄绍刚、黄恒青、黄穗平、蒋健、舒劲、温艳东、谢胜、魏玮

《常见脾胃病中医临床实践指南》

痞 满

世界中医药学会联合会消化病专业委员会

编写单位：中国中医科学院西苑医院

要点说明

本指南主要根据中华人民共和国境内痞满相关疾病的中医药临床研究成果并结合专家的经验制定，目的是为了对中医学治疗痞满的方法与措施加以总结并进行合理的评价，以期加以推广，为具有中医学执业资格的医生提供指导，同时也为社会医疗决策者及患者提供有益的参考。本指南的主要适应人群是由胃肠系统本身病变引起的痞满成人患者。

需要说明的是，本指南并不是医疗行为的标准或者规范，而仅仅是根据现有的研究证据依据特定方法制作出的一个文本。随着临床实践的发展，新证据的不断产生，指南所提供的建议亦会随之不断的修正。采用指南推荐的方法并不能保证所有人都能获得理想的临床疗效。同时，就指南本身而言，并不能包括所有有效的疗法，也并不排斥其他有效的疗法。最终临床治疗措施的选择需要卫生从业者根据临床的具体情况，结合自身的经验及患者的意愿做出。

目　录

背景介绍

痞满表现为患者自觉胃脘部痞塞不通、胸膈满闷不舒，外无胀急之形、触之濡软、按之不痛。痞满的发生多数由胃肠本身的病变引起，部分可由其他系统的病变引起，在临床治疗方面具有一定的复杂性。常见引起痞满的疾病有功能性消化不良、慢性胃炎、胃下垂、慢性胆囊炎等。本指南主要适用于胃肠本身病变引起的痞满，慢性胆囊炎、糖尿病胃轻瘫、术后胃肠功能紊乱等引起的痞满可部分参照本指南论治。急性心血管疾病或其他病因明确的全身性疾病应用本指南时应当谨慎。

目前关于痞满单病种的中医药治疗指南相对较少，中华中医药学会内科分会于 2008 年出版了包括痞满在内的中医内科常见疾病的诊疗指南，其他的涉及痞满的指导性文件多分布于各种具体的疾病之中，如中华中医药学会内科分会发布的《慢性胃炎中医诊疗指南》《胃下垂诊疗指南》，中国中医科学院与世界卫生组织西太区合作而编制发布的《慢性胃炎中医临床实践指南》，中华中医药学会脾胃病分会发布的《消化不良中医诊疗共识意见》《慢性浅表性胃炎中医诊疗共识意见》《慢性萎缩性胃炎中医诊疗共识意见》，中国中西医结合学会消化系统疾病专业委员发布的《慢性胃炎的中西医结合诊治方案》等。

目前国际上尚没有中医药治疗痞满的循证临床实践指南。指南开发小组遵循循证医学的理念，在系统分析国外指南制作方法和指南评价方法的基础上，将其与中医学的特点相结合，通过文献预调查、临床问题的分解与定义、文献检索、文献评价与证据形成、证据评价与推荐建议形成、指南草案书写、专家评审、草案修改等步骤，完成了本指南的开发工作，以期对近几十年来中医、中西医结合的研究成果加以总结，对中医药治疗痞满的临床操作方案进行规范，提高中医药治疗痞满的疗效。

临床特点

1 概述

痞满以患者自觉胃脘部痞塞不通、胸膈满闷不舒，外无胀急之形、触之濡软、按之不痛为主要临床表现，该病的发生率尚不明确，但为消化系统疾病门诊的常见病证。引起痞满的常见疾病有功能性消化不良、慢性胃炎、胃下垂、慢性胆囊炎等。尽管上述疾病易引起痞满症状，但痞满症状并不是上述疾病的必然表现，在上述疾病的诊断中也缺乏特异性。

引起痞满常见的病因有外邪内陷、食滞难化、情志失调、痰气壅塞、脾胃虚弱等。从中医角度而言，痞满的病机可归结为中焦气机壅滞，升降失常。属实者为实邪内阻，如外邪由表入里，食滞中阻，痰湿内郁，气机郁滞，影响中焦气机升降，属虚者为脾胃虚弱，气机不运，升降无力。该病病位在胃脘，与肝、脾密切相关。

2 理化检查

对于痞满而言，明确原发病具有重要的意义。常见的检查包括：

（1）内镜检查：是痞满最重要的检查之一，有助于鉴别功能性和器质性消化系统疾病。

（2）X 线钡餐造影：有助于明确胃下垂的诊断。

（3）B 超检查：有助于诊断肝胆胰脾等器官疾病引起的痞满。

（4）病理检查：有助于明确慢性胃炎的病理类型。

（5）其他检查：^{13}C 或 ^{14}C 呼气试验有助于明确是否伴有幽门螺杆菌（Helicobacter pylori, Hp）感染；腹部 CT 或 MRI 检查有助于排查肝胆胰脾疾病；胃排空功能测定、体表胃电图、胃腔内压力测定等有助于明确是否存在胃运动功能障碍；心电图有助于排除心血管疾病。

临床诊断

1 中医诊断

1.1 中医病名诊断

痞满是患者自觉心下（胃脘部）痞塞不通、胸膈满闷不舒，外无胀急之形、触之濡软、按之不痛为主要临床表现的疾病。

1.2 中医证候诊断

1.2.1 常见证候分型

总结临床实践经验，探索专病中医证候分布规律，是确定中医证型的有效途径。指南开发小组结合现有共识和标准，采用定量的文献统计方法，对临床常用的相对单一证候进行统计，确定常用证候为肝胃不和证、脾胃湿热证、痰湿内阻证、饮食积滞证、脾胃虚弱证、胃阴不足证、寒热错杂证。上述证候可单独出现，也可相兼出现，临床应在辨别单一证候的基础上辨别相兼证候。常见的相兼证候有脾虚气滞、水热互结、瘀阻胃络等。同时，随着病情的发展变化，证候也呈现动态变化的过程，临床需认真甄别。

1.2.2 证候诊断标准

证候诊断参照相关文献研究、相关疾病的专业指南如《慢性胃炎诊疗指南》《功能性消化不良中医诊疗专家共识意见》《中药新药临床指导原则》及各层次中医学教材的标准等综合讨论拟定。

1.2.2.1 肝胃不和证：胸脘痞满，胁腹作胀，郁郁寡欢或心烦易怒，时作太息，嗳气，纳差，舌质淡红，舌苔薄白，脉弦或弦数。

1.2.2.2 脾胃湿热证：胃脘痞满，口干不欲饮，口苦，食少纳呆，恶心欲呕，身重困倦，大便黏滞不爽，小便短黄，舌质红，舌苔黄腻，脉滑数。

1.2.2.3 痰湿内阻证：胸脘痞塞，满闷不舒，恶心欲吐，痰多或咯出不爽，口淡不渴或泛吐清涎，头重如裹，四肢倦怠，舌质淡红，苔浊厚腻，脉滑或弦滑。

1.2.2.4 饮食积滞证：进食后胸脘满闷，痞塞不舒，嗳腐吞酸，不思饮食，或恶心呕吐，呕吐物为胃中宿食积滞，舌质淡红，舌苔厚腻，脉滑。

1.2.2.5 脾胃虚弱证：胸脘痞满不舒，病情时重时轻，饥不欲食，喜热喜按，倦怠懒言，气短乏力，大便溏稀，舌质淡，舌体胖大或兼齿痕，舌苔薄白，脉沉细或虚大无力。

1.2.2.6 胃阴不足证：胃脘痞满、灼热，嘈杂干呕，似饥不欲食，口燥咽干，手足心热，大便干结，舌质红，苔少或光红无苔少津，脉细数。

1.2.2.7 寒热错杂证：心下痞满，按之柔软不痛，呕恶欲吐，口渴心烦，脘腹不适，肠鸣下利，舌质淡红，舌苔白或黄腻，脉沉弦。

1.2.3 辨证的问诊要素

问诊是中医四诊中的重要组成部分，对痞满的证型的判别有重要的意义，下列问题可能会对证候的甄别起到一定的简化作用：

1.2.3.1 主症的性质：胃脘痞满连及两胁者多属气滞；喜温喜按者多属虚证；胃中灼热者多属热证；伴嗳腐吞酸、呕吐宿食者多属食积；伴呕吐痰涎者多属湿阻。

1.2.3.2 症状的诱发、加重和缓解因素：由情志因素引起的病位多在肝胃；拒按者多属实证；劳累诱发或加重的多属虚证；饮食后诱发，嗳腐吞酸者多属食滞。

1.2.3.3 病程的长短：病程短，病势急迫者多属实证；病程较长者多虚证或虚实夹杂证。

1.2.3.4 整体精神状态与体力：平素精神倦怠，体力不足者多属虚证；畏寒，手足不温者多属寒证；肢体困倦感明显者多属湿困；五心烦热者多属阴虚。

1.2.3.5 食欲、饮食喜好：食欲不振，口淡乏味者多属虚证、寒证；喜热食者多属寒证；喜冷食者多属热证。

1.2.3.6 大便的质地、色泽、气味、频次：大便溏薄者多属虚证；完谷不化者多属虚寒证；大便干者多属实热或阴虚；大便不畅者多属气滞；大便有黏液且气味臭秽者多属湿热证。

通过询问上述问题，收集临床辨证信息，并结合其他诊疗方法，综合判断患者的证候类型。

2 西医诊断

痞满需要明确原发病因。对于原发病的检查主要考虑功能性消化不良、慢性胃炎、胃下垂、胃癌、慢性胆囊炎及部分其他疾病等。在痞满的诊断过程中，可根据报警症状的有无来决定检查的缓急主次，尽量避免贻误重要的器质性疾病。

2.1 报警症状

痞满患者伴有长期发热、贫血、消瘦、大便发黑或便血、伴疼痛且疼痛性质突然发生改变等情况时，有必要尽快行内镜或其他相关检查，明确病因。

2.2 常见疾病的诊断要点

2.2.1 功能性消化不良

功能性消化不良是指位于上腹部的一个或一组症状，主要包括餐后饱胀和早饱感、上腹部疼痛、上腹部烧灼感等，无生化异常，且不能用器质性、系统性或代谢性疾病等来解释。目前该病可分为两种类型，餐后不适综合征及上腹痛综合征。功能性消化不良的诊断采用罗马Ⅳ诊断标准：（1）符合以下标准中的一项或多项：餐后饱胀不适、早饱感、上腹痛、上腹部烧灼感；（2）无可以解释上述症状的结构性疾病的证据（包括胃镜检查等），必须满足餐后不适或上腹痛综合征的诊断标准。且诊断前症状出现至少6个月，近3个月符合诊断标准。

2.2.2 慢性胃炎

慢性胃炎是由多种原因引起的胃黏膜的慢性炎症。部分慢性胃炎患者可表现为非特异性消化不良，如上腹部不适、饱胀、疼痛、食欲不振、嗳气、反酸等，或同时伴有焦虑、抑郁等症状。

慢性胃炎的确诊主要依赖于内镜与病理检查，尤以后者的价值更大（是否伴有 Hp 感染、活动性炎症、萎缩或肠化生）。对慢性胃炎的诊断应尽可能地明确病因，特殊类型胃炎的内镜诊断必须结合病因和病理。

2.2.3 胃下垂

胃下垂是指站立时胃的下缘达盆腔，胃小弯角切迹低于髂嵴连线的病证。轻度胃下垂患者多无明显症状，中度以上胃下垂患者则表现为不同程度的上腹部饱胀感，食后尤甚，伴嗳气、厌食、便秘、腹痛等症状。胃下垂的诊断主要依赖于 X 线钡餐造影检查，并根据站立位胃角切迹与两侧髂嵴连线的位置分为轻中重三度。

2.2.4 胃癌

胃癌是发生于胃黏膜上皮的恶性肿瘤。约半数的早期胃癌患者可无任何症状和体征，部分表现为早饱、纳差，上腹痛及消瘦等症。胃癌的诊断主要依赖于内镜检查加活检。

2.2.5 其他疾病

其他可引起痞满的疾病常见的有冠心病、糖尿病胃轻瘫、术后胃肠功能紊乱、慢性胆囊炎等，可根据病史、心电图、B 超、腹部 CT 或 MRI 等做出诊断。尤其是冠心病心绞痛发作时部分患者仅以胃脘痞满为主要症状，临床治疗前一定要注意鉴别。

干预与管理

1 干预

痞满的中医干预方法较多，由于专业的不同，在所采用的方法上可能各有侧重。一般而言，明确痞满的病因具有重要的意义。在诊断明确后行治疗有利于针对性的用药，并保障医疗安全。

痞满的治疗要点有两方面：一是痞满症状缓解；二是原发疾病的改善。

对于偶然发作，病情较轻，有明确原因的痞满（如生气、饮食不节）等，可以采取药膳、按摩等简便方法缓解症状；对持续发作，病程较长的痞满，在明确病因的前提下，采取汤药、针刺、穴位埋线等方法治疗。对某些疾病如胃癌等引起的痞满，中医药可作为辅助治疗手段缓解其痞满的发作。

痞满的中医干预流程见图1。

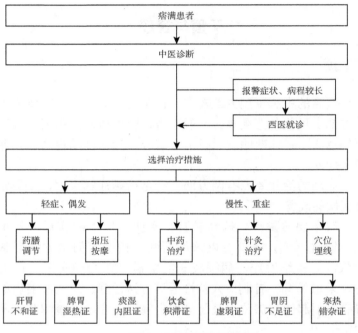

图 1　痞满中医干预流程

2 管理

2.1 药物治疗

2.1.1 辨证论治

　　药物治疗是中医治疗最重要的组成部分。正确的辨证是处方的前提。简单而言，辨证论治就是依据中医基本理论对患者所表现出来的各种症状、舌象、脉象，进行综合分析判断，确定证候及其病机，选择相应的方药和方式。

痞满尽管其对应的西医诊断各不相同，但其基本治疗原则是一致的，采取的治疗方法都是辨证论治。综合文献表明，辨证治疗痞满，对改善患者的临床症状，提高患者的生存质量有较好的作用，不少方药具有改善原发病的作用。

各证候采用的方剂由临床证据决定，并参考了现有的共识或标准。由于现有中医证据级别较低，因此，推荐建议的级别普遍不高，但低级别的推荐建议并不意味着临床重要性的下降。另外，专家临床实践经验，以及部分在临床上常用但缺乏临床对照研究或病例系列研究的方剂等，将以专家共识意见的形式给出（用"※"注明，推荐强度为 C 级，证据级别 IV 级）。

2.1.1.1 肝胃不和证

病机：肝气郁结，横逆犯胃，中焦气机失畅。

治法：疏肝解郁，和胃降逆。

推荐方药：

（1）柴胡疏肝散加减（《证治准绳》）。柴胡，川芎，陈皮，香附，枳壳，芍药，甘草等。（推荐强度：B，证据级别：Ⅲ b）

（2）四逆散加减（《伤寒论》）。枳实，柴胡，白芍，甘草等。（推荐强度：B，证据级别：Ⅲ b）

（3）小柴胡汤加减（《伤寒论》）。柴胡，黄芩，人参，甘草，半夏，生姜，大枣等。（推荐强度：B，证据级别：Ⅲ b）

采用柴胡疏肝散为基础方治疗慢性胃炎引起的痞满，中医证候总有效率达 88.33%，可有效改善痞满、胃脘痛、嗳气等症状，并有促进胃排空、改善内镜下胃黏膜充血、水肿、出血点及糜烂等情况的作用。对于慢性胆囊炎引起的痞满，以柴胡疏肝汤加减治疗影像学、综合疗效总有效率分别为

96.67%、93.33%，治疗后中医症状积分明显下降，均优于茴三硫片。

一项针对四逆散加减方治疗慢性胃炎的系统评价显示，四逆散及其加减方治疗慢性胃炎疗效优于西药组，尤其是胆汁反流性胃炎。采用四逆散为基础方加减治疗慢性胃炎、功能性消化不良，与多潘立酮对照，总有效率达 94.44%，其中医症候改善、Hp 清除率和复发率、胃动素、胃泌素及胃排空试验等方面均优于对照组，并有抗焦虑、抑郁作用。

应用小柴胡汤化裁治疗痞满，疾病包括慢性浅表性胃炎、慢性胆囊炎，总有效率达 90.00%，可有效缓解症状，且小柴胡汤加减方在改善患者精神健康（包括生命活力、社交功能、情感职能、心理健康）方面显著优于西药组。

2.1.1.2 脾胃湿热证

病机：湿热蕴胃，气机不利。

治法：清热化湿，理气和中。

推荐方药：

（1）连朴饮加减（《霍乱论》）。制厚朴，川连，石菖蒲，制半夏，香豉，焦栀，芦根等。（推荐强度：B，证据级别：Ⅳ）

（2）三仁汤加减（《温病条辨》）。杏仁，半夏，飞滑石，生薏苡仁，白通草，白蔻仁，竹叶，厚朴等。（推荐强度：B，证据级别：Ⅳ）

连朴饮加减联合标准四联疗法治疗 Hp 相关性胃炎脾胃湿热证临床有效率为 94.9%，优于单纯 Hp 根除治疗，可有效改善临床症状，提高 Hp 根除率。三仁汤化裁治疗脾胃湿热型功能性消化不良，可改善临床症状，提高胃动素和胃泌素的水平。

2.1.1.3 痰湿内阻证

病机：脾运失常，痰湿内生，壅塞中焦。

治法：化痰祛湿，理气和胃。

推荐方药：

（1）二陈汤加减（《太平惠民和剂局方》）。半夏，橘红，茯苓，炙甘草，生姜，乌梅等。（推荐强度：B，证据级别：Ⅳ）

（2）平胃散加减（《简要济众方》）。苍术，厚朴，陈皮，炙甘草，生姜，大枣等。（推荐强度：B，证据级别：Ⅲ b/Ⅳ）

研究显示，分别以二陈汤、平胃散为基础方，随症加减，均可有效改善功能性消化不良症状，疗效优于多潘立酮。以二陈汤及平胃散合方加减联合西药治疗慢性胃炎，总有效率88.57%，且在改善症状、消除胃黏膜炎症及提高 Hp 清除率方面均优于西药组。多项研究表明，在两方基础上合用逍遥散、参苓白术散、清中汤等方剂，用治兼有肝郁、脾虚、湿热等多种证型的痞满，均有肯定疗效。

2.1.1.4 饮食积滞证

病机：食积伤中，胃失和降。

治法：消食导滞，和胃降逆。

推荐方药：

（1）保和丸加减（《丹溪心法》）。神曲，山楂，茯苓，半夏，陈皮，连翘，莱菔子等。（推荐强度：B，证据级别：Ⅲ b）

（2）枳术丸加减（《脾胃论》）。白术，枳实等。（推荐强度：B，证据级别：Ⅲ b）

分别采用保和丸、枳术丸为基础方，与莫沙必利对照，随症加减治疗餐后不适综合征，总有效率分别为 87.10% 和

98.33%，并可有效改善患者早饱、厌食、嗳气等症状，疗效优于西药组。此外，枳术汤加味联合针灸也可有效改善糖尿病性胃轻瘫患者餐后上腹饱胀、早饱感、嗳气等消渴胃痞症状，促进胃排空。

2.1.1.5 脾胃虚弱证

病机：脾胃虚弱，中焦失运。

治法：健脾益气，温中和胃。

推荐方药：

（1）六君子汤加减（《太平惠民和剂局方》）。陈皮，半夏，茯苓，甘草，人参，白术，大枣，生姜等。（推荐强度：B，证据级别：Ⅳ）

（2）补中益气汤加减（《内外伤辨惑论》）。黄芪，炙甘草，人参，升麻，柴胡，橘皮，当归，白术等。（推荐强度：B，证据级别：Ⅳ）

采用香砂六君子汤联合辨证治疗慢性萎缩性胃炎，在改善临床症状及胃镜表现及病理组织学评价方面均有一定疗效。六君子汤在临床上应用广泛，在此基础上加减化裁而成的香砂六君子汤、柴芍六君子汤可用治各型慢性胃炎及功能性消化不良等多种消化系统疾病，症状改善均优于西药组。

补中益气汤在治疗老年性消化不良及危重症患者胃肠功能障碍等疾病有独特优势，疗效明显优于多潘立酮，也可配合穴位贴敷疗法。

2.1.1.6 胃阴不足证

病机：胃阴亏虚，气机不利。

治法：养阴益胃，疏利气机。

推荐方药：

益胃汤加减（《温病条辨》）。沙参，麦冬，冰糖，细生地，玉竹等。（※ 推荐强度：C，证据级别：Ⅳ）

益胃汤加减治疗胃阴不足型慢性萎缩性胃炎，可改善临床症状。部分报道显示，治疗 Hp 相关胃炎在三联疗法基础上加用益胃汤，有快速改善症状的作用。

2.1.1.7 寒热错杂证

病机：寒热互结，气机壅滞。

治法：辛开苦降，和中消痞。

推荐方药：

半夏泻心汤加减（《伤寒论》）。半夏，黄芩，黄连，干姜，党参，炙甘草，大枣等。（※推荐强度：B，证据级别：Ⅲ b）

多项临床研究及系统评价表明，采用半夏泻心汤加减化裁，用治慢性浅表性胃炎、慢性萎缩性胃炎、胆汁反流性胃炎、功能性消化不良、糖尿病性胃轻瘫等均有肯定疗效，在提高临床总有效率、改善胃动力、修复胃黏膜、减少胆汁反流、降低复发率等方面均优于西药组。半夏泻心汤加减也可治疗 Hp 感染，提高 Hp 清除率，减少不良反应。

2.1.2 辨病论治

2.1.2.1 功能性消化不良：功能性消化不良病位在胃，与肝脾关系密切。脾虚气滞，胃失和降为基本病机，贯穿于疾病的始终。病理表现多为本虚标实，虚实夹杂，以脾虚为本，气滞、血瘀、食积、痰湿等邪实为标。

2.1.2.2 慢性胃炎：慢性胃炎病位在胃，与肝、脾两脏密切相关。慢性胃炎的病机可分为本虚和标实两个方面。本虚主要表现为脾气（阳）虚和胃阴虚，标实主要表现为气滞、湿热和血瘀，脾虚、气滞是疾病的基本病机。血瘀是久病的重要病机，在胃黏膜萎缩发生发展乃至恶变的过程中起着重要作用。慢性胃炎的病机与具体临床类型有关，慢性浅表性胃炎以肝胃不和、脾胃虚弱证多见；慢性萎缩性胃炎虽仍以肝胃不和证最为多见，脾胃虚寒、胃络瘀阻证所占比例有所增加；慢性胃炎伴胆汁反流以肝胃不和证多见；伴 Hp 感染以脾胃湿热证多见；伴癌前病变者以气阴两虚、胃络瘀阻、脾胃湿热证多见。

2.1.2.3 胃下垂：胃下垂病位主要在脾胃，涉及肝、肾两脏。其病证表现以虚证为多，或虚实夹杂，以脾胃虚弱、中气下陷为本，可兼夹食滞、饮停、气滞和血瘀等。

2.1.2.4 Hp 感染：伴 Hp 感染以脾胃湿热证多见。

2.1.2.5 证候相兼：由于辨病论治的病机在证候表现上多相兼夹，临床治疗时可选择相应的单一证候的主方，组成合方，进行化裁。如慢性浅表性胃炎，其病机表现为肝胃不和、脾胃虚弱，故可用肝胃不和证的主方如四逆散与脾胃虚弱证的主方如六君子汤合方化裁。功能性消化不良、胃下垂等也可据此方法处方（各证候的推荐方剂见"辨证论治"一节）。（※ 推荐强度：C，证据级别：Ⅳ）

2.1.3 对症治疗

痞满症状的发生可能同时伴有其他临床症状，可在辨证、辨病论治的基础上配合对症治疗，改善患者生活质量。

胃脘疼痛者可加白芍、乌药、元胡等；恶心、嗳气者可加旋覆花、代赭石等；胸闷、胸痛者可加瓜蒌、枳壳、丹参等；腹胀、便秘者可加枳实、大腹皮、大黄、麻子仁等；脾虚便溏者可加炒薏苡仁、炮姜炭、炒白术等；食少纳呆者可加佩兰、神曲、炒谷麦芽等；饥嘈、反酸明显者可加左金丸、乌贼骨、煅瓦楞子、浙贝母等。（※ 推荐强度：C，证据级别：Ⅳ）

伴胆汁反流者可在方中酌加茵陈、金钱草、栀子、黄连等清利肝胆湿热；伴癌前病变者的治疗，可在复方中加入白花蛇舌草、半枝莲、半边莲，或配合使用活血化瘀类中药丹参、三七、莪术等。（※ 推荐强度：C，证据级别：Ⅳ）

药物在煎煮前宜用水浸泡 20 ～ 30 分钟，用砂锅煎煮。每日 1 剂，每剂煎煮 2 次，两次药汁混合，分 2 ～ 3 次服用，服药时间宜根据病情及症状特点餐前或餐后服用。（※ 推荐强度：C，证据级别：Ⅳ）

2.1.4 名医经验

名医经验在中医药的学术传承中发挥了重要的作用，总结名医的临床实践经验，有助于临床疗效的提高。以下列出部分近现代名医治疗胃痛的经验，供参考使用。（※ 推荐强度：C，证据级别：Ⅳ）

2.1.4.1 董建华

（1）病因病机：在本病的认识上以"通降论"为主要指导思想，认为胃在生理上以降为顺、病理上因滞而病，胃气壅滞为基本病机。

（2）治则治法：理气和胃为基本治法，以调理气血为中心，旨在恢复胃的通降功能。

（3）基本处方：方用加味香苏饮，常用药物有苏梗、香附、陈皮、枳壳、大腹皮、香橼皮等。

（4）随证加减：脾虚者加用党参、白术、茯苓、甘草等药物；湿盛者加用佩兰、厚朴、清半夏、茯苓、滑石等药物；肝郁者加用元胡、川楝子、柴胡、青皮等药物；血瘀者加用五灵脂、生蒲黄等药物；胃阴虚者加用北沙参、麦冬、石斛等。

2.1.4.2 徐景藩

（1）病因病机：基本病机为脾胃升降失常，认为慢性胃病可分为中虚气滞证、肝胃不和证、胃阴不足证三型，重视腹部切诊在脾胃病诊疗中的作用。

（2）治则治法：中虚气滞证治以调中理气，肝胃不和治以疏肝和胃，胃阴不足证治以养胃理气。

（3）基本处方：

①调中理气汤，药用党参、白术、炙黄芪、山药、茯苓、鸡内金、三棱、当归、甘草、陈皮、木香等。

②疏肝和胃汤，药用柴胡、白芍、枳壳、佛手、橘皮、香附、茜草、红花、鸡内金、炙甘草等。

③养胃理气汤，药用北沙参、麦冬、石斛、百合、玉竹、乌梅、生地、山药、绿萼梅、佛手、丹参、丹皮、木香等。

（4）随证加减：肝郁者可加用佛手、绿萼梅、木香等；阴虚者可加生地、山药、玉竹等；血瘀者加用可红花、当归、丹皮、三棱等药。

2.1.4.3 朱良春

（1）病因病机：本病病机错综复杂，既有胃失和降，脾胃湿热，胃阴不足之征象；又有脾胃虚寒，脾失健运，或脾不升清，肝气郁滞的证候。大致可分为脾虚夹瘀、阳虚夹湿、阴虚木横三型。

（2）治则治法：健脾助阳，滋阴平木。

（3）基本处方：舒胃散：生黄芪120g、莪术、党参、淮山药、鸡内金、刺猬皮、生蒲黄、五灵脂、徐长卿、三七各60g，炮山甲、玉蝴蝶、凤凰衣各45g，甘草30g。共碾极细末，每服4g，每日3次饭前服用。

（4）随证加减：阴虚者加北沙参、麦冬、生白芍，偏阳虚则加良姜、荜茇、炒苍术。

2.1.4.4 李佃贵

（1）病因病机：基本病机为胃失通降，浊邪内停，日久脾失健运，水湿不化，郁而化热，热壅血瘀而成毒，形成"浊""毒"内壅之势，浊毒进一步影响脾胃气机升降，气机阻滞则发为痞满。

（2）治则治法：主要有芳香化浊毒、苦寒解浊毒、畅气散浊毒及通下祛浊毒四种基本治法。

（3）基本处方：浊重毒轻证采用芳香化浊毒法，以藿香、佩兰、砂仁、寇仁四药合用以化湿醒脾、消胀除痞。浊轻毒重证采用苦寒解浊毒法，以茵陈、黄芩、黄连、苦参苦寒燥湿。畅气散浊毒法以香附、青皮、柴胡、姜黄"横行"肝气，枳实、厚朴、木香、槟榔、炒莱菔子"纵行"胃气。通下祛浊毒法常以当归、川芎、生蒲黄、五灵脂等活血化瘀，全蝎、蜈蚣、穿山甲等通络散结；大便干结难解、黏滞不爽者，常以芦荟、白芍润肠通便。

（4）随证加减：阴虚者加当归、白芍、百合、玄参等滋阴养血；火毒重者加白花蛇舌草、蒲公英、青黛等清热解毒。

2.1.4.5 李振华

（1）病因病机：肝郁脾虚，中阳不足，胃失和降。

（2）治则治法：健脾益气，疏肝解郁，和胃降逆。

（3）基本处方：香砂温中汤：党参、茯苓、炒白术、炙甘草、陈皮、半夏、枳壳、木香、砂仁、香附、川芎。全方集疏肝、健脾、和胃、消积、降气等药为一体，通中有补，补中寓行。对于胃黏膜萎缩，或伴肠化者疗效甚佳。

（4）随证加减：肝火犯胃者可加左金丸，黄连用量宜重用黄连；胃气壅滞者可加丁香、厚朴、乌药等。

2.1.5 药对

（1）苏梗、香附：具有疏肝和胃，行气消痞的功效，适用于肝胃不和之痞满、胃脘痛等。（董建华经验）

（2）瓜蒌、薤白：具有通阳泄浊以消痞、散结、止痛之功，适用于痞满、胃脘痛、便秘等。（张泽生经验）

（3）白术、鸡内金：具有益胃健脾、消食化积的功效，适用于慢性萎缩性胃炎伴肠上皮化生者。（朱良春经验）

（4）秦艽、威灵仙：具有化湿通络、行气消痞的功效，适用于胃脘痞满伴见舌质暗、苔腻，关节疼痛等症。（田德禄经验）

（5）白术、苍术：具有健脾益气、燥湿醒脾的功效，二药相须，一补一燥，适用于脾虚湿阻之痞满。（陈家礼经验）

2.1.6 临证要点

对特定的患者来说，痞满的辨证论治与辨病论治所得出的证候类型并不一定完全一致，临床处方时宜相互参照，应将病、证、症三方面的情况综合考虑，合理处方。对于辨证分型较为复杂者，可考虑从相对简单的证候要素入手，如病位证素包括胃、脾、肝等，病性证素包括湿、热、气滞、血瘀等，可起到执简驭繁的作用。临床效果不明显时，应综合考虑虚实、寒热、气血、升降、病理产物等辨证要点之间的关系，或结合其他辨证手段如微观辨证，寻找可能的原因，调整处方；或依据辨证试用同类证候中推荐的其他处方。（※推荐强度：C，证据级别：Ⅳ）

专病专方治疗是临床常用的另一种处方形式。所用的处方一般药味较多，多个病机兼顾，其机理是在该病的基本病机的基础上，随证、症化裁。常用基本方大都为各证候的推荐方剂。

痞满用药宜平和，在理气、清热、燥湿、化瘀时不宜攻伐太过。使用行气类药物时，不宜攻伐太过，以免耗伤正气；使用滋阴类药物时，注意补中兼通，以防滋腻碍胃；使用温补类药物时，避免温热太过，燥热伤阴。（※ 推荐强度：C，证据级别：Ⅳ）

药物在煎煮前宜用水浸泡 20 ～ 30 分钟，用砂锅煎煮。每日 1 剂，每剂煎煮 2 次，两次药汁混合，分 2 ～ 3 次服用，服药时间宜根据病情及症状特点餐前或餐后服用。（※ 推荐强度：C，证据级别：Ⅳ）

2.2 针灸治疗

2.2.1 辨证论治

针灸辨证论治的处方根据采取针灸辨证论治方法干预痞满的临床文献及相关教材整理而来。（推荐强度：C，证据级别：Ⅳ）

2.2.1.1 肝胃不和证

理气解郁，和胃降逆。

取穴：足三里 ST36、中脘 CV[RN]12 、内关 PC6、太冲 LR3、肝俞 BL18。

2.2.1.2 邪热内结证

泄热消痞，和胃开结。

取穴：中脘 CV[RN]12、内关 PC6、期门 LA14、内庭 ST44，针用泻法。

2.2.1.3 痰湿内阻证

除湿化痰，理气宽中。

取穴：中脘 CV[RN]12、脾俞 BL20、丰隆 ST40、阴陵泉 SP9。

2.2.1.4 饮食积滞证

消食导滞，和胃降逆。

取穴：足三里 ST36、中脘 CV[RN]12、天枢 ST25、梁门 ST21，针用泻法。

2.2.1.5 脾胃虚弱证

益气健脾，调气运中。

取穴：足三里 ST36、中脘 CV[RN]12、脾俞 BL20、气海 CV[RN]6，加灸神阙 CV8。

2.2.1.6 肝胃阴虚证

柔肝益胃，疏利气机。

取穴：足三里 ST36、脾俞 BL20、三阴交 SP6、肝俞 BL18。

2.2.1.7 寒热错杂证

辛开苦降，和中消痞。

取穴：足三里 ST36、中脘 CV[RN]12、内庭 ST44、三阴交 SP6。

2.2.2 辨病论治

针灸辨病治疗的处方根据针灸治疗专病的临床文献整理而来。（推荐强度：C，证据级别：Ⅳ）

2.2.2.1 功能性消化不良

取穴：中脘 CV[RN]12、足三里 ST36、内关 PC6、太冲 LR3、胃俞 BL21、天枢 ST25、脾俞 BL20、梁门 ST21。

2.2.2.2 慢性胃炎

取穴：足三里 ST36、中脘 CV[RN]12、内关 PC6、脾俞 BL20、胃俞 BL21、三阴交 SP6、关元 RN4、梁丘 ST34。

2.2.2.3 胃下垂

取穴：足三里 ST36、上脘 RN13、中脘 RN12、天枢

ST25、气海 RN6、胃俞 BL21，加灸百会 DU20。

2.2.3 对症治疗

气滞血瘀者加血海 SP10；气血不足者加脾俞 BL20、胃俞 BL21；肝郁脾虚加内关 PC6、合谷 LI4、太冲 LR3；脾虚痰湿加巨阙 CV[RN]14、丰隆 ST40；寒热错杂加行间 LR2、内庭 ST44、三阴交 SP6；肝郁化热证用泻法，加行间 LR2、期门 LR14。

胃酸过多加公孙 SP4；痛甚加梁丘 ST34；腹胀加天枢 ST25；大便溏者加命门 DU4；失眠、焦虑加印堂 EX-HN3、百会 DU20、神门 HT7、太冲 LR3。

2.2.4 名医经验

2.2.4.1 陈作霖

（1）针刺治疗胃痞：取穴以中脘 RN12、梁门 ST21、足三里 ST36 为主穴，平补平泻，疏通脾胃之经气，调整脾胃之功能，共奏健脾和胃、化湿消滞之功。

（2）灸法治疗胃痞：针刺中脘 RN12、梁门 ST21、足三里 ST36 等穴位后，加艾绒烧灼，温针 1 壮，使局部皮肤温热发红为宜。

2.2.5 临证要点

2.2.5.1 临证时可以将辨病取穴、辨证取穴及对症取穴三者相互参照，拟订方案。

2.2.5.2 操作方法：以毫针为主，可单独应用，也可配合艾灸、电针、火针等使用。

2.2.5.3 温针操作：

（1）器具：毫针、艾条（切成段）。

（2）操作（以足三里为例）：选定穴位，常规皮肤消毒，以毫针直刺足三里 ST36 1～1.5 寸，然后点燃艾条段，插在针柄上。针柄下端可垫一纸片，以防烫伤。

（3）疗程：7 天为 1 个疗程，1 到 2 个疗程。

2.3 穴位埋线治疗

穴位埋线治疗的处方根据采取穴位埋线方法治疗痞满的临床文献整理而来。（推荐强度：C，证据级别：Ⅳ）

2.3.1 主穴

中脘 CV[RN]12、胃俞 BL21、足三里 ST36、三阴交 SP6、脾俞 BL20、关元 RN4、肝俞 BL18、阿是穴等。

2.3.2 配穴

脾胃虚弱证加阴陵泉 SP9、气海 RN6；肝胃不和证加肝俞 BL18、期门 LR14；痰湿内阻证加丰隆 ST40、阴陵泉 SP9；脾胃湿热证加丰隆 ST40、三焦俞 BL22；胃络瘀血证加脾俞 BL20、膈俞 BL17、血海 SP10；胃阴不足证加三阴交 SP6。

2.3.3 器具

（1）埋植用羊肠线：00 号铬制羊肠线，存放于 75% 酒精内浸泡备用。

（2）其他器材：2.5% 碘酒、75% 酒精、2% 利多卡因、5ml 一次性注射器、6 号一次性注射针头、胶布、血管钳、剪刀、消毒纱布、腰盘、医用手套、无菌敷料等。

2.3.4 操作

先将埋线针具备齐，并严格消毒，在埋线穴位做好标记，然后用 2.5% 的碘酒消毒，75% 的酒精脱碘。医者洗手，消毒，在标记处用利多卡因做皮内麻醉，使成 1cm 左右的局麻皮丘。镊取一段 0.8～1.0cm 已消毒好的羊肠线，放置于腰椎穿刺针套管的前端，从针尾插入尖端已磨平的针芯。医者左手拇示指绷紧或捏起进针部位皮肤，右手持针，快速穿入皮肤，腰部及背部穴位在局部下方向上平刺，下肢穴位直刺，刺到所需深度，当出现针感后，边推针芯，边退针管，将羊肠线埋植于穴位皮下组织或肌层内，线头不得外露，消毒针孔，外敷无菌敷料，胶布固定 24 小时。

2.3.5 疗程

每周治疗 1 次，共治疗 10 次。

2.4 推拿治疗

推拿方案的制定根据相关临床文献整理而来。（推荐强度：C，证据级别：Ⅳ）

2.4.1 指压法

2.4.1.1 取穴：足三里 ST36、脾俞 BL20、胃俞 BL21、中脘 CV[RN]12、内关 PC6、章门 LR13，双侧同取。

2.4.1.2 配穴：伴恶心者加内关 PC6；伴腹胀配天枢 ST25、腹结 SP14。

2.4.1.3 操作手法：嘱患者取平卧位，完全放松，调整呼吸。用大拇指指腹或肘尖点按穴位，并逐渐加压，以患者能忍受为度，并作均匀回旋揉动，每穴施术三分钟。

2.4.2 按摩法

2.4.2.1 取穴：章门 LR13、期门 LA14、肝俞 BL18、脾俞 BL20、胃俞 BL21、三焦俞 BL22、大肠俞 BL25，若背部在压痛区，以按摩压痛区为主。

2.4.2.2 操作手法：手法采取按揉为主，用大鱼际、掌根或前臂着力于穴位或痛区，以腕关节转动回旋来带动前臂进行操作。开始手法宜轻揉、待患者适应后逐渐加力，频率 80～100 次／分，每日 1 次，20 次为 1 个疗程。

2.5 调摄护理

饮食因素在痞满的发病过程中起重要作用，进食生冷辛辣食物是其发生的重要因素。痞满患者应养成良好的饮食习惯，每日定时、定量进餐，适当进食，避免过食辛辣、热烫、油腻及坚硬难以消化的食物，戒烟戒酒，避免服用对胃黏膜有刺激的药物。人群中对不同食物的敏感性存在个体差异，需要临床医生提醒患者注意观察适合自己的饮食谱。

心理因素为痞满的主要诱发因素之一，痞满患者应保持心情愉悦舒畅，避免受到负面情绪的影响，必要时可咨询心理医生，寻求专业治疗；加强对痞满患者的心理疏导对缓解症状，提高其生活质量有一定的帮助。

痞满患者应当避免长期过度劳累；在冬春季节尤需注意生活调摄；宜经常锻炼，但应避免餐后立刻运动，以免增加胃肠负担；传统的中医保健功法如八段锦、太极拳等对调整胃肠功能有一定的作用。

2.6 随访

痞满在临床上多见于功能性消化不良和慢性胃炎等疾病，其症状可反复或间断发作，一般预后良好；若症状持续不缓解或出现报警症状，应定期复查电子胃镜，排除其他器质性疾病。

《中国慢性胃炎共识意见》认为：不伴肠上皮化生和异型增生的慢性胃炎患者可 1～2 年行内镜和病理随访一次，有中重度萎缩或伴有肠上皮化生的萎缩性胃炎患者 1 年左右随访一次，伴轻度异型增生并排除取于癌旁或局部病灶者，根据内镜及临床情况缩短至 6 个月左右随访一次，重度异型增生需立即复查胃镜和病理，必要时可行手术治疗或内镜下局部治疗。

参考文献

[1] 中华中医药学会. 中医内科常见病诊疗指南 [J]. 北京：中国中医药出版社，2008.

[2] 吴清林，张玉萍，张涛，等. 柴胡疏肝散加减治疗肝气犯胃型慢性胃炎 [J]. 山西中医，2014，30 (9)：15-16.

[3] 潘新彦. 柴胡疏肝散加味治疗肝郁气滞型慢性胆囊炎 30 例 [J]. 中国现代医生，2014，52 (36)：151-153，157.

[4] 吴文媛，熊俊. 四逆散加减方治疗慢性胃炎的系统评价 [J]. 江西中医药，2010，41 (1)：34-36.

[5] 陆芳芳，李莉. 四逆散治疗肝胃不和型慢性胃炎的临床研究 [J]. 辽宁中医杂志，2015，42 (1)：91-93.

[6] 席玉红，党中勤，张莉莉，等. 加味四逆散对功能性消化不良伴抑郁状态的干预作用 [J]. 中国实验方剂学杂志，2014，20 (3)：202-204.

[7] 李宝玲，童玉梅，夏锐. 研究小柴胡汤加减对肝气郁结型慢性浅表性胃炎患者的生存质量的影响 [J]. 中国现代药物应用，2015，9 (24)：13-14.

[8] 高磊. 小柴胡汤加减治疗慢性胆囊炎、慢性胃炎合病 110 例 [J]. 河南中医，2013，33 (1)：24-25.

[9] 田光芳，刘敏. 连朴饮加减联合四联疗法治疗幽门螺杆菌相关性胃炎脾胃湿热证临床研究 [J]. 中国中医药信息杂志，2015，22 (3)：32-35.

[10] 张兰芳，蒯君，秦咏梅，等. 三仁汤加减治疗湿热内蕴型功能性消化不良临床研究 [J]. 中医学报，2017，32 (6)：1047-1050.

[11] 李天罡，李天望. 加味二陈汤治疗功能性消化不良 50 例 [J].

现代中医药，2013，33（1）：26.

[12] 尚风云，冯五金. 加味平胃散治疗湿滞脾胃型功能性消化不良临床观察 [J]. 山西中医，2010，26（6）：16-17.

[13] 王济邦，吕霞. 二陈平胃散联合西药治疗慢性胃炎的疗效分析 [J]. 中国生化药物杂志，2016，36（1）：92-94.

[14] 陈丽. 清中汤合平胃散加减治疗慢性胃炎临床疗效 [J]. 中医临床研究，2014，6（17）：64-65.

[15] 阳勇. 参苓白术散合楂曲平胃散联合西药治疗慢性胃炎随机平行对照研究 [J]. 实用中医内科杂志，2013，27（13）：40-41.

[16] 张继承，郑小秋. 平胃散合逍遥散加减治疗慢性胃炎 73 例疗效观察 [J]. 云南中医中药杂志，2011，32（6）：63.

[17] 李新生. 保和丸加减治疗功能性消化不良临床研究 [J]. 中医学报，2010，25（5）：965-966.

[18] 路青. 枳术丸联合莫沙比利胶囊治疗功能性消化不良餐后不适综合征随机平行对照研究 [J]. 实用中医内科杂志，2013，27（23）：46-47.

[19] 张喆，王微，刘瑜，等. 枳术汤加味联合针灸治疗糖尿病性胃轻瘫 37 例疗效观察 [J]. 吉林中医药，2011，31（07）：667-668.

[20] 刘越洋，惠建萍，付鹏，等. 辨病辨证相结合治疗慢性萎缩性胃炎临床研究 [J]. 现代中西医结合杂志，2016，25（18）：2000-2001，2006.

[21] 姚敏，闽荣梁，王云霞，等. 香砂六君子汤加减治疗慢性萎缩性胃炎的系统评价 [J]. 时珍国医国药，2013，24（11）：2613-2616.

[22] 曾光，陈国忠，莫喜晶，等. 香砂六君子汤治疗功能性消化不良的 Meta 分析 [J]. 辽宁中医药大学学报，2013，15（5）：123-125.

[23] 秦华佗. 补中益气汤加减联合穴位敷贴治疗功能性消化不良的临床观察 [J]. 内蒙古中医药，2016，35（5）：1.

[24] 苗木，刘迪，刘慧芳，等. 补中益气汤治疗危重症患者功能性消化不良疗效观察 [J]. 中医药临床杂志，2013，25（10）：877-878.

[25] 张晓延，史东恒，申改青. 补中益气汤治疗老年功能性消化不

良临床观察 [J]. 中国医疗前沿，2011，6（15）：29.

[26] 魏建华. 益胃汤治疗慢性萎缩性胃炎疗效观察 [J]. 现代中西医结合杂志，2013，22（33）：3712-3714.

[27] 马雪方. 益胃汤联合西药三联法治疗幽门螺杆菌相关胃炎随机平行对照研究 [J]. 实用中医内科杂志，2015，29（7）：120-121，145.

[28] 李庆彬. 益胃汤联合西药治疗幽门螺杆菌相关胃炎疗效观察 [J]. 现代中西医结合杂志，2012，21（10）：1079-1080.

[29] 肖洪玲，田凌云，方正清，等. 半夏泻心汤合并西药治疗胆汁反流性胃炎临床疗效的 Meta 分析 [J]. 中国临床药理学杂志，2015，31（22）：2257-2259.

[30] 赵静，崔德芝. 半夏泻心汤治疗糖尿病胃轻瘫的系统评价 [J]. 山东中医药大学学报，2015，39（2）：115-119.

[31] 廖纬琳，陈国忠，夏李明. 半夏泻心汤治疗慢性萎缩性胃炎的 meta 分析 [J]. 时珍国医国药，2014，25（6）：1526-1529.

[32] 缪春润，缪卫华，周祝兰，等. 半夏泻心汤加减治疗功能性消化不良疗效的荟萃分析 [J]. 长春中医药大学学报，2010，26（2）：215-216.

[33] 杨晋翔，安静，彭继升，等. 半夏泻心汤加减方治疗慢性萎缩性胃炎临床疗效的系统评价 [J]. 北京中医药大学学报，2015，38（1）：46-52.

[34] 李欣，林琳，魏玮. 半夏泻心汤加减治疗功能性消化不良 60 例临床观察 [J]. 中华中医药杂志，2013，（4）：876-878.

[35] 舒兵. 半夏泻心汤治疗慢性胃炎 80 例临床研究 [J]. 亚太传统医药，2015，11（24）：128-129.

[36] 王方石，王晓男，闫秋，等. 半夏泻心汤加减联合三联疗法治疗慢性胃炎的临床效果 [J]. 中国医药导报，2014，11（19）：82-85.

[37] 陈保正. 半夏泻心汤治疗慢性胃炎 50 例观察 [J]. 浙江中医药大学学报，2012，36（5）：517-519.

[38] 王婷，杨勤. 半夏泻心汤在幽门螺杆菌相关性胃炎中临床运用与作用机制研究进展 [J]. 辽宁中医药大学学报，2016，18（4）：243-

246.

[39] 张声生，赵鲁卿. 功能性消化不良中医诊疗专家共识意见（2017）[J]. 中华中医药杂志，2017，32（6）：2595-2598.

[40] 于青松，姚朋华. 功能性消化不良中医证候特点分析 [J]. 内蒙古中医药，2017，36（4）：51.

[41] 张声生，唐旭东，黄穗平，等. 慢性胃炎中医诊疗专家共识意见（2017）[J]. 中华中医药杂志，2017，32（7）：3060-3064.

[42] 李培彩，丁霞，郭强，等. 慢性浅表性胃炎中医证候、证素分布特点的文献研究 [J]. 辽宁中医杂志，2014，41（12）：2532-2534.

[43] 苏泽琦，李培彩，郭强，等. 慢性胃炎中医证候演变规律研究 [J]. 北京中医药大学学报，2015，38（11）：762-766，771.

[44] 苏泽琦，陈润花，李培彩，等. 慢性萎缩性胃炎证候分布规律研究现状与思考 [J]. 北京中医药大学学报，2015，38（1）：42-45，62.

[45] 王禹霁，王亮，尚青青，等. 200例胆汁反流性胃炎患者中医证候分布特点研究 [J]. 现代中医临床，2014，21（6）：1-4.

[46] 万信，梁丽丽，郭森仁，等. 幽门螺杆菌相关性慢性非萎缩性胃炎的证素分布特点 [J]. 世界中医药，2016，11（7）：1340-1343.

[47] 陈瑶，刘庆义，叶晖，等. 幽门螺杆菌相关性胃病中医证型及证候要素演变规律的多中心研究 [J]. 现代中医临床，2015，22（2）：12-16.

[48] 宗湘裕，王万卷，刘宝珍，等. 慢性萎缩性胃炎中医证型与幽门螺杆菌感染、病理分级的相关性研究 [J]. 现代中西医结合杂志，2015，24（4）：370-372.

[49] 惠建萍，沈舒文，刘力，等. 胃癌前病变虚实关联证癌变趋向及规律研究 [J]. 辽宁中医杂志，2012，39（9）：1676-1679.

[50] 杨淞龙，黄恒青. 胃下垂中医研究进展 [J]. 实用中医药杂志，2014，30（1）：75-76.

[51] 唐志鹏. 胃下垂诊疗指南 [J]. 中国中医药现代远程教育，2011，9（10）：125-126.

[52]李培彩，吴震宇，卢小芳，等．幽门螺杆菌感染相关疾病中医证候分布的文献研究[J].北京中医药，2016，35（1）：21-24.

[53]唐旭东．董建华"通降论"学术思想整理[J].北京中医药大学学报，1995，18（2）：45-48.

[54]王瀚，孟静岩．徐景藩教授治疗脾胃病的用药规律研究[J].四川中医，2017，35（9）：1-4.

[55]邱志济，朱建平，马璇卿．朱良春治疗萎缩性胃炎"对药"临床经验和特色[J].实用中医药杂志，2000，16（10）：35-36.

[56]吕金仓，白亚平．李佃贵教授浊毒证用药经验介绍[J].新中医，2013，45（5）：193-195.

[57]王海军，李郑生．李振华脾胃病学术思想及临证经验探讨[J].中华中医药学刊，2013，31（8）：1642-1646.

[58]杨文娟，林雪娟，肖俊杰，等．基于证素辨证的慢性胃炎胃黏膜糜烂证素特征研究[J].中华中医药杂志，2017，32（11）：4909-4911.

[59]刘宪华，侯政昆，刘凤斌．慢性胃炎中医证型及其症状条目库的构建和优化[J].中医杂志，2016，57（17）：1468-1471.

[60]陈裕．当代名中医治疗痞满针刺选穴特点的数据挖掘分析[J].临床医学工程，2012，19（7）：1191-1192，1195.

[61]杜元灏，董勤．针灸治疗学[M].北京：人民卫生出版社，2012.

[62]王德军，常小荣，严洁，等．针刺足阳明胃经特定穴与非特定穴治疗功能性消化不良疗效比较[J].中国针灸，2012，32（8）：703-708.

[63]杨洋，艾芬，马朝阳，等．辨证针刺治疗功能性消化不良的临床观察[J].中国中西医结合杂志，2015，35（4）：411-414.

[64]胡晔，张红星，周利．针灸治疗功能性消化不良研究进展[J].针灸临床杂志，2012，28（2）：60-63.

[65]诸圆圆．针刺治疗慢性胃炎穴位运用探析[J].中华中医药学刊，2015，33（6）：1527-1529.

[66] 张勇，薛志欣，胡薇 . 针刺治疗慢性萎缩性胃炎合并幽门螺杆菌感染疗效观察 [J]. 陕西中医，2016，37（8）：1078-1079.

[67] 陈雪，张晓彤，马涛，等 . 偶刺结合常规针刺治疗胃下垂临床疗效观察 [J]. 中华针灸电子杂志，2015，4（5）：214-217.

[68] 廉彬青，远慧茹 . 十针针刺法治疗重度胃下垂 39 例临床观察 [J]. 湖北中医药大学学报，2011，13（2）：58-59.

[69] 曾祥红，李倩倩，李芳，刘存志 . 针灸治疗胃下垂研究进展 [J]. 河南中医，2016，36（1）：182-184.

[70] 邢家铭，盛雪燕，赵耀东，等 . 穴位埋线治疗功能性消化不良选穴规律的文献分析 [J]. 中国中医基础医学杂志，2016，22（12）：1684-1686.

[71] 王进，王道全 . 经穴腹背推拿治疗慢性浅表性胃炎 35 例 [J]. 河南中医，2015，35（10）：2517-2518.

[72] 王志刚，焦炳奎，尹学永 . 穴位埋线治疗慢性胃炎的临床疗效研究 [J]. 河北中医药学报，2014，29（2）：40-41，49.

[73] 王进，王道全 . 经穴腹背推拿治疗慢性浅表性胃炎 35 例 [J]. 河南中医，2015，35（10）：2517-2518.

[74] 张党升，薛卫国，李建辉 . 腹部推拿治疗功能性消化不良的临床观察 [J]. 北京中医药，2010，29（8）：619-621.

[75] 海兴华，李华南，张玮，等 . 揉腹法治疗慢性浅表性胃炎的临床疗效观察 [J]. 广州中医药大学学报，2015，32（5）：865-867，873.

[76] 陈丽，张江春，张衡 . 中医特色护理在功能性消化不良诊治中的疗效评价 [J]. 内蒙古中医药，2014，33（26）：174-175.

[77] 严小英，王素萍，王洁琳，等 . 功能性消化不良患者的心理特征及综合性心理干预的效果 [J]. 国际精神病学杂志，2015，42（4）：136-139.

[78] 郭先文，黄丹，左国文，等 . 精神心理因素与老年功能性消化不良研究进展 [J]. 临床荟萃，2014，29（6）：717-719.

[79] 吴柏瑶，张法灿，梁列新 . 功能性消化不良的流行病学 [J]. 胃肠病学和肝病学杂志，2013，22（1）：85-90.

[80] 曾进浩，潘华山，张怡，等．八段锦运动治疗功能性消化不良患者 25 例 [J]. 环球中医药，2016，9（11）：1382-1385．

　[81] 中华医学会消化病学分会．中国慢性胃炎共识意见 [J]. 胃肠病学，2006，11（11）：674-684．

1. 项目编写委员会

项目组长：唐旭东

副组长：温艳东、王凤云

项目秘书：吕林、赵迎盼

2. 指南编写小组

王凤云、谢璟仪、马祥雪

3. 主审专家

李慧臻

4. 指南德尔菲法函审专家（按姓氏笔画排列）

王凤云、王垂杰、王宪波、王捷虹、毛宇湘、甘淳、白光、朱生樑、朱莹、刘凤斌、苏娟萍、李志、李保双、李振华、李健、杨少军、杨国红、杨强、时昭红、汶明琦、沈洪、张声生、赵文霞、柯晓、钦丹萍、徐进康、凌江红、郭朋、梁健、琚坚、董明国、曾斌芳、温艳东、谢晶日、蔡敏、廖小林、颜勤、潘洋、魏玮

5. 指南会审专家（按姓氏笔画排列）

王凤云、王垂杰、王彦刚、王宪波、王敏、王婕虹、叶松、冯培民、朱莹、任顺平、刘力、刘凤斌、刘启泉、李军祥、李保双、李振华、李慧臻、杨胜兰、杨倩、时昭红、沈洪、张声生、张学智、陈苏宁、陈涤平、季光、周正华、鱼涛、孟立娜、赵文霞、胡玲、柯晓、钦丹萍、徐进康、郭朋、郭绍举、唐旭东、黄绍刚、黄恒青、黄穗平、蒋健、舒劲、温艳东、谢胜、魏玮

《常见脾胃病中医临床实践指南》

反酸（嘈杂）

世界中医药学会联合会消化病专业委员会

编写单位：北京中医药大学东方医院

要点说明

本指南主要根据中华人民共和国境内反酸（嘈杂）相关疾病的中医药临床研究成果并结合专家的经验制定，目的是为了对中医学治疗反酸（嘈杂）的方法与措施加以总结并进行合理的评价，以期加以推广，为具有中医学执业资格的医生提供指导，同时也为社会医疗决策者及患者提供有益的参考。本指南的主要适应人群是由胃肠系统本身病变引起的反酸（嘈杂）成人患者。

需要说明的是，本指南并不是医疗行为的标准或者规范，而仅仅是根据现有的研究证据依据特定方法制作出的一个文本。随着临床实践的发展，新证据的不断产生，指南所提供的建议亦会随之不断的修正。采用指南推荐的方法并不能保证所有人都能获得理想的临床疗效。同时，就指南本身而言，并不能包括所有有效的疗法，也并不排斥其他有效的疗法。最终临床治疗措施的选择需要卫生从业者根据临床的具体情况，结合自身的经验及患者的意愿做出。

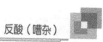

目　录

背景介绍

反酸，又称泛酸，是临床常见症状之一，主要表现为有酸水从胃中上泛口中，酸味刺心，尤其是进食甜味或不易消化的食物后更容易出现，有时还会带出一些酸苦的食物。若随即咽下称为吞酸；若随即吐出者，称为吐酸。嘈杂，是临床常见症状之一，主要表现为胃中空虚，似饥非饥，似辣非辣，似痛非痛，莫可名状，时作时止。

反酸（嘈杂）可单独出现，也可与其他症状兼见，常与胃痛兼见。反酸（嘈杂）多数由胃肠病变引起，但部分反酸（嘈杂）可由其他系统病变引起，所以其临床治疗有一定的复杂性。常见引起反酸（嘈杂）的疾病有胃食管反流病、慢性胃炎、功能性消化不良及消化性溃疡等，其他疾病如胰腺、心脏、胆囊或全身性疾病也可引起类似于反酸（嘈杂）的症状。本指南主要适用于胃肠病变引起的反酸（嘈杂），慢性胰腺炎、慢性胆囊炎引起的反酸（嘈杂）可部分参照本指南论治。其他疾病引起的反酸（嘈杂），在应用本指南时应当谨慎。

在中医内科学中，"反酸（嘈杂）"一直附列于"胃痛"之后，所以目前尚没有反酸（嘈杂）单病种的中医药诊疗指南。与之相关的指南主要有中华中医药学会内科分会于2008年出版的《中医内科常见病诊疗指南：中医病证部分》中的"胃痛"，还有与反酸（嘈杂）相关的西医疾病的中医药诊疗指南，主要有中华中医药学会内科分会于2008年出版的《中医内科常见病诊疗指南：西医疾病部分》中的"胃食管反流病""功能性消化不良""慢性胃炎""消化性溃疡"，以及中华中医药学脾胃病分会和中国中西医结合学会消化系统疾病专业委员会发布的《消化不良中医诊疗共识意见》《消化性溃疡中西医结合诊疗共识意见》《胃食管反流病中医诊疗共识意见》《胃食管反流病中西医结合诊疗共识意见》《慢性胃炎中西医结合诊疗共识意见》《功能性消化不良中西医结合诊疗共识意见》《慢性胃炎中医诊疗专家共识意见》等共识指南。

目前国际上尚没有中医药治疗反酸（嘈杂）的循证临床实践指南。指南开发小组遵循循证医学的理念，在系统分析国外指南制作方法和指南评价方法的基础上，将其与中医学的特点相结合，通过文献预调查、临床问题的分解与定义、文献检索、文献评价与证据形成、证据评价与推荐建议形成、指南草案书写、专家评审、草案修改等步骤，完成了本指南的开发工作，以期对近几十年来中医、中西医结合的研究成果加以总结，对中医药治疗反酸（嘈杂）的临床操作方案进行规范，提高中医药治疗反酸（嘈杂）的疗效。

临床特点

1 概述

反酸，是以胃中有酸水上泛口中，酸味刺心为主要临床表现；嘈杂，是以胃中空虚，似饥非饥，似辣非辣，似痛非痛，莫可名状，时作时止为主要临床表现。反酸（嘈杂）的临床发生率目前尚不明确，是消化系统疾病的常见症状。引起反酸（嘈杂）的常见疾病有胃食管反流病、消化性溃疡、慢性胃炎、功能性消化不良等。虽然上述疾病临床常见反酸（嘈杂），但反酸（嘈杂）并不是必然出现的临床表现，因而在上述疾病的诊断中缺乏特异性。

反酸（嘈杂）常因七情不和，肝犯脾胃，脾胃虚弱，饮食失节，痰湿郁热，感受外邪等所致。其发病机理是脾胃升降失常，胃气上逆，酸水上泛。

反酸（嘈杂）的病位在胃，主要与肝脾相关。

2 辅助检查

因为反酸（嘈杂）不具备特异性，所以明确其原发病具有重要意义。常见的检查包括：

（1）消化内镜检查：是反酸（嘈杂）最重要的检查之一，有助于明确上消化道疾病引起的反酸（嘈杂），如胃食管反流病、慢性胃炎、消化性溃疡、胃癌等。

（2）B超检查：有助于诊断肝胆脾胰等器官疾病引起的反酸（嘈杂）。

（3）X线钡餐造影：有助于贲门失弛缓症、食管裂孔疝、消化性溃疡及胃癌等疾病的诊断。

（4）病理检查：有助于明确慢性胃炎的临床类型，胃癌的病理类型等。

（5）24小时食管pH监测：有助于明确有无酸反流或碱反流情况。

（6）食管阻抗：用于测定各种形式的胃食管反流病。

（7）食管压力测定：有助于贲门失弛缓症、食管裂孔疝及难治性胃食管反流病的诊断。

（8）其他检查：^{13}C或^{14}C呼气试验有助于明确是否伴有幽门螺杆菌感染；血液学检查有助于进一步明确病因；腹部CT检查有助于急、慢性胰腺炎、胃癌等疾病的诊断。

（9）反酸合并吞咽困难、消瘦及消化道出血等报警症状，应行血常规、便常规+OB、消化道肿瘤标志物、胸部CT（增强）及胃镜检查以明确。

临床诊断

1 中医诊断

1.1 中医病名诊断

反酸，是以胃中有酸水上泛口中，酸味刺心为主要临床表现，又称泛酸。嘈杂，是以胃中空虚，似饥非饥，似辣非辣，似痛非痛，莫可名状，时作时止为主要临床表现。

1.2 中医证候诊断

1.2.1 常见证候分型

中医证候分型的确定，主要依据临床实践经验的总结，并在其基础上探索专病的中医证候分布规律。指南开发小组结合现有的共识和标准，对临床常用的单一证候进行了统计，确定了反酸（嘈杂）的常见证候为：肝胃郁热证、脾胃湿热证、胃阴不足证、脾胃虚弱证、寒热错杂证、瘀血阻络证。

上述常见证候可单独出现，也可相兼出现，而且随着病情的变化，证候也呈动态演变，临床需要仔细甄别。

1.2.2 证候诊断标准

反酸（嘈杂）的证候诊断标准，是综合参照与反酸密切相关的疾病的专业指南，如《消化不良中医诊疗共识意见》《消化性溃疡中西医结合诊疗共识意见》《胃食管反流病中医诊疗共识意见》《胃食管反流病中西医结合诊疗共识意见》《慢性胃炎中西医结合诊疗共识意见》《功能性消化不良中西医结合诊疗共识意见》《慢性胃炎中医诊疗专家共识意见》，及各版《中医内科学》教材拟定的。

1.2.2.1 肝胃郁热证：反酸嘈杂，嗳腐气秽，胸骨后灼热，两胁胀满，胃脘闷胀，心烦易怒，口干口苦，咽干口渴，舌红，苔黄，脉弦数。

1.2.2.2 脾胃湿热证：反酸嘈杂，口干口苦口臭，恶心呕吐，胃脘痞胀或疼痛，胃脘灼热，大便黏滞，小便黄赤，纳呆食少，头身困重，肢软乏力，舌质红，苔黄腻或黄厚，脉弦数、濡数或滑数。

1.2.2.3 胃阴不足证：嘈杂似饥，饥不欲食，或见反酸，胃脘隐痛或灼痛，口干不欲饮，纳呆食少，干呕，大便干结，舌红少津，有裂纹，少苔、无苔或剥苔，脉细数。

1.2.2.4 脾胃虚弱证：反酸嘈杂或泛吐清水，嗳气反流，胃脘隐痛，喜温喜按，空腹痛重，得食则减，胃脘胀满，食欲不振，神疲乏力，大便溏薄，舌淡苔薄或舌胖有齿痕，脉细弱或沉细。

1.2.2.5 寒热错杂证：反酸嘈杂，胸骨后或胃脘部烧灼不适，胃脘隐痛，喜温喜按，空腹胃痛，得食则减，食欲不振，神疲乏力，大便溏薄或干稀不调，手足不温，舌质红或舌淡胖大，苔白或黄白相间或黄腻，脉虚弱。

1.2.2.6 瘀血阻络证：反酸嘈杂日久，胸骨后或胃脘刺痛，痛处不移，胃痛拒按，食后加重，疼痛多于夜间发作，或夜间加剧，口干不欲饮，可见吞咽困难，舌质紫暗或见瘀斑，脉涩或弦细涩。

1.2.3 辨证的问诊要素

问诊是获取病变信息的重要手段，对于反酸（嘈杂）的证型判断具有重要意义，下列问题有助于证候的甄别。

1.2.3.1 主症的性质：酸水味道酸苦者多属热；味道较淡甚至上泛清水者多属寒。

1.2.3.2 症状的诱发、加重和缓解因素：因情志因素诱发者多病在肝胃；因劳累诱发或加重者多属虚证；因受寒引起者多属寒；因进食辛辣诱发者多属热；因饮食不节所致，伴嗳腐者多食滞。

1.2.3.3 发病时间：空腹加重，得食则减者多属虚证；夜间出现或加重者多属血瘀；食后加重者多属实证。

1.2.3.4 病程的长短：病程短，病势急迫者多属实证或热证；病程较长者多虚证或虚实夹杂证，甚至伴有血瘀。

1.2.3.5 整体精神状态与体力：平素精神倦怠，体力不足者多属虚证；畏寒，手足不温者多属阳虚；肢体困倦感明显者多属湿困。

1.2.3.6 食欲、饮食喜好：食欲不振，口淡乏味者多属虚证、寒证；喜热食者多属寒证；喜冷食者多属热证。

1.2.3.7 大便的质地、色泽、气味、频次：大便溏薄者多属虚证；完谷不化者多属虚寒证；大便干者多属实热或阴虚；大便不畅者多属气滞；大便有黏液且气味臭秽者多属湿热证；大便发黑者多兼血瘀。

2 西医诊断

反酸（嘈杂）不属于特异性临床表现，所以需要明确原发病因。与反酸（嘈杂）密切相关的原发病主要有：胃食管反流病、慢性胃炎、功能性消化不良及消化性溃疡等。在对反酸（嘈杂）进行诊断时，要注意参考其他兼症，如病情较轻者，有咽中异物感、胸骨后灼热感，也是酸反流所致，采用相应的检查手段，以便明确诊断原发病因。

2.1 报警症状

引起反酸（嘈杂）的病因较多，应注意有无报警征象：包括消瘦、贫血、上腹包块、频繁呕吐、呕血、黑便、吞咽困难、年龄大于 50 岁的初病者、有肿瘤家族史等。对有报警征象者建议及时行相关检查。

2.2 常见疾病的诊断要点

2.2.1 胃食管反流病

胃食管反流病是指胃内容物反流入食管，引起不适症状和（或）并发症的一组疾病，包括食管内和食管外两类综合征。其典型的临床表现是烧心、反酸等反流症状，可伴有食管外症状，如咳嗽、哮喘等。部分患者可无症状，但有反流性食管炎和 Barrett 食管。

上消化道内镜是诊断胃食管反流病最准确的方法，有助于确定有无反流性食管炎及有无合并症和并发症。24h 食管 pH 加阻抗等监测可证实是否存在反流，并可显示酸、弱酸、碱反流、昼夜变化规律、反流与症状的关系等。

难治性胃食管反流病是指在常规 PPI 剂量至少 8 周反流症状仍无缓解的胃食管反流病（GERD）可以定义为对 PPI 耐受的难治性胃食管反流病。可以进一步行上消化道内窥镜检查（必要时可联合放大内镜、染色内镜以及 NBI 内镜）、24 小时食管动态 pH 检查以及食管内压力测定。

2.2.2 食管裂孔疝

对于有胃食管反流症状，年龄较大，肥胖，且症状与体位明显相关的可疑患者应予以重视，确诊需要 X 线钡餐造影或胃镜检查以明确。

2.2.3 慢性胃炎

慢性胃炎是由多种原因引起的胃黏膜的慢性炎症。部分慢性胃炎患者可无明显临床症状，有症状者主要表现为非特异性消化不良，如上腹部不适、饱胀、疼痛、食欲不振、嗳气、反酸等，部分还可有健忘、焦虑、抑郁等精神心理症状。消化不良症状的有无及其严重程度与慢性胃炎的组织学所见和内镜分级无明显相关性。

慢性胃炎的确诊主要依赖于内镜与病理检查，尤以后者的价值更大。对慢性胃炎的诊断应尽可能地明确病因，特殊类型胃炎的内镜诊断必须结合病因和病理。

2.2.4 功能性消化不良

功能性消化不良是指存在一种或多种起源于胃十二指肠区域的消化不良症状，并且缺乏能解释这些症状的任何器质性、系统性或代谢性疾病。目前该病可分为两种类型，餐后不适综合征及上腹痛综合征。功能性消化不良的诊断要点：（1）包括下列症状的一项或多项：餐后饱胀不适、早饱感、上腹痛及上腹部烧灼感；（2）无可以解释上述症状的结构性疾病的证据（包括胃镜检查）。同时要求诊断前症状出现至少6个月，近3个月符合以上诊断标准。

2.2.5 消化性溃疡

消化性溃疡是泛指胃肠道黏膜在某种情况下被胃酸／胃蛋白酶消化而造成的溃疡，可发生于食管、胃、十二指肠，也可发生于胃－空肠吻合口附近或含有胃黏膜的 Meckel 憩室内。本病的临床表现不一，部分患者可无症状，或以出血、穿孔等并发症为首发症状。

上腹部疼痛是本病主要的临床表现，典型的消化性溃疡可表现慢性、周期性和节律性的上腹部疼痛，进食或服用

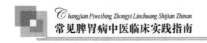

抗酸药物可缓解。胃镜检查及病理活检是确诊本病的主要方法。X 线钡餐造影如见到龛影等也提示本病。

干预与管理

1 干预

明确反酸（嘈杂）的原发病因具有重要的意义，在诊断明确后有利于进行针对性干预，并保障医疗安全。反酸（嘈杂）可用多种中医治疗方法进行干预，由于医生专业的不同，所采用的治疗方法有所不同。

反酸（嘈杂）的治疗要点有二：①缓解症状；②原发疾病的改善。

对于偶然发作，病情较轻，有明确原因的反酸（嘈杂）（如受寒、饮食不节）等，可以采取药膳、按摩等简便方法缓解症状；对持续发作，病程较长的反酸（嘈杂），在明确病因的前提下，采取汤药、针刺、穴位埋线等方法治疗。对某些危重疾病如肿瘤等引起的反酸（嘈杂），中医药可作为辅助治疗手段缓解症状。

反酸（嘈杂）的中医干预流程见图 1。

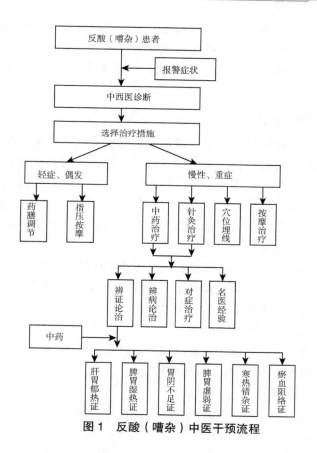

图1 反酸（嘈杂）中医干预流程

2 管理

2.1 药物治疗

各证候采用的方剂由临床证据决定，并参考了现有的共识或标准。由于现有的部分中医证据级别较低，因此，部分推荐建议的级别不高，但低级别的推荐建议并不意味着临床重要性的下降。另外，专家临床实践经验及部分在临床常用但缺乏临床对照研究或病例系列研究的方剂等，将以专家共识意见的形式给出（用 ※ 注明，推荐强度：C，证据级别：Ⅳ）。

2.1.1 辨证论治

辨证论治是依据中医理论对患者的症状、舌象、脉象等病理信息进行综合分析判断，确定病机，针对病机确立相应的治疗方法，并选方用药。药物治疗则是在辨证的基础上选择相应的药物进行治疗。

虽然与反酸（嘈杂）相关的西医疾病有多种，因疾病不同，其治疗方法略有不同，但基本治疗原则是相同的，都是采用辨证论治。综合文献表明，辨证治疗反酸（嘈杂），对改善患者的临床症状，提高患者的生存质量有较好的作用，不少方药具有改善原发病的作用。

2.1.1.1 肝胃郁热证

病机：肝气犯胃，郁而化热，胃气上逆。

治法：疏肝和胃，清热降逆。

推荐方药：

（1）左金丸（《丹溪心法》）合化肝煎（《景岳全书》）加减：黄连、吴茱萸、栀子、炒白术、茯苓、半夏、陈皮、生姜、炙甘草。（※ 推荐强度：C，证据级别：Ⅳ）

临床实践及随机平行对照研究均表明，左金丸或左金丸合化肝煎，对与"反酸"密切相关的慢性胃炎、胃食管反流病等有着确切的临床疗效。

（2）柴胡疏肝散（《景岳全书》）加减：柴胡、白芍、陈皮、枳实、香附、川芎、炙甘草。（推荐强度：C，证据级别：Ⅳ）

系统评价表明，柴胡疏肝散对与"反酸"密切相关的胃食管反流、功能性消化不良、慢性浅表性胃炎等疾病，有着确切的临床疗效。

上述 2 方对肝胃郁热都有确切的疗效，热重者，宜选左金丸合化肝煎；气滞重者，宜选柴胡疏肝散。

2.1.1.2 脾胃湿热证

病机：湿热内蕴，升降失常。

治法：清化湿热。

推荐方药：

（1）黄连温胆汤（《备急千金要方》）加减：黄连、陈皮、半夏、茯苓、生姜、竹茹、枳实、炙甘草。（推荐强度：C，证据级别：Ⅳ）

系统评价表明，黄连温胆汤对慢性浅表性胃炎、慢性萎缩性胃炎、胃食管反流等多种与"反酸"密切相关的疾病均有疗效，不论是临床总有效率，还是胃镜检查改善情况，以及 Hp 转阴率都有较好的疗效。

（2）连朴饮（《霍乱论》）加减：黄连、厚朴、法半夏、石菖蒲、茯苓、陈皮、芦根、蒲公英、生薏苡仁、炙甘草。（※ 推荐强度：C，证据级别：Ⅳ）

临床研究表明，连朴饮对与"反酸"密切相关的慢性胃炎有着确切的疗效，而且可以明显提高 Hp 根除率。

上述 2 方对脾胃湿热都有确切疗效，偏于痰热者，宜选黄连温胆汤；偏于湿热者，宜选连朴饮。

2.1.1.3 胃阴不足证

病机：胃阴不足，失于濡养，胃气上逆。

治法：养阴益胃。

推荐方药：

一贯煎（《续名医类案》）合芍药甘草汤（《伤寒论》）

加减：北沙参、麦冬、当归、生地黄、枸杞子、川楝子、白芍、甘草等。（※ 推荐强度：C，证据级别：Ⅳ）

临床研究表明，一贯煎和芍药甘草汤单用，及两方合用对与"反酸"密切相关的疾病，都有确切的临床疗效。

2.1.1.4 脾胃虚弱证

病机：脾胃虚弱，升降失常。

治法：健脾温阳，和胃降逆。

推荐方药：

（1）香砂六君子汤（《医方集解》）加味：党参、白术、茯苓、木香、砂仁、法半夏、陈皮、干姜、吴茱萸、炙甘草。（※ 推荐强度：C，证据级别：Ⅳ）

多项系统研究表明，香砂六君子汤对萎缩性胃炎、功能性消化不良等与"反酸"密切相关的疾病有确切的疗效，而且有较高的安全性，复发率低。

（2）黄芪建中汤（《金匮要略》）加味：黄芪、桂枝、白芍、高良姜、香附、木香、炙甘草、大枣。（※ 推荐强度：C，证据级别：Ⅳ）

系统评价表明，黄芪建中汤对与"反酸"密切相关的消化性溃疡、慢性萎缩性胃炎有着确切的临床疗效，而且对清除 Hp、降低复发，也有一定疗效。

上述 2 方对脾胃虚弱都有确切疗效，脾胃虚弱兼见气滞者，宜选香砂六君子汤；脾胃虚弱兼见虚寒者，宜选黄芪建中汤。

2.1.1.5 寒热错杂证

病机：寒热错杂，脾胃升降失常。

治法：寒温并用，和胃降逆。

推荐方药：

半夏泻心汤（《伤寒论》）加减：法半夏、黄连、黄芩、

干姜、煅瓦楞子、陈皮、茯苓、炒吴茱萸、枳实。（※ 推荐强度：C，证据级别：Ⅳ）

多项系统评价表明，半夏泻心汤对与"反酸"密切相关的胃食管反流病、慢性萎缩性胃炎、慢性胃炎等的临床治疗，有着确切的疗效。

2.1.1.6 瘀血阻络证

病机：瘀血阻络，胃气上逆。

治法：活血化瘀，通络降逆。

推荐方药：

（1）丹参饮（《时方歌括》）：丹参、檀香、砂仁。（※ 推荐强度：C，证据级别：Ⅳ）

（2）失笑散（《太平惠民和剂局方》）：五灵脂、蒲黄。（※ 推荐强度：C，证据级别：Ⅳ）

临床实践和平行对照研究表明，丹参饮合失笑散对与"反酸"密切相关的消化性溃疡、胃食管反流病、慢性萎缩性胃炎有确切的疗效。

上述 2 方均对瘀血阻络均有确切疗效，瘀血兼见气滞者，宜选丹参饮；瘀血以疼痛为主者，宜选失笑散。

2.1.2 辨病论治

2.1.2.1 功能性消化不良：功能性消化不良病位在胃，涉及肝、脾。基本病机为肝郁犯土、胃失和降、脾运无权。其中脾虚是发病的基础，肝郁是发病的条件，胃气不降是引发诸症的原因。

2.1.2.2 慢性胃炎：慢性胃炎由于分类、伴随症状及病理组织学类型的不同，其中医证候及病机可能有相对特异性。下面根据现有证据，列出各类型的常见证候。慢性非萎缩性胃炎以脾胃虚弱，肝胃不和证多见；慢性萎缩性胃炎以脾胃虚弱，气滞血瘀，寒热错杂证多；慢性胃炎伴胆汁反流以肝胃不和证多见；伴癌前病变者以气阴两虚，气滞血瘀，湿热内阻证多见。

2.1.2.3 消化性溃疡：消化性溃疡的发病中脾胃虚弱是其根本，而胃热血瘀是其标，脾虚胃热血瘀，寒热错杂是其发病的重要病理环节。

2.1.2.4 Hp感染：伴H.pylori感染以脾胃湿热证多见。

2.1.2.5 证候相兼：辨病论治是以西医疾病为对象，辨析其基本病机，再根据临床证候进行加减来治疗。就反酸（嘈杂）而言，医生是对与其相关的疾病，如胃食管反流病、慢性胃炎、功能性消化不良及消化性溃疡等疾病判断其基本病机，确定基本证候，再根据临床证候变化，选用相应方剂进行加减治疗。由于南北地域差别，患者人群不同，医生个人经验不同等因素，医生对于反酸（嘈杂）相关疾病的基本病机的判别有所不同，但其基本证候已见前述。因此，可根据临床具体情况，选择前述方剂进行加减治疗。（※ 推荐强度：C，证据级别：Ⅳ）

2.1.3 对症治疗

患者出现反酸（嘈杂）时，往往伴随有其他症状，可以辨证、辨病论治的基础上进行对症治疗。

反酸甚者加煅瓦楞子、海螵蛸、浙贝母；胃气上逆者加旋覆花、代赭石、寒水石；胸痛明显者，加丹参、降香、（炙）乳香、（炙）没药；大便秘结者，加虎杖、全瓜蒌、大黄、番泻叶、芒硝；大便稀溏者，加山药、（炒）白术、大腹皮、防己、泽泻、猪苓；嗳气频繁者，加豆蔻、佛手、紫苏叶、丁香；呕血黑便者，加三七粉、白及、仙鹤草、血余炭；不寐者加合欢皮、夜交藤、茯神、柏子仁。（※ 推荐强

度：C，证据级别：Ⅳ）

2.1.4 名医经验

名医经验在中医药的学术传承中发挥了重要的作用，总结名医的临床实践经验，有助于临床疗效的提高。以下列出部分近现代名医治疗"反酸"的经验，供参考使用。（※ 推荐强度：C，证据级别：Ⅳ）

2.1.4.1 王庆其

（1）病因病机：胃气以降为顺，因胃中寒热错杂，致胃气壅滞上逆为基本病机。

（2）治则治法：温中清热、降逆和胃为基本治法。

（3）基本处方：半夏、黄连、黄芩、旋覆花、代赭石、竹茹、煅瓦楞、枳壳、木香、紫苏梗、甘草、海螵蛸、煅瓦楞、白螺蛳壳、牡蛎。

（4）随证加减：由胃热生酸者，佐以地骨皮、蒲公英；由胃寒生酸者，佐以吴茱萸、干姜、荜茇、荜澄茄等。

2.1.4.2 田德禄

（1）病因病机：本病以"郁热"为基本病机，因肝病及胃，肝胃气机郁滞，郁而化热。

（2）治则治法：疏肝和胃，疏散郁热为基本治法。

（3）基本处方：以小柴胡汤为基本方。柴胡、黄芩、半夏、青皮、枳实或枳壳、赤芍、白芍、党参、甘草、生姜、大枣。

（4）随证加减：反酸明显，且伴有明显反流时，多去参、草、姜、枣，以利于郁热之清疏。若是女性患病，见脉细弱，舌苔少，阴津已少者，用青蒿代替柴胡，或改用薄荷、青蒿、丝瓜络。若见舌质淡胖、苔少、脉弱等气虚证时，取太子参、黄精、白扁豆、白术等甘平养胃。若舌红苔少而干，脉象弦细者，选取北沙参、石斛、白芍等凉补胃阴、甘寒养胃。

2.1.4.3 药对

以下列出的治疗反酸（嘈杂）的药对采用方剂计量学的方法对临床报道文献进行统计分析后的结果。（※ 推荐强度：C，证据级别：Ⅳ）。

（1）代赭石、旋覆花：具有和胃降逆的作用，可用于治疗胃气上逆所致的反酸（嘈杂）。

（2）乌贼骨、瓦楞子：是临床习用的治疗胃酸过多、反酸、烧心、嘈杂的药对，具有制酸止痛的作用。

（3）黄连、吴茱萸：两药配伍，辛开苦降，是治疗反酸（嘈杂）的经典方剂左金丸，具有清肝和胃降逆的作用，是临床习用的治疗反酸（嘈杂）的药对，尤其适用于肝胃郁热型。黄连苦寒，入心经以泻心火清心热，避免心火移热于肺，则肺清肃以收平木之功；同时，黄连可厚肠胃止泻，能兼清胃热。吴茱萸入肝味辛，能散肝以防郁滞，使热不郁结，并可引肝热归元，以热引热，为同气相求之意。两药相配，则方性寒凉以泻肝火，辛开苦降，共收疏肝降胃之效。（张珍玉经验）

（4）百合、乌药：百合甘润微寒具清肺、润肺、降气之功能，肺气得降则诸气皆调，配以乌药一凉一温，柔中有刚，润而不滞，脾胃枢机运转则胃痛、反酸自止。（步玉如经验）

（5）浙贝、螺蛳壳：清热化湿制酸法和中降逆，其湿热清，反酸止，对食管、胃之黏膜刺激减少，利于细胞组织的修复。（杨继荪经验）

（6）乌贼骨、白及：治食管炎、十二指肠溃疡等见反酸、烧心者，既可制酸，又可保护食管、胃之黏膜，经临床

验证其效甚佳。（单兆伟经验）

2.1.4.4 单味药

（1）半夏：具有化痰降气，是治疗胃气上逆的习用药物。反酸（嘈杂）系胃气上逆所致，而且相当一部分患者为脾胃湿热之证，半夏降气化痰，故为临床所习用。

（2）陈皮：具有和胃降逆，燥湿化痰的作用，反酸（嘈杂）因胃气失于和降所致，故为临床习用。

（3）柴胡：反酸（嘈杂）多责之于肝胃郁热或肝胃不同，柴胡具有疏肝理气的作用，是治疗肝气不舒的要药，所以为临床习用。柴胡，《神农本草经》记载有"推陈致新"的作用，可调节胃肠气机，故为治疗胃肠疾病的习用之药。

（4）煅瓦楞：能通郁活血，治久结之热，使气血冲和则郁热自解，且煅瓦楞亦能祛痰，能顾其痰郁，虽不用寒凉之药，却能使热解而酸除。（张珍玉经验）

（5）海螵蛸：制酸止血，中和胃酸，防止氢离子反渗，且对胃黏膜起到重要保护作用。（周信有经验）

（6）红豆蔻：辛热芳香，能醒脾温肺、散寒燥湿、消食和胃。反酸（嘈杂）常因寒热错杂而成，可用红豆蔻温寒以制酸。（吴少怀经验）

2.1.5 中成药

（1）藿香正气软胶囊。藿香正气软胶囊可用于与"反酸"密切相关的功能性消化不良。系统评价表明，藿香正气软胶囊治疗功能性消化不良有着确切的临床疗效。

（2）四磨汤。四磨汤可用于与"反酸"密切相关的功能性消化不良。系统评价表明，四磨汤治疗功能性消化不良有着确切的临床疗效，且安全性较高。

（3）枳术宽中胶囊。枳术宽中胶囊可用于与"反酸"密切相关的功能性消化不良。系统评价表明，枳术宽中胶囊治疗功能性消化不良有着确切的临床疗效。

（4）胃复春。胃复春可用于与"反酸"密切相关的慢性萎缩性胃炎。系统评价表明，胃复春治疗慢性萎缩性胃炎有着确切的临床疗效。

（5）荆花胃康胶丸。荆花胃康胶丸可用于与"反酸"密切相关的 Hp 感染相关性慢性胃炎或消化性溃疡。系统评价表明，荆花胃康联合 PPI 三联疗法治疗 Hp 相关性慢性胃炎或消化性溃疡，具有确切疗效。

（6）胃康胶囊。胃康胶囊可用于与"反酸"相关的慢性胃炎。用于气滞血瘀所致的胃脘疼痛、痛处固定、吞酸嘈杂；慢性胃炎见上述证候者。

（7）三九胃泰颗粒或胶囊。三九胃泰颗粒或胶囊可用于与"反酸"相关的慢性胃炎。用于湿热内蕴、气滞血瘀所致的胃痛，症见脘腹隐痛、饱胀反酸、恶心呕吐、嘈杂纳减；浅表性胃炎见上述证候者。

2.1.6 临证要点

反酸（嘈杂）可见于多种胃肠疾病，每种疾病都有其自身的发病特点，因此虽然同是反酸（嘈杂），因原发病不同，其伴随症状有所不同，其证候也会有所不同。因此，在临床上，对于具体患者而言，往往反酸的辨证论治与辨病论治所得出的证候类型有所不同，临床处方时应将病、证、症三方面的情况综合考虑，相互参照，合理处方。可考虑从证候要素入手进行组合，如病位证素：胃、脾、肝等，病性证素：湿、热、气滞、血瘀等。临床效果不明显时，应综合考虑虚实、寒热、气血、升降、病理产物等辨证要点之间的关系，或结合其他辨证手段如微观辨证，寻找可能的原因，调整处

方；或依据辨证试用同类证候中推荐的其他处方。（※ 推荐强度：C，证据级别：Ⅳ）

专病专方是针对某种疾病的基本病机及基本证候，选取基本方剂，形成专病专方，再在此基础上加减，以适应临床的具体情况。而各证候的基本方剂大多为指南所推荐的方剂。因此，专病专方与指南推荐的辨证论治并不矛盾。

反酸（嘈杂）系脾胃病变。脾胃为后天之本，既要运化药物，又忌为药物损伤，所以治疗脾胃病变的药物力求平和。理气、清热、燥湿、化瘀时不宜攻伐太过；使用行气类药物，不宜过燥，以免香燥耗伤气阴；使用滋阴类药物，注意补中兼通，以防滋腻碍胃；使用温补类药物时，应避免温热太过，以防燥热伤阴。（※ 推荐强度：C，证据级别：Ⅳ）

药物在煎煮前宜用水浸泡 20 ～ 30 分钟，用砂锅煎煮。每日 1 剂，每剂煎煮 2 次，两次药汁混合，分 2 ～ 3 次服用，服药时间宜根据病情及症状特点餐前或餐后服用。（※ 推荐强度：C，证据级别：Ⅳ）

2.2 针灸治疗

2.2.1 辨证论治

针灸辨证论治反酸（嘈杂）的处方依据相关疾病的指南整理而来，推荐强度为 C，证据级别定为 Ⅳ。

反酸（嘈杂）虽然见于多种疾病，但其病位在胃，涉及到肝脾，所以虽然临床证型不同，但取穴有其共同之处。

常用主穴：中脘 CV[RN]12、内关 PC6、足三里 ST36、公孙 SP4、胃俞 BL21、脾俞 BL20。

在主穴的基础上，再依据辨证不同选择不同的配穴。

肝胃郁热证：肝俞 BL18、期门 LA14、膈俞 BL17、梁门 ST21、梁丘 ST34、阳陵泉 GB34、太冲 LR3；郁热较盛者，可刺金津、玉液 EX-HN12 出血。

脾胃湿热证：内庭 ST44、厉兑 ST45。

胃阴不足证：三阴交 SP6、太溪 KI3。

脾胃虚弱证：神阙 RN8、气海 RN6、章门 LR13、下脘 RN10、关元 RN4、天枢 ST25。

脾胃虚寒者，可用灸法。

瘀血阻络证：肝俞 BL18、期门 LA14、三阴交 SP6、血海 SP10。

2.2.2 辨病论治

针灸辨病论治治疗反酸（嘈杂）的方案是依据针灸治疗专病的临床文献整理而来。（推荐强度：C，证据级别：Ⅳ）

2.2.2.1 胃食管反流病

实证：内关 PC6、足三里 ST36、中脘 CV[RN]12；虚证：脾俞 BL20、胃俞 BL21、肾俞 BL23、膻中 RN17、曲池 LI11、合谷 LI4、太冲 LR3、天枢 ST25、关元 RN4、三阴交 SP6 等，以泻法和平补平泻为主。

2.2.2.2 消化性溃疡

取穴：公孙 SP4、内关 PC6、天枢 ST25、中脘 CV[RN]12、关元 RN4、足三里 ST36、章门 LR13、胃俞 BL21、脾俞 BL20。

2.2.2.3 慢性胃炎

取穴：足三里 ST36、中脘 CV[RN]12、内关 PC6、胃俞 BL21、脾俞 BL20、华佗夹脊穴、天枢 ST25、梁丘 ST34、上巨虚 ST37、下巨虚 ST39 等。

2.2.2.4 功能性消化不良

（1）取穴：①足三里 ST36、梁门 ST21、太冲 LR3；②脾俞 BL20、胃俞 BL21、肝俞 BL18。2 组穴位轮流使用。

（2）取穴：冲阳 ST42、丰隆 ST40、足三里 ST36、梁

丘 ST34。

（3）取穴：中脘 CV[RN]12、足三里 ST36、内关 PC6、合谷 LI4、胃俞 BL21、脾俞 BL20、太冲 LR3、气海 RN6、关元 RN4、天枢 ST25。

2.2.3 对症治疗

脘部胀满，加胃俞 BL21、公孙 SP4，用补法，健脾和胃；嗳气频作，加膈俞 BL17、合谷 LI4，用泻法，通降逆气；纳谷少，加脾俞 BL20、上巨虚 ST37，用补法，健运脾胃。

2.2.4 名医经验

（1）邱茂良取穴：以胃俞 BL21、脾俞 BL20、上脘 RN13、中脘 CV[RN]12、下脘 RN10、梁门 ST21、足三里 ST36、公孙 SP4 等择其 3～5 穴为主方，交替使用。随证加穴方操作：有胁痛、呕恶、吐酸等症状者，可择用期门 LA14、阳陵泉 GB34、行间 LR2、内关 PC6 等；有胸腹胀闷，嗳气等症状者，择用中脘 CV[RN]12、气海 RN6 等；有黑便、舌紫、其痛如刺，疼痛夜甚者，择用膈俞 BL17、三阴交 SP6 等；有胃脘冷痛，口泛清涎，舌淡苔白等症状者，针后加灸，或以艾炷灸治；有长期腹泻，腰酸肢冷，面色㿠白，舌淡脉沉者，择用关元 RN4、气海 RN6、天枢 ST25、肾俞 BL23 等，针灸并施；有失眠，心悸者，择用神门 HT7、三阴交 SP6 等。

（2）牛红月取穴：中脘 CV[RN]12。平补平泻手法 1 分钟，然后留针 30 分钟，每 10 分钟捻针 1 次，每天 1 次。

（3）王占玺取穴：热证取穴：内关 PC6、行间 LR2、期门 LA14、阳陵泉 GB34，用泻法；寒证取穴：中脘 CV[RN]12、脾俞 BL20、胃俞 BL21、足三里 ST36、行间

LR2。行间 LR2 泻后加灸。其他穴用补法。若发于食后者，加天枢 ST25、梁丘 ST34，用泻法。湿浊留恋者加阴陵泉 SP9、公孙 SP4 用泻法。

（4）陆为民取穴：对于反流性食管炎所见的反酸（嘈杂），取穴：天鼎穴 LI17、膈俞穴 BL17。每日 1 次，留针 30 分钟。

（5）杨甲三取穴：呕吐苦酸味，取阳陵泉 GB34；呕吐黄绿酸水，加日月 GB24、劳宫 EX-UE8；呕吐清冷食或口吐清水，加灸天枢 ST25、中脘 CV[RN]12、胃俞 BL21、魂门 BL47。

2.2.5 临证要点

反酸（嘈杂）虽然可见于多种疾病，但其病位则以胃为主，涉及肝脾，所以针灸治疗多选取相应经脉的穴位，临床治疗时，可辨病取穴、辨证取穴及对症取穴三者相互参照，拟定治疗方案。

除了针刺之外，还可配合使用电针、艾灸、火针等使用。

2.3 穴位埋线治疗

穴位埋线治疗的处方根据采取穴位埋线方法治疗胃溃疡的临床文献整理而来，推荐强度定为 A，证据级别定为 Ia 级。

2.3.1 取穴

梁丘（双）ST34、中院 CV[RN]12、建里 RN11、天枢（双）ST25、足三里（双）ST36、脾俞 BL20、透胃俞（双）BL21、肾俞（双）BL23。

2.3.2 配穴

脾胃虚弱证加阴陵泉 SP9、气海 RN6；肝胃不和证加肝俞 BL18、期门 LR14；痰湿内阻证加丰隆 ST40、阴陵泉 SP9；脾胃湿热证加丰隆 ST40、三焦俞 BL22；胃络瘀血证加脾俞 BL20、膈俞 BL17、血海 SP10；胃阴不足证加三阴交 SP6。

2.3.3 器具

碘伏、75% 乙醇、PGLA 晶丝线、一次性埋线针。

2.3.4 操作

先将埋线针具备齐，并严格消毒，在埋线穴位做好标记，然后用 2.5% 的碘酒消毒，75% 的酒精脱碘。医者洗手，消毒，患者放松心情，采取适当体位，在标记处用利多卡因做皮内麻醉，使成 1cm 左右的局麻皮丘。镊取一段 0.8～1.0cm 已消毒好的羊肠线，放置于腰椎穿刺针套管的前端，从针尾插入尖端已磨平的针芯。医者左手拇示指绷紧或捏起进针部位皮肤，右手持针，快速穿入皮肤，腰部及背部穴位在局部下方向上平刺，下肢穴位直刺，刺到所需深度，当出现针感后，边推针芯，边退针管，将羊肠线埋植于穴位皮下组织或肌层内，线头不得外露，消毒针孔，外敷无菌敷料，胶布固定 24 小时。

2.3.5 疗程

每月治疗 1 次，4 次为 1 个疗程。

2.4 推拿治疗

反酸（嘈杂）的推拿治疗方法依据相关临床文献整理而来。（推荐强度：A，证据级别：Ia）

2.4.1 指压法

2.4.1.1 取穴：中脘 CV[RN]12、天枢 ST25、章门 LR13、足三里 ST36、气海 RN6、关元 RN4、神阙 RN8。

2.4.1.2 手法：患者仰卧位，放松。用以指端按揉穴位 2 分钟，以感到轻微的酸胀为度。神阙用振法，五指分开，用右手劳宫穴对准神阙穴，肩、肘腕及上肢放松，以腕关节带动全掌产生振动，操作 3 分钟。

2.4.2 按摩法

2.4.2.1 取穴：大椎 DU14、脾俞 BL20、胃俞 BL21、肝俞 BL18、胆俞 BL19、足三里 ST36、公孙 SP4、上巨虚 ST37、太冲 LR3、百会 DU20、风府 DU16，以及脊肋、胃部和背部。

2.4.2.2 操作手法：（1）患者仰卧，医者立于患者右侧，双拇指分推脊肋下 10 次，手掌揉胃部 5 分钟，拇指揉任脉线 5 分钟。手指横推胃部 10 次，拿、锁、额动胃部 5 次。（2）患者俯卧，医者立于患者左侧，手掌推脊部膀胱经线左右各 5 次，手掌揉膀胱经线左右各 3 次。揉压大椎穴 DU14 及其周围。隔次分揉脾俞 BL20、胃俞 BL21 或肝俞 BL18、胆俞穴 BL19。以酸胀为度，并持续 2 分钟。（3）患者仰卧，隔次分别揉压左右足三里 ST36、公孙 SP4 或上巨虚 ST37、太冲 LR3。以上各穴每次均揉压 2 分钟，揉压百会穴 2 分钟。（4）患者端坐，揉压风府 DU16 2 分钟。揉捏双侧肩部 2 分钟，拇指压双侧内关 2 分钟。

2.5 灸法

2.5.1 取穴

中脘 CV[RN]12、足三里 ST36、天枢 ST25、公孙

SP4、太冲 LR3、脾俞 BL20、胃俞 BL21、大肠俞 BL25 及附近寻找热敏化点。

2.5.2 操作手法

采用热敏灸，以腹部、背腰部和下肢区域为主，选中脘、足三里、天枢、公孙、太冲、脾俞、胃俞、大肠俞等穴及附近寻找热敏化点，采用清艾条点燃，先施回旋灸 2 分钟，继以雀啄灸 1 分钟，循经往返灸 2 分钟，再施以温和灸。每日灸 1 次，20 次为 1 疗程，每一疗程后可休息 3 ～ 5 天，再继续第 2 疗程治疗。

2.6 调摄护理

反酸（嘈杂）可见于多种胃肠疾病，如胃食管反流病、慢性胃炎、功能性消化不良及消化性溃疡等。这些胃肠疾病的发病与不良的饮食习惯有着密切的关系。因此，反酸（嘈杂）患者有必要养成良好的饮食习惯。避免过食辛辣、热烫、油腻及含盐含糖过多的食品，戒除烟、酒、咖啡及甜食、酸味食物；宜增加营养，适当高蛋白、高维生素的饮食，适当进食水果、新鲜蔬菜。对于脾胃虚弱证患者尽量避免服用对胃黏膜有刺激的药物。

反酸（嘈杂）的病位在胃，但与肝有着密切的关系，所以反酸（嘈杂）患者应保持心情舒畅，避免不良情绪的刺激，必要时可向心理医师咨询。加强适当的锻炼，可促进胃肠蠕动。

2.7 随访

反酸（嘈杂），可见于慢性萎缩性胃炎患者，慢性萎缩性胃炎伴有异型增生（上皮内瘤变）和肠上皮化生者有可能进一步发展为胃癌。因此，有必要定期随访，中、重度萎缩伴肠化的慢性萎缩性胃炎 1 年左右随访 1 次，伴有低级别上皮内瘤变并证明此标本并非来自于癌旁者，根据内镜和临床情况缩短至 6 个月随左右随访 1 次，而高级别上皮内瘤变须立即确认，证实后采取内镜下治疗或手术治疗，术后应加强随访，术后 3 个月复查胃镜，此后连续 3 年每年内镜随访一次，之后 3～5 年查一次胃镜，及早发现胃早癌复发。

临床上相当一部分反酸（嘈杂）患者伴有 Hp 感染，因此要进行 Hp 根除治疗。但部分患者根除 Hp 后易发生胃食管反流，引起反酸（嘈杂），所以若患者再次出现反酸（嘈杂），需要随访，以鉴别是 Hp 再感染，还是胃食管反流病。

参考文献

[1] 中华中医药学会.中医内科常见病诊疗指南：西医疾病部分 [J].北京：中国中医药出版社，2008.

[2] 中华中医药学会脾胃病分会.功能性消化不良中医诊疗专家共识意见（2017）[J].中华中医药杂志，2017，32（6）：2595-2598.

[3] 中国中西医结合学会消化系统疾病专业委员会.消化性溃疡中西医结合诊疗共识意见（2011 年，天津）[J].中国中西医结合杂志，2012，32（6）：733-737.

[4] 中华中医药学会脾胃病分会.胃食管反流病中医诊疗共识意见（2016 年，北京）[J].中国中西医结合消化杂志，2017，25（5）：321-326.

[5] 中国中西医结合学会消化系统疾病专业委员会.胃食管反流病中西医结合诊疗共识意见（2010）[J].中国中西医结合杂志，2011，31（11）：1550-1553.

[6] 中国中西医结合学会消化系统疾病专业委员会.慢性胃炎中西医结合诊疗共识意见（2011 年，天津）[J].中国中西医结合杂志，2012，32（6）：738-743.

[7] 中国中西医结合学会消化系统疾病专业委员会.功能性消化不

良中西医结合诊疗共识意见（2010）[J]. 中国中西医结合杂志，2011，31（11）：1545-1549.

[8] 中华中医药学会脾胃病分会. 慢性胃炎中医诊疗专家共识意见（2017）[J]. 中华中医药杂志，2017，32（7）：3060-3064.

[9] 刘绍能. 胃食管反流病中医证治探讨 [J]. 中医研究，2008，21（7）：3-4.

[10] 史海霞，胡运莲. 加味左金丸治疗慢性萎缩性胃炎临床观察 [J]. 湖北中医杂志，2007，29（1）：34.

[11] 曹玉梅，林秀华，欧宛新，等. 左金丸治疗胃食管反流随机平行对照研究 [J]. 实用中医内科杂志，2015，29（8）：45-47.

[12] 吴燕华. 左金丸合化肝煎治疗反流性食管炎肝胃郁热证的疗效观察 [J]. 内蒙古中医药，2014，（30）：5.

[13] 郑敏，唐艳萍. 柴胡疏肝散为主治疗胃食管反流病的 Meta 分析 [J]. 天津中医药，2016，22（8）：456-462.

[14] 苏晓玉，陈勇毅. 柴胡疏肝散治疗功能性消化不良 Meta 分析 [J]. 浙江中西医结合杂志，2016，26（4）：384-386.

[15] 黄崇政，杜发斌. 柴胡疏肝散治疗慢性浅表性胃炎的系统评价与 Meta 分析 [J]. 江西中医药，2008，39（9）：17-19.

[16] 张平，吕文亮. 黄连温胆汤加减治疗慢性胃炎的 Meta 分析 [J]. 时珍国医国药，2015，26（9）：2301-2304.

[17] 谭亚云. 连朴饮加减治疗幽门螺杆菌阳阳性慢性胃炎疗效观察 [J]. 四川中医，2016，34（5）：142-144.

[18] 代景贤. 一贯煎加减治疗慢性萎缩性胃炎 100 例 [J]. 河南中医，2015，35（5）：1154-1155.

[19] 吴凡伟. 芍药甘草汤加减治疗消化性溃疡 36 例 [J]. 中医药信息，2010，27（5）：48-49.

[20] 季志荣. 一贯煎合芍药甘草汤联合奥美拉唑治疗幽门螺杆菌阴性胃溃疡 50 例 [J]. 中国中医药现代远程教育，2017，15（10）：99-100.

[21] 郭红梅，雷云霞，伊凡，等. 中药复方治疗慢性萎缩性胃炎的

Meta 分析 [J]. 新疆医科大学学报，2015，38（2）：137-142.

[22] 李丽芳. 香砂六君子汤加减治疗慢性萎缩性胃炎临床疗效 Meta 分析 [J]. 中国处方药，2017，15（11）：100-101.

[23] 姚敏，囤荣梁，王云霞，等. 香砂六君子汤加减治疗慢性萎缩性胃炎的系统评价 [J]. 时珍国医国药，2013，24（11）：2613-2616.

[24] 曾光，陈国忠，莫喜晶，等. 香砂六君子汤治疗功能性消化不良的 Meta 分析 [J]. 辽宁中医药大学学报，2013，15（5）：123-125.

[25] 魏乙锋，高岑，宋俊生. 黄芪建中汤治疗消化性溃疡随机对照试验的 Meta 分析 [J]. 中国中医急症，2017，26（4）：572-577.

[26] 郭红梅，曾韦萍，曾斌芒. 黄芪建中汤治疗 CAG 患者临床疗效的 Meta 分析 [J]. 云南中医中药杂志，2015，36（1）：27-32.

[27] 陈家坤，韦汉鹃，谢胜. 半夏泻心汤治疗胃食管反流病临床研究 Meta 分析 [J]. 亚太传统医药，2017，13（3）：53-56.

[28] 郭震浪，苏振宁，王正飞，等. 半夏泻心汤加减治疗反流性食管炎疗效的 Meta 分析 [J]. 中国实验方剂学杂志，2015，21（24）：219-224.

[29] 齐豫，万晓刚. 半夏泻心汤加减治疗与西药治疗反流性食管炎疗效对比的 Meta 分析 [J]. 湖南中医杂志，2016，32（10）：158-161.

[30] 杨晋翔，安静，彭断升，等. 半夏泻心汤加减方治疗慢性萎缩性胃炎临床疗效的系统评价 [J]. 北京中医药大学学报，2015，38（1）：46-52.

[31] 廖纬琳，陈国忠，夏李明. 半夏泻心汤治疗慢性萎缩性胃炎的 Meta 分析 [J]. 时珍国医国药，2014，25（6）：1526-1529.

[32] 龙承星，尹抗抗，唐标，等. 半夏泻心汤治疗慢性胃炎的 Meta 分析 [J]. 中国当代医药，2015，22（19）：13-17.

[33] 王春燕，王萍，王凤云. 唐旭东运用失笑散治疗慢性萎缩性胃炎血瘀证经验 [J]. 中国中医药信息杂志，2014，21（3）：96-97.

[34] 张彦，靳锦，张林. 失笑散加味治疗反流性食管炎 67 例 [J]. 中国实验方剂学杂志，2013，19（16）：328-330.

[35] 吴宜华. 失笑散与丹参饮联合奥美拉唑治疗消化性溃疡随机平

行对照研究 [J]. 实用中医内科杂志，2013，27（5）：51−52.

[36] 徐敏，卜平，时乐，等 . 功能性消化不良 222 例证候病机分析 [J]. 实用中医药杂志，2006，22（4）：246−247.

[37] 张声生，牧童，汪红兵，等 . 慢性浅表性胃炎证候分布的研究 [J]. 中华中医药杂志，2007，22（1）：18−21.

[38] 柯莹玲，单兆伟 . 542 例慢性萎缩性胃炎患者中医辨证分型与病因分析 [J]. 辽宁中医杂志，2006，33（2）：161−162.

[39] 柴可夫 . 活血化瘀法防治慢性萎缩性胃炎辨识 [J]. 中医药学刊，2004，22（3）：389−390.

[40] 曹志群 . 慢性萎缩性胃炎癌前病变之瘀毒说浅析 [J]. 中医药学刊，2005，23（1）：66.

[41] 周学文 . 慢性萎缩性胃炎中医证治旨要 [J]. 中医药学刊，2002，20（5）：558−559，587.

[42] 韩新玲，赵志强 . 血府逐瘀胶囊治疗瘀血型慢性萎缩性胃炎 60 例临床观察 [J]. 中国实验方剂学杂志，2001，7（6）：48−49.

[43] 唐旭东 . 慢性萎缩性胃炎血瘀病机与治疗方法探讨 [J]. 中医杂志，1998，39（11）：687−689.

[44] 刘洁，刘琳，李慧臻 . 基于定标活检术评价半夏泻心汤对慢性萎缩性胃炎（寒热错杂证）的疗效 [J]. 辽宁中医杂志，2013，40（1）：120−122.

[45] 王玉芬，许芳 . 胆汁反流性胃炎的中医证治研究 [J]. 北京中医药大学学报，1999，22（2）：40−42.

[46] 翟光，翟佳滨，孙萍 . 胆汁返流性胃炎临床辨治探讨 [J]. 中国中医药信息杂志，1998，5（12）：47−48.

[47] 侯俐 . 胆汁反流性胃炎的病因病机探讨 [J]. 山东中医杂志，2007，26（5）：294−295.

[48] 史锁芳，陆为民 . 单兆伟教授论治慢性萎缩性胃炎癌前病变的经验 [J]. 中医教育，1998，17（4）：44−46.

[49] 凌江红 . 胃癌前病变的中医及中西医结合研究进展 [J]. 广西医学，1997，19（2）：221−224.

[50] 宇文亚 . 沈舒文教授从毒瘀交阻治疗胃癌前病变经验 [J]. 陕西中医, 2005, 26 (11): 1198-1199.

[51] 曹志群, 张维东, 姜娜娜, 等 . 论慢性萎缩性胃炎癌前病变之脾胃虚损说 [J]. 光明中医, 2007, 22 (1): 5-7.

[52] 黄绍刚, 周福生, 黄穗平, 等 . 脾虚瘀热病机在消化性溃疡中的意义 [J]. 中医杂志, 2006, 47 (10): 728-729.

[53] 唐旭东 . 消化性溃疡病因病机寒热刍议 [J]. 辽宁中医杂志, 1992, (1): 1-3.

[54] 肖丽春, 潘万瑞, 陈寿菲, 等 . 胆汁反流性胃炎中医证型与 HP 感染及胃黏膜病理变化的关系 [J]. 福建中医学院学报, 2005, 15 (2): 9-11.

[55] 冯玉彦, 杨倩, 刘建平, 等 . 慢性萎缩性胃炎中医证型与幽门螺杆菌感染相关性研究 [J]. 辽宁中医杂志, 2005, 32 (8): 754-755.

[56] 王长洪, 陆宇平, 王立新, 等 . 1052 例胃炎中医证型与胃镜 HP 感染及舌苔炎细胞关系的对比观察 [J]. 中医药学刊, 2004, 22 (8): 1396-1397.

[57] 薛辉, 王少墨, 陈正, 等 . 王庆其治疗胃食管反流病经验 [J]. 中华中医药杂志, 2007, 22 (2): 108-110.

[58] 李晓林 . 田德禄教授治疗胃食管反流病经验 [J]. 北京中医药大学学报: 中医临床版, 2011, 18 (6): 30-31.

[59] 王萌, 周铭心 . 从期刊文献探讨反流性食管炎的证候类型与结构特点 [J]. 中医药导报, 2016, 22 (8): 33-35, 39.

[60] 刘颖, 刘珍秋, 卢建秋 . 藿香正气软胶囊治疗功能性消化不良的 Meta 分析 [J]. 时珍国医国药, 2009, 20 (10): 2553-2554.

[61] 李玉洁, 刘柏炎, 蔡光先, 等 . 四磨汤治疗功能性消化不良的 Meta 分析 [J]. 世界中西医结合杂志, 2011, 6 (6): 466-469.

[62] 陈秒旬, 林海雄, 陈瑞芳 . 积术宽中胶囊治疗功能性消化不良临床观察的系统评价和 Meta 分析 [J]. 中国中医药现代远程教育, 2017, 15 (22): 154-158.

[63] 胡学军, 杨小静, 刘少南, 等 . 积术宽中胶囊治疗功能性消化

不良系统评价和 Meta 分析 [J]. 安徽中医药大学学报，2018，37（1）：16-22.

[64] 朱亮亮，田金徽，拜争刚，等 . 胃复春治疗慢性萎缩性胃炎的系统评价 [J]. 中国循证医学杂志，2009，9（1）：81-87.

[65] 澹台新兴，杨龙宝，卜翔，等 . 荆花胃康联合 PPI 三联疗法治疗幽门螺杆菌相关慢性胃炎或消化性溃疡有效性和安全性的 Meta 分析 [J]. 中国循证医学杂志，2017，17（2）：172-179.

[66] 陈亚凤，雷福侠 . 针灸治疗胆汁反流性胃炎 80 例 [J]. 陕西中医学院学报，2007，30（1）：39.

[67] 金丹 . 针灸治疗 66 例消化性溃疡临床报告与分析 [J]. 中医临床研究，2012，4（2）：51-52.

[68] 孙静，寮鸿盛 . 针灸治疗消化性溃疡 40 例 [J]. 陕西中医，1991，12（3）：130-131.

[69] 陈程，崔海福，严兴科，等 . 针灸治疗消化性溃疡的 Meta 分析 [J]. 世界华人消化杂志，2011，19（22）：2399-2404.

[70] 李颖，杜元灏，石磊，等 . 针灸疗法治疗慢性浅表性胃炎的 Meta 分析 [J]. 针灸临床杂志，2011，（2）：1-6.

[71] 贾青，王栩 . 针灸治疗功能性消化不良的循证治疗方案 [J]. 中医临床研究，2015，7（11）：10-12.

[72] 程宝书 . 当代针灸名家临床经验集成 [M]. 北京：军事医学科学出版社，2003：139.

[73] 牛红月 . 针刺中脘治疗消化性溃疡：多中心随机对照研究 [J]. 中国针灸，2007，27（2）：97-92.

[74] 王占玺 . 内科针灸配穴新编 [M]. 北京：科学技术文献出版社，1993：194-195.

[75] 陈敏，陆卫民 . 针刺治疗反流性食管炎 [J]. 中国中医药信息杂志，2003，10（10）：72.

[76] 杨甲三 . 杨甲三临床论治 [M]. 哈尔滨：黑龙江科学技术出版社，2000：117-118.

[77] 于冬冬，滕迎春，范家英，等 . 郄穴为主埋线治疗胃溃疡 27

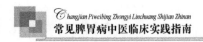
例 [J]. 上海针灸杂志，2013，32（7）：594.

[78] 李倩雯，谢国品，王长峰. 中医推拿按摩法对消化道溃疡患者负性情绪及临床症状的影响 [J]. 辽宁中医杂志，2017，44（3）：584–587.

[79] 张瑞明，魏玉静. 穴位按摩配合西药治疗反流性食管炎 100 例 [J]. 中医杂志，2001，42（1）：56.

[80] 孟羽，李丰，何晓晖，等. 穴位热敏灸治疗胃食管反流病的临床研究 [J]. 针灸临床杂志，2011，27（2）：41–42.

1.项目编写委员会

项目组长：唐旭东

副组长：温艳东、王凤云

项目秘书：吕林、赵迎盼

2.指南编写小组

李军祥、陈润花

3.主审专家

王敏

4.指南德尔菲法函审专家（按姓氏笔画排列）

王凤云、王垂杰、王宪波、王捷虹、毛宇湘、甘淳、白光、朱生樑、朱莹、刘凤斌、苏娟萍、李志、李保双、李振华、李健、杨少军、杨国红、杨强、时昭红、汶明琦、沈洪、张声生、赵文霞、柯晓、钦丹萍、徐进康、凌江红、郭朋、梁健、琚坚、董明国、曾斌芳、温艳东、谢晶日、蔡敏、廖小林、颜勤、潘洋、魏玮

5.指南会审专家（按姓氏笔画排列）

王凤云、王垂杰、王彦刚、王宪波、王敏、王捷虹、叶松、冯培民、朱莹、任顺平、刘力、刘凤斌、刘启泉、李军祥、李保双、李振华、李慧臻、杨胜兰、杨倩、时昭红、沈洪、张声生、张学智、陈苏宁、陈涤平、季光、周正华、鱼涛、孟立娜、赵文霞、胡玲、柯晓、钦丹萍、徐进康、郭朋、郭绍举、唐旭东、黄绍刚、黄恒青、黄穗平、蒋健、舒劲、温艳东、谢胜、魏玮

《常见脾胃病中医临床实践指南》

嗳 气

世界中医药学会联合会消化病专业委员会

编写单位：首都医科大学附属北京中医医院

要点说明

　　本指南主要根据中华人民共和国境内中医嗳气病症的临床研究成果，并结合专家的经验制定，目的是为了对中医学治疗嗳气的方法与措施加以总结并进行合理的评价，以期加以推广，为具有中医学执业资格的医生提供指导；同时也为社会医疗决策者及患者提供有益的参考。本指南的主要适应人群是因胃肠系统本身病变引起嗳气的成人患者。

　　需要说明的是，本指南并不是医疗行为的标准或者规范，而仅仅是根据现有的研究证据，依据特定方法制作出的一个文本。随着临床实践的发展，新证据的不断产生，指南所提供的建议亦会随之不断的修正。采用指南推荐的方法并不能保证所有嗳气患者都能获得理想的临床疗效。同时，就指南本身而言，并不能包括所有有效的疗法，也并不排斥其他有效的疗法。最终临床治疗措施的选择需要卫生从业者根据临床的具体情况，结合医者自身的经验及患者的意愿做出。

目 录

背景介绍

嗳气是指胃中浊气上逆，经食道由口排出的中医病症。嗳气本身也是消化系统疾病常见症状之一。嗳气的发生多数由胃、肠本身的病变引起，部分可由其他系统的病变引起，在临床治疗方面具有一定的复杂性。常见引起嗳气的疾病有功能性消化不良、胃食管反流病、急性胃炎、慢性胃炎、消化性溃疡、胃癌、胆囊炎、胰腺炎等。本指南主要适用于胃肠本身病变引起的嗳气。

目前尚无嗳气病症的中医诊疗指南，有涉及嗳气的指导性文件多分布于各种具体的胃肠疾病之中，如中华中医药学会脾胃病分会发布的《慢性胃炎中医诊疗专家共识意见》《胃食管反流病中医诊疗专家共识意见》《功能性消化不良中医诊疗专家共识意见》等。指南开发小组遵循循证医学的理念，在系统分析国外指南制作方法和指南评价方法的基础上，将其与中医学的特点相结合，通过文献预调查、临床问题的分解与定义、文献检索、文献评价与证据形成、证据评价与推荐建议形成、指南草案书写、专家评审、草案修改等步骤，完成了本指南的开发工作，以期对近几十年来中医、中西医结合的研究成果加以总结，对中医药治疗嗳气病症的临床操作方案进行规范，提高中医药治疗嗳气的疗效。

临床特点

1 概述

嗳气是指胃中浊气上逆，经食道由口排出的中医病症。

多因感受外邪，或饮食不节，或痰火内扰，或七情内伤等，导致脾胃不和，胃失和降，清浊升降失常，气逆于上而成。嗳气可见于功能性消化不良、胃食管反流病、急性胃炎、慢性胃炎、消化性溃疡、胃癌、胆囊炎、胰腺炎等疾病。

2 理化检测

嗳气病症无特异性检查，如果伴有腹痛、消瘦、黑便等报警症状，需要完善电子胃镜、腹部CT、腹部超声等相关检测。电子胃镜检查有助于明确上消化道疾病引起的嗳气，如慢性胃炎、消化性溃疡、胃癌等；CT检查有助于急、慢性胰腺炎、胃癌的诊断等；B超检查有助于诊断肝胆脾胰等器官疾病；^{13}C或^{14}C呼气试验有助于明确是否伴有幽门螺杆菌感染；全血细胞分析及血清肝肾功能等检查有助于评估患者一般状况。

临床诊断

1 中医诊断

1.1 中医病名诊断

嗳气是指胃失和降，胃中浊气上逆，经食道由口排出的一种病证。《内经》无嗳气之名，称其为"噫"，《素问·宣明五气》篇曰："五气为病，心为噫"。《说文解字》释噫为"饱食息也"，即饱食之气。嗳气之病名首见于《丹溪心法》，并提出本证乃"胃中有火有痰所致"。嗳气一证有轻重之别，可单独出现，亦可与痞满、胃痛等症并见。若一时气逆而作，无明显兼证，病证轻微者，可不药而愈；若持续或反复发作，兼证明显。

1.2 中医证候诊断

1.2.1 常见证候分型

嗳气的常见证候分型既往尚无文献报道，本指南结合既往文献及《中医内科学》等，采用专家共识的方法，最后确定了嗳气的常见证候为寒邪客胃证、饮食积滞证、痰火蕴胃证、肝胃不和证、脾胃虚弱证。上述证候可单独出现，也可相兼出现，或兼夹有痰、瘀、湿、食积等。同时，随着病情的发展变化，证候也呈现动态变化的过程，临床需认真甄别。

1.2.2 证候诊断标准

证候诊断参照相关文献研究、相关疾病的专业指导性文件，如《慢性胃炎中医诊疗专家共识意见》《胃脘痛中医诊疗专家共识意见》《功能性消化不良中医诊疗专家共识意见》《胃食管反流病中医诊疗专家共识意见》及各层次中医学教材的标准等综合讨论拟定。

1.2.2.1 寒邪客胃证：嗳气暴作，遇冷加重，畏寒，喜暖。舌淡苔白，脉弦紧。

1.2.2.2 饮食积滞证：嗳气酸腐，不思饮食，脘腹痞闷胀满，或恶心呕吐，或腹痛大便滞下秽臭，或腹满便秘。舌苔浊腻，脉滑。

1.2.2.3 痰火蕴胃证：嗳气胸闷，心中懊恼，食少，或呕吐痰涎，或兼眩晕，咳痰，舌质红，苔黄腻，脉滑数。

1.2.2.4 肝胃不和证：嗳气时作，嗳后仍感胸胁胀痛不舒，或兼腹胀不思饮食，或兼精神抑郁不畅，常因精神刺激诱发或加重。舌苔薄腻，脉弦。

1.2.2.5 脾胃虚弱证：嗳气时作时止，嗳气低弱，食欲不振，神疲乏力，面色少华，或泛吐清水。舌质淡，苔白润，脉迟缓。

1.2.3 辨证的问诊要素

1.2.3.1 症状的诱发、加重和缓解因素：饮食后诱发，嗳腐吞酸者多属食滞；受寒后引起者，多表现为畏寒，受凉加重；由情志因素引起的病位多在肝胃；劳累诱发或加重的多属脾胃虚证。

1.2.3.2 病程的长短：病程短，病势急迫者多属实证；病程较长者多虚证或虚实夹杂证。

1.2.3.3 主症的性质：嗳气遇冷加重，畏寒，喜暖者多为寒邪客胃证；嗳气酸腐者多为饮食积滞证；嗳气时作，嗳后仍感胸胁胀痛不舒者多为肝胃不和证；嗳气胸闷，或呕吐痰涎者多为痰火蕴胃证；嗳气时作时止，嗳气低弱者多为脾胃虚弱证。

2 西医诊断

嗳气为非特异性临床症状，可见于多种消化系统疾病，如功能性消化不良、急性胃炎、慢性胃炎、消化性溃疡、胃癌、胆囊炎、胰腺炎等。在嗳气的诊断过程中，可根据报警症状的有无来决定检查的缓急主次，如伴有长期发热、贫血、消瘦、大便发黑或便血、伴疼痛且疼痛性质突然发生改变等情况时，有必要尽快到行内镜或其他相关检查，明确病因。

干预与管理

1 干预

嗳气的治疗要点有两方面：一是缓解嗳气症状；二是原发疾病的改善。对于偶然发作，病情较轻，有明确原因的嗳气（如受寒、饮食不节）等，可以采取药膳、按摩等简便方法缓解症状；对持续发作，病程较长的嗳气，在明确病因的前提下，采取汤方、针刺、穴位埋线等方法治疗。

嗳气的中医干预流程见图1。

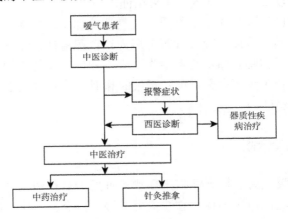

2 管理

2.1 药物治疗

2.1.1 辨证论治

综合文献表明，辨证治疗嗳气，对改善患者的临床症状，提高患者的生存质量有较好的作用。

根据不同的证候采用的方剂由临床证据决定，并参考了现有的共识或标准。由于现有中医证据级别较低，推荐建议的级别普遍不高，但低级别的推荐建议并不意味着临床重要性的下降。另外，部分在临床上常用但缺乏临床对照研究或病例系列研究的方剂等，将以专家共识意见的形式给出。（用"※"注明，推荐强度：C，证据级别：Ⅳ）

2.1.1.1 寒邪客胃证

病机：寒邪阻滞中焦气机，胃失和降。

治法：温胃散寒，理气止痛。

推荐方药：

良附丸（《良方集腋》）合香苏散（《太平惠民和剂局方》）：高良姜、香附、紫苏叶、陈皮、炙甘草。（※ 推荐强度：C，证据级别：Ⅳ）

2.1.1.2 饮食积滞证

病机：宿食积滞肠胃，胃中浊气不降而反升。

治法：降逆理气，导滞消食。

推荐方药：

越鞠丸加减《丹溪心法》：栀子（姜制）、六神曲（麸炒）、香附（醋制）、川芎、苍术、木香、槟榔。（※ 推荐强度：C，证据级别：Ⅳ）

2.1.1.3 痰火蕴胃证

病机：胃中积热痰郁，或因饮食不当而致痰涎内生，痰火客胃，胃气不和，火气与痰浊上逆。

治法：清热化痰，和胃降逆。

推荐方药：

温胆汤加减（《三因极一病证方论》）：半夏、竹茹、

枳实、陈皮、甘草、茯苓。（※ 推荐强度：C，证据级别：Ⅳ）

2.1.1.4 肝胃不和证

病机：情志不和，恼怒忧郁，肝气郁结，气滞阻滞，肝气犯胃，胃气上逆。

治法：疏肝解郁，和胃降逆。

推荐方药：

（1）四逆散加减（《四逆散》）：柴胡、枳实、芍药、炙甘草。（※ 推荐强度：C，证据级别：Ⅳ）

（2）肝郁化火夹瘀者，可选用会厌逐瘀汤《医林改错》加减：桃仁（炒）、红花、甘草、桔梗、生地、当归、玄参、柴胡、枳壳、赤芍。（※ 推荐强度：C，证据级别：Ⅳ）

2.1.1.5 脾胃虚弱证

病机：脾胃素虚，饮食不节，过食生冷，使寒湿内侵，中焦阳气受遏，清气不升，浊气不降。

治法：温中祛寒，补益脾胃。

推荐方药：

（1）旋覆代赭汤加减（《伤寒论》）：旋覆花，代赭石，人参，半夏，炙甘草，生姜，大枣。（※ 推荐强度：C，证据级别：Ⅳ）

（2）升降汤加减《医学衷中参西录》：黄芪、人参、西洋参、党参、升麻、柴胡、桔梗、枳实、麦冬、五味子、玉竹、炙甘草。（※ 推荐强度：C，证据级别：Ⅳ）

2.1.2 辨病论治

2.1.2.1 胃食管反流病：主要临床表现烧心、反酸、胸骨后灼痛、咽喉不适、口苦、嗳气、反胃等症状，病位在食管，与肝、胆、脾等脏腑功能失调密切相关。理因素有虚实两端：属实的病理因素：痰、热、湿、郁、气、瘀；属虚者责之于脾。本病病机特点：一为逆，二为热，三为郁。

2.1.2.2 功能性消化不良：临床可见上腹部疼痛、上腹部烧灼感、餐后饱胀和早饱感，还可包括其他如上腹部胀气、恶心、呕吐及嗳气等，病位在胃，与肝脾关系密切。脾虚气滞，胃失和降是功能性消化不良的基本病机，贯穿于疾病的始终。病理表现多为本虚标实，虚实夹杂，以脾虚为本，气滞、血瘀、食积、痰湿等邪实为标。

2.1.2.3 慢性胃炎：慢性胃炎临床无典型症状，有症状者主要表现为非特异性消化不良，如上腹部不适、饱胀、疼痛、食欲不振、嗳气、反酸等，部分还可有健忘、焦虑、抑郁等精神心理症状。慢性胃炎病位在胃，与肝、脾两脏密切相关。慢性胃炎的病机可分为本虚和标实两个方面。本虚主要表现为脾气（阳）虚和胃阴虚，标实主要表现为气滞、湿热和血瘀，脾虚、气滞是疾病的基本病机。

2.1.3 对症治疗

嗳气的发生可能同时伴有其他临床症状，可在辨证、辨病论治的基础上配合对症治疗。嗳气频作见呃逆，脾胃虚寒者，可加丁香、柿蒂；肝胃不和者，加旋覆花、代赭石；腹胀便秘者，加莱菔子、槟榔；纳差厌食者，加焦三仙。

2.1.4 名医经验

2.1.4.1 李乾构

（1）病因病机：情志不遂，肝失疏泄，横逆犯胃；饮食不节，烟酒无度，灼伤胃腑，平素脾胃虚弱，脾虚湿滞，浊阴不降，胃气反逆；素犯胆病，胆热犯胃；肝火上炎侮肺，肺失肃降，咳逆上气，病位在胃和食管，与肝脾肺均相关。

（2）治则治法：一要恢复脾胃本身的运纳升降功能；二要疏肝解郁使肝气不再犯胃，使胃气不逆而和降。

（3）基本处方：

①柴胡疏肝散加减方：药用柴胡、白芍、枳壳、佛手、香附、炙甘草、白梅花等。

②旋覆代赭汤加减方：旋覆花、代赭石、清半夏、党参、炙甘草、丁香、柿蒂。

③左金丸加减方：吴茱萸、黄连、川楝子、煅瓦楞子。

（4）随证加减：胃脘灼热、反酸烧心者，加海螵蛸、煅瓦楞子；心悸胸闷，眠欠安者加煅龙骨、煅牡蛎；嗳气久作，舌暗者予血府逐瘀汤加减。

2.1.4.2 赵荣莱

（1）病因病机：膈中积气为本病主要病机，本病病位在食管，"食管为咽喉至胃之通道，处膈肺之分野，其为病多由胸阳失展，膈中积气。膈胃之气不利，胃气上逆，膈气不降"。

（2）治则治法：透膈利气，斡旋升降为治首要。

（3）基本处方：

①痰气互结、胸阳不展：瓜蒌15克、薤白10克、枳壳10克、桔梗10克、丁香2克、木香10克、刀豆10克、香附10克、厚朴10克、旋覆花10克、乌药10克、草豆蔻10克、鸡内金10克、炒莱菔子10克。

②脾虚气滞方：苍术10克、木香10克、乌药10克、厚朴10克、干姜3克、黄连3克、佛手10克、海螵蛸15克、浙贝母10克、娑罗子10克、川芎6克。

（4）随证加减：寒凝气滞者，加重干姜用量，加吴茱萸；寒甚者加桂枝；气郁日久化热者，加薄荷；湿浊内蕴，苔白腻者，加藿香、佩兰、厚朴、白豆蔻、苍术、白术。

2.1.5 药对

(1) 芍药、甘草：为芍药甘草汤的组成，具有柔痉缓急止痛的功用，用于胃痉挛所致的嗳气。(推荐强度：B，证据级别：Ⅳ)

(2) 旋覆花、代赭石：为旋覆花代赭石汤的主要组成，具有重镇降逆止呃逆的作用。(推荐强度：B，证据级别：Ⅳ)

(3) 山楂核、白蔻仁：具有化湿和中，降逆止嗳的作用。(推荐强度：B，证据级别：Ⅳ)

(4) 吴茱萸，三七：吴茱萸温中散寒、三七活血化瘀，用于寒湿久蕴所致的嗳气。(推荐强度：B，证据级别：Ⅳ)

(5) 紫苏叶、黄连：辛开苦降、行气宽中，用于中焦气滞所致的嗳气。(推荐强度：B，证据级别：Ⅳ)

(6) 丁香、柿蒂：温中降逆止嗳，用于中焦虚寒所致的嗳气。(推荐强度：A，证据级别：Ⅳ)

2.1.6 单味药

桂枝：治嗳气用温中健脾、消食导滞、理气降逆等法不效者，可拟桂枝为主立方。(推荐强度：B，证据级别：Ⅳ)

吴茱萸：温肝而治肝寒犯胃之嗳气。(推荐强度：B，证据级别：Ⅳ)

生姜：温中而治胃寒上逆之嗳气。(推荐强度：B，证据级别：Ⅳ)

橘皮：行气和胃，用于中焦气滞或食积壅滞所致的嗳气。(推荐强度：B，证据级别：Ⅳ)

黄连：苦寒泻火，用于中焦湿热、胃火上逆所致之嗳气。(推荐强度：B，证据级别：Ⅳ)

2.1.7 临证要点

嗳气是一个中医病症，临床中辨证以"寒热虚实"为纲要，病位包括食管、胃、脾、肝、肺等，以"气机上逆"为主要病机，病性包括寒邪、湿、热、气滞、食积等，久病可有血瘀。临床中多病位、多病性兼夹，应综合考虑虚实、寒热、气血、升降等辨证要点之间的关系。（※ 推荐强度：C，证据级别：Ⅳ）

2.2 针灸推拿治疗

（1）采用按压或针刺攒竹穴 BL2 治疗嗳气。（推荐强度：A，证据级别：Ⅰb）

（2）针刺合谷 LI4、足三里 ST36，操作方法：以平补平泻手法为主。（推荐强度：B，证据级别：Ⅳ）

（3）天突穴 RN22 按摩：天突穴就是相当于肺与自然相通的通道，清气从这里进入肺，浊气又从这里呼出来。因此，按压天突穴能够更好地导气，从而缓解和抑制打嗝。（推荐强度：B，证据级别：Ⅳ）

（4）针刺四关穴：四关穴即合谷 LI4、太冲穴 LR3 的总称。具有疏肝理气，降逆胃气的作用，用于肝气不舒之嗳气者。（推荐强度：B，证据级别：Ⅳ）

2.3 调摄护理及随访

功能性嗳气大部分与饮食、情志、受凉等有关，如碳酸饮料、油炸食品、咖啡、辛辣食物或进凉食有关。嗳气可反复或间断发作，影响生活质量，但一般预后良好。如果患者症状持续不缓解或者出现报警症状，应定期复查电子胃镜、腹部 CT 等检查，排除其他器质性疾病。

参考文献

[1] 曹晶 . 徐景藩教授治疗难治性嗳气验案 [J]. 中医报，2013，28（10）：1475-1476.

[2] 樊春英 . 五脏主病与嗳气的辨证论治 [J]. 内蒙古中药，2014，33（11）：118-119.

[3] 中华中医药学会 . 中医内科常见病诊疗指南 [M]. 北京：中国中医药出版社，2008.

[4] 张声生，唐旭东，黄穗平，卞立群 . 慢性胃炎中医诊疗专家共识意见（2017）[J]. 中华中医药杂志，2017，32（07）：3060-3064.

[5] 张声生，周强 . 胃脘痛中医诊疗专家共识意见（2017）[J]. 中医杂志，2017，58（13）：1166-1170.

[6] 张声生，赵鲁卿 . 功能性消化不良中医诊疗专家共识意见（2017）[J]. 中华中医药杂志，2017，32（06）：2595-2598.

[7] 张声生，朱生樑，王宏伟，周秉舵 . 胃食管反流病中医诊疗专家共识意见（2017）[J]. 中国中西医结合消化杂志，2017，25（05）：321-326.

[8] 刘宪华，侯政昆，刘凤斌 . 慢性胃炎中医证型及其症状条目库的构建和优化 [J]. 中医杂志，2016，57（17）：1468-1471.

[9] 中华医学会消化病学分会 . 中国慢性胃炎共识意见 [J]. 胃肠病学，2006，11（11）：674-684.

[10] 蒋健 . 嗳气脉证并治及病因病机分析 [J]. 四川中医，2010，28（08）：26-28.

[11] 刘启泉，王志坤，张晓利 . 嗳气临证心法 [J]. 光明医，2011，26（6）：1093-1094.

[12] 孙浩 . 慢性浅表性胃炎有胃脘胀痛、食欲不振、嗳气之见症者，用何药为好？[J]. 中医杂志，2004，45（4）：313.

[13] 王婧，陈信义 . 良附丸古今研究纵横 [J]. 北京中医药，2009，28（03）：236-239.

[14] 安贺军，王新月，于玫，郭雁冰 . 香苏散的临床应用 [J]. 吉林

中医药，2007，27（02）：51-52.

[15] 陈玲夫. 越鞠保和丸治疗功能性消化不良 50 例 [J]. 浙江中医杂志，2011，46（5）：339.

[16] 许凤莲. 温胆汤治疗功能性消化不良 50 例 [J]. 光明中医，2013，28（04）：694-695.

[17] 肖十蔚. 四逆散治嗳气 [J]. 湖南中医杂志，1995，11（06）：31.

[18] 许健. 四磨饮治愈顽固嗳气二例 [J]. 四川中医，1987，10（06）：12.

[19] 赵凤林. 会厌逐瘀汤治顽固性嗳气 [J]. 江西中医药，1993，24（05）：60.

[20] 邵启峰，杨平. 旋覆代赭汤治疗嗳气验案举隅 [J]. 山西中医，2010，26（10）：36.

[21] 郑鑫，盛凤，张新峰，等. 蒋健运用旋覆代赭汤治疗嗳气验案 5 则 [J]. 河南中医，2010，30（01）：90-91.

[22] 陈来雄. 升降汤配合针刺治疗神经性嗳气 40 例疗效观察 [J]. 内蒙古中医药，2015，34（8）：12-13.

[23] 张旭，张声生. 张声生从升清降浊论治功能性消化不良 [J]. 辽宁中医杂志，2017，44（03）：476-479.

[24] 李晓玲，张声生. 张声生教授治疗脾胃病用药经验 [J]. 天津中医药，2015，32（10）：577-580.

[25] 耿燕楠，刘子丹，宋红春，陆为民. 徐景藩运用升降理论诊治脾胃病经验 [J]. 中医杂志，2014，55（01）：12-14.

[26] 陆为民，徐丹华，周晓波. 国医大师徐景藩教授诊治胃食管反流病的经验 [J]. 中华中医药杂志，2013，28（03）：703-705.

[27] 张声生，李乾构. 名医重脾胃 [M] 上海：上海科学技术出版社，2014：151-153.

[28] 汪红兵，彭美哲，李享，李帷. 李乾构治疗慢性萎缩性胃炎经验 [J]. 北京中医药，2013，32（12）：907-908，916.

[29] 李帷，朱培一，张声生，李乾构. 李乾构健脾理气法治疗功能

性消化不良经验 [J]. 北京中医药，2013，32（06）：413-414.

[30] 朱培一，汪红兵，张琳. 李乾构治疗胃痛经验 [J]. 中国中医基础医学杂志，2011，17（09）：973-974.

[31] 张琳，朱培一. 李乾构老师辨证论治脾胃病经验 [J]. 中国中西医结合消化杂志，2011，19（04）：255-256.

[32] 张声生，李乾构. 名医重脾胃. 上海：上海科学技术出版社，2014：118-119.

[33] 董子亮，赵荣莱. 赵荣莱论脾胃病的诊治 [J]. 北京中医药，2010，29（04）：262-264.

[34] 翟军鹏，李晓宁，陈誩. 赵荣莱教授治疗胃食管反流病经验 [J]. 北京中医药，2008，2（01）：19-20.

[35] 崔晨，耿琦，李敬伟，等. 蒋健以芍药甘草汤为主治疗嗳气经验探析 [J]. 上海中医药杂志，2015，49（4）：23-25.

[36] 刘士正. 山楂核白蔻仁相伍治疗嗳气 [J]. 山东中医杂志，1989，8（02）：53.

[37] 王玉芝. 吴茱萸治疗神经性嗳气 [J]. 中医杂志，1995，36（4）：202.

[38] 李俊明. 小柴胡汤合苏连饮治疗胆汁反流性胃炎 20 例 [J]. 江西中医药，2002，33（02）：27-28.

[39] 董汉良，施正贤. 顽固性呃逆伴嗳气证治分析 [J]. 中国社区医师，2002，18（3）：11-12.

[40] 海崇熙. 桂枝治嗳气、水肿有殊效 [J]. 中医杂志，1994，36（12）：709-710.

[41] 崔向梅，葛玉娟. 巧治打嗝 [J]. 中国误诊学杂志，2008，8（26）：6508.

[42] 李为亮. 巧用橘皮治打嗝 [J]. 中国民间疗法，2015，23（9）：97.

[43] 孙晓春. 水浸黄连治疗胃火上逆型呃逆嗳气 30 例 [J]. 实用中医内科杂志，1999，13（03）：18.

[44] 杨连松，时秋菊，邢丽君. 指压攒竹穴加针刺治疗顽固性呃逆

95 例 [J]. 陕西中医，2005，26（3）：261.

　[45] 季卫明，庄新娟，于丽娟. 针灸配合指压攒竹穴治疗顽固性呃逆 144 例 [J]. 中国民间疗法，2013，21（5）：23-24.

　[46] 翟春梅，孙凤菊. 针刺攒竹穴治疗顽固性呃逆 94 例 [J]. 吉林中医药，2007，27（7）：44.

　[47] 姚德红. 顽固性嗳气症治验 [J]. 陕西中医，1989，10（04）：175.

　[48] 曲冬梅，李新成，宫照明. 中医治疗打嗝 [J]. 中国民间疗法，2014，22（5）：67.

　[49] 丁秀芳，刘方铭. 针刺天突配合按揉膻中治疗癌性呃逆 26 例 [J]. 中国针灸，2014，34（08）：746.

　[50] 黄士其，王宇，张小红，等. 四关穴配四花穴治疗嗳气 1 例 [J]. 中国民间疗法，2017，25（06）：11.

1. 项目编写委员会

项目组长：唐旭东

副组长：温艳东、王凤云

项目秘书：吕林、赵迎盼

2. 指南编写小组

张声生、周强

3. 主审专家

陈涤平

4. 指南德尔菲法函审专家（按姓氏笔画排列）

王凤云、王垂杰、王宪波、王捷虹、毛宇湘、甘淳、白光、朱生樑、朱莹、刘凤斌、苏娟萍、李志、李保双、李振华、李健、杨少军、杨国红、杨强、时昭红、汶明琦、沈洪、张声生、赵文霞、柯晓、钦丹萍、徐进康、凌江红、郭朋、梁健、琚坚、董明国、曾斌芳、温艳东、谢晶日、蔡敏、廖小林、颜勤、潘洋、魏玮

5. 指南会审专家（按姓氏笔画排列）

王凤云、王垂杰、王彦刚、王宪波、王敏、王婕虹、叶松、冯培民、朱莹、任顺平、刘力、刘凤斌、刘启泉、李军祥、李保双、李振华、李慧臻、杨胜兰、杨倩、时昭红、沈洪、张声生、张学智、陈苏宁、陈涤平、季光、周正华、鱼涛、孟立娜、赵文霞、胡玲、柯晓、钦丹萍、徐进康、郭朋、郭绍举、唐旭东、黄绍刚、黄恒青、黄穗平、蒋健、舒劲、温艳东、谢胜、魏玮

《常见脾胃病中医临床实践指南》

胃 缓

世界中医药学会联合会消化病专业委员会

编写单位：福建中医药大学附属第二人民医院

要点说明

本指南主要根据中华人民共和国境内胃缓相关疾病的中医药临床研究成果并结合专家的经验制定，目的是为了对中医学治疗胃缓的方法与措施加以总结并进行合理的评价，以期加以推广，为具有中医学执业资格的医生提供指导，同时也为社会医疗决策者及患者提供有益的参考。本指南主要适用于胃缓的中医药诊断与防治。

需要说明的是，本指南并不是医疗行为的标准或者规范，而仅仅是根据现有的研究证据依据特定方法制作出的一个文本。随着临床实践的发展，新证据的不断产生，指南所提供的建议亦会随之不断地修正。采用指南推荐的方法并不能保证所有人都能获得理想的临床疗效。同时，就指南本身而言，并不能包括所有有效的疗法，也并不排斥其他有效的疗法。最终临床治疗措施的选择需要卫生从业者根据临床的具体情况，结合自身的经验及患者的意愿做出。

目 录

背景介绍

胃缓，指以脘腹坠胀为主或有疼痛，食后或站立时为甚的疾病，常见于西医"胃下垂"症。有关胃缓的记载最早来源于《灵枢·本藏》有"脾应肉，肉䐃坚大者胃厚，肉䐃么者胃薄。肉䐃小而么者胃不坚；肉䐃不称身者胃下，胃下者，下管约不利。肉䐃不坚者，胃缓。"《实用中医内科学》(1985 年 6 月第一版)一书首次把"胃缓"定为正式病名，并归入脾胃病证类。本指南主要针对胃缓的中医药诊断与防治。

目前尚无胃缓的中医药治疗指南，中华中医药学会曾于 2008 年颁布《胃下垂诊疗指南》，对其中医诊疗进行总结，以满足临床诊治和科研的需要。

目前国际上尚无中医药治疗胃缓的循证临床实践指南。本诊疗指南开发小组基于现有循证医学证据，充分讨论并结合现有诊疗指南和中医的诊疗特点，依据循证医学的原理，广泛搜集循证资料，对胃缓中医诊疗方面形成的主要观点进行总结，以期为胃缓的中医药的诊断和治疗提供有循证医学的建议，规范中医临床诊疗过程，更好地服务临床与社会。

临床特点

1 概述

胃缓多因禀赋薄弱、饮食失调、七情内伤、劳倦过度等，使中气亏虚并下陷，固护升举无力，以脘腹坠胀为主，或有疼痛，食后或站立时为甚的疾病，类似于西医学"胃下垂"范畴。有研究报道 3124 例 X 线钡餐透视检查，结果显示胃下垂的发病率为 9.80%，女性明显高于男性，且发生率随着年龄增长而增高。

本病病机主要是由于脾胃虚弱，中气下陷，升降失常。病性以虚证为多，或虚实夹杂。在本为脾胃虚弱，中气下陷，胃体失于固托；标实则表现为脘腹坠胀，脾运失职，水谷津液输布失司，聚而为饮成痰，阻遏气机。初病在经，久病入络。病理因素表现为食滞、饮停、气滞和血瘀。

其病位在胃，与脾、肝、肾相关。

2 理化检查

对于胃缓而言，X 线钡餐造影及 B 超检查为特异性检查手段，可为临床诊断提供依据，但同时也需要借助其他检查手段来排除其他疾病：

（1）X 线钡餐造影检查：立位时可见胃体明显下降、向左移位，胃小弯角切迹低于髂嵴连线水平，胃蠕动减弱或见有不规则的微弱蠕动收缩波。根据站立位胃角切迹与两侧髂嵴连线的位置，将胃下垂分为三度：轻度：角切迹的位置低于髂嵴连线下 1.0～5.0cm；中度：角切迹的位置位于髂嵴连线下 5.1～10.0cm；重度：角切迹的位置低于髂嵴连线下 10.1cm 以上。

（2）超声检查：口服胃造影剂可见充盈扩张的胃腔无回声区，站立位时位置降低，胃小弯低于脐水平以下。轻度胃下垂者在脐水平以下 5cm 以内，中度胃下垂者胃小弯在脐水平下 5～8cm，重度胃下垂者大于 8cm。

（3）其他检查：内镜检查有助于鉴别功能性和器质性消

化系统疾病；胃排空功能测定、体表胃电图、胃腔内压力测定等有助于明确是否存在胃运动功能障碍；心电图有助于排除心血管疾病等。

临床诊断

1 中医诊断

1.1 中医病名诊断

胃缓以脘腹坠胀或有疼痛为主症，伴有倦怠乏力、纳食欠佳、恶心嗳气、体瘦肌削等表现。常为逐渐发病，病情时轻时重。空腹时轻，饱餐后重；卧位时轻，立位时重。

1.2 中医证候诊断

1.2.1 常见证候分布

指南工作小组前期对文献进行统计分析，并结合问卷调查及专家共识意见，确认本病临床常见证型为脾虚气陷证、胃阴不足证、脾肾阳虚证、脾虚饮停证。然临床病情多样，既可呈现单一证候，兼夹证亦不少见。常见兼证为食滞证、湿热证、肝郁证及血瘀证。同时，随着病情的发展变化，证候也呈现动态变化的过程，临床需注意甄别。

1.2.2 证候诊断标准

1.2.2.1 脾虚气陷证：脘腹重坠作胀，食后、站立或劳累后加重，不思饮食，面色萎黄，精神倦怠，舌淡，有齿痕，苔薄白，脉细或濡。

1.2.2.2 胃阴不足证：脘腹痞满，隐隐坠胀疼痛，舌质红或有裂纹，少津少苔，饥不欲食，口干咽燥，纳呆消瘦，烦渴喜饮，大便干结，脉细或细数。

1.2.2.3 脾肾阳虚证：脘腹坠胀冷痛，喜温喜按，遇冷或劳累后加重，畏寒肢冷，得温痛减，食后腹胀，倦怠乏力，食欲不振，大便溏薄，或完谷不化，腰膝冷痛，舌淡，边有齿痕，苔薄白，脉沉细或迟。

1.2.2.4 脾虚饮停证：脘腹坠胀不舒，胃内振水声或水在肠间辘辘有声，呕吐清水痰涎，头晕目眩，心悸气短，舌淡胖有齿痕，苔白滑，脉弦滑或弦细。

1.2.3 辨证的问诊要素

问诊是中医四诊中的重要组成部分，对证型的判别具有重要的意义，临床询问病史过程中，着重询问下列问题对于胃缓的证型甄别可能起简化作用：

1.2.3.1 主症的性质：脘腹重坠作胀多属气陷；脘腹痞满，隐隐作坠疼痛多属虚证；脘腹坠胀冷痛，喜温喜按多属虚寒证。

1.2.3.2 症状的诱发、加重及缓解因素：劳累后诱发或加重，休息后缓解，多属虚证；站立时诱发或加重，平卧时缓解，多属气陷；食后诱发或加重，多属脾虚或食滞。

1.2.3.3 精神状态与体力：平素精神倦怠，体力不足者多属虚证；畏寒肢冷者多属寒证。

1.2.3.4 饮食口味：食欲不振，口淡乏味者多属虚证、寒证；喜热食者多属寒证；喜冷食者多属热证。

1.2.3.5 大便的质地、色泽、气味、频次：大便溏薄者多属虚证；完谷不化者多属虚寒证；大便干者多属实热或阴虚；大便有黏液且气味臭秽者多属湿热证；大便发黑者多兼血瘀。

1.2.3.6 其他：口干咽燥多属于阴亏；胃内肠间辘辘有

声，呕吐清水痰涎多属饮停。

通过询问上述问题，收集临床辨证信息，并结合其他诊疗方法，综合判断患者的证候类型。

2 西医诊断及鉴别诊断

2.1 西医诊断

症状：轻度胃下垂多无明显症状。中度以上胃下垂患者则可表现为不同程度的上腹部饱胀感，食后尤甚，并可见嗳气、厌食、便秘、腹痛等症状。腹胀可于餐后、站立过久和劳累后加重，平卧时减轻。此外患者常有消瘦、乏力、低血压、心悸和眩晕等表现。

体征：肋下角常小于90°。站立时由于胃下垂，上腹部常可触及较明显的腹主动脉搏动。部分患者可有上腹部轻压痛，压痛点不固定。冲击触诊或快速变换体位有时可听到脐下振水声。有些瘦长体型患者可触及下垂的肝、脾、肾等脏器。

结合X线钡餐造影或超声检查结果可明确胃下垂程度，进而确诊。

2.2 报警症状

胃缓患者脘腹坠胀、疼痛等不适症状突然加剧或性质发生改变、大便发黑或便血，伴有长期发热、贫血、消瘦等情况时，需尽快行内镜或其他相关检查，明确病因。

2.3 鉴别诊断

2.3.1 功能性消化不良

消化不良是指位于上腹部的一个或一组症状，主要包括上腹部疼痛、上腹部烧灼感、餐后饱胀和早饱感，还可包括其他症状，如上腹部胀气、恶心、呕吐及嗳气等。功能性消化不良是指具有慢性消化不良症状，但其临床表现不能用器质性、系统性或代谢性疾病等来解释。罗马Ⅳ诊断标准将其分为上腹痛综合征和餐后不适综合征。诊断标准：①符合以下标准中的一项或多项：a）餐后饱胀不适；b）早饱感；c）上腹痛；d）上腹部烧灼感；②无可以解释上述症状的结构性疾病的证据（包括胃镜检查等），必须满足餐后不适或上腹痛综合征的诊断标准。

上腹痛综合征：必须满足以下至少一项：a）上腹痛（严重到足以影响日常活动）；b）上腹部烧灼感（严重到足以影响日常活动），症状发作至少每周 1 天。餐后不适综合征：必须满足以下至少一项：a）餐后饱胀不适（严重到足以影响日常活动）；b）早饱感（严重到足以影响日常活动），症状发作至少每周 3 天。以上诊断前症状出现至少 6 个月，近 3 个月符合诊断标准。

临床表现与本病有类似症状，如腹胀、嗳气，但 X 线钡餐造影检查无胃下垂影像。

2.3.2 慢性胃炎

慢性胃炎是胃黏膜的慢性炎性反应，多数慢性胃炎患者可无明显临床症状，有症状者主要表现为非特异性消化不良，如上腹部不适、饱胀、疼痛、食欲不振、嗳气、反酸等，部分还可有健忘、焦虑、抑郁等精神心理症状。确诊主要依赖于内镜与病理检查，尤以后者的价值更大。对慢性胃炎的诊断应尽可能地明确病因，特殊类型胃炎的内镜诊断必须结合病因和病理。

临床表现与本病有类似症状，如均可有慢性腹痛与不适感、腹胀、恶心、嗳气，通过内窥镜检查和 X 线钡餐造影不难鉴别。

2.3.3 胃癌

胃癌是起源于胃黏膜上皮的恶性肿瘤。约半数的早期胃癌患者可无任何症状和体征，部分表现为早饱、纳差，上腹痛及消瘦等症。胃癌的诊断主要依赖于内镜检查加活检，进而可与本病相鉴别。

2.3.4 糖尿病胃轻瘫

糖尿病胃轻瘫（DGP）是糖尿病患者常见并发症之一，临床上主要出现厌食、恶心、早饱、呕吐、腹胀等症状。诊断标准：①糖尿病病史。②存在持续性嗳气、早饱、饱胀、腹痛、厌食、恶心、呕吐等临床症状。③胃镜和钡餐造影检查排除机械性梗阻、胃下垂。④同位素标记试验、胃排空试验、实时 B 超、胃压测定术、胃电图（EGG）描记技术提示胃排空延迟。部分 DGP 患者可无临床症状，如果检查证实有胃排空延迟，且排除上消化道、肝胆胰等器质性病变和影响胃肠动力药物的因素，DGP 诊断便可成立。

干预与管理

1 干预

胃缓是中医药临床优势病种之一，中医药干预方法较多，由于专业不同，治疗方法各有侧重。包括中药、针灸、推拿、按摩等中医内治、外治方法或中医药内外治结合等。

胃缓的治疗要点主要有两方面：一是缓解症状；二是使下垂之胃体回复。

对于偶然发作，病情较轻的患者，可选择自我调摄、药膳等方法缓解症状；对于持续发作，病情较重的患者可采取中药口服、针灸、推拿或多种方式联合等治疗。同时，无论病情轻重，均需注意纠正不良的习惯体位，加强体质锻炼，增强腹肌张力，依证增加各种营养，以增强体质。

胃缓的中医干预流程见图1。

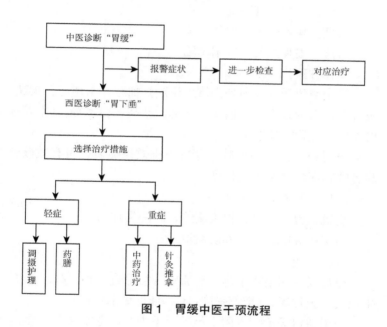

图1 胃缓中医干预流程

2 管理

2.1 药物治疗

2.1.1 辨证论治

临床研究表明，中医药以其独特的辨证思维和随证加减的治疗原则，在治疗胃缓方面具有较好的疗效，能有效缓解临床症状及改善胃下垂程度，且副作用较少，在治疗本病上具有明显的临床优势。

各证候采用的方剂由临床证据决定，并参考了相关的诊疗指南。因文献质量普遍较低，故本指南的证据均需取得专家共识后方列入推荐。

2.1.1.1 脾虚气陷证

病机：脾胃虚弱，中气下陷

治法：健脾益气，升阳举陷

推荐方药：

补中益气汤（《内外伤辨惑论》）加减。常用药：黄芪，炙甘草，人参，当归，橘皮，升麻，柴胡，白术等。（推荐强度：C，证据级别：Ⅳ）

采用补中益气汤加减治疗胃下垂效果显著，可有效改善患者的临床症状及下垂程度。

2.1.1.2 胃阴不足证

病机：胃阴亏虚，胃失濡养，和降失常

治法：滋阴润燥，养阴益胃

推荐方药：

益胃汤（《温病条辨》）加减。常用药：北沙参，麦冬，生地黄，玉竹等。（推荐强度：C，证据级别：Ⅳ）

采用益胃汤治疗胃阴不足型胃下垂，由专家共识推荐。

2.1.1.3 脾肾阳虚证

病机：脾肾阳虚，胃失温养

治法：温阳散寒，补益脾肾

推荐方药：

(1) 附子理中汤（《三因极一病证方论》）加减。常用药：炮附子先下，人参，干姜，白术，炙甘草等。（推荐强度：

C，证据级别：Ⅳ）

（2）补中益气汤（《内外伤辨惑论》）合附子理中汤（《三因极一病证方论》）加减。常用药：黄芪，炙甘草，人参，当归，橘皮，升麻，柴胡，白术，干姜，炮附子先下等。（推荐强度：C，证据级别：Ⅳ）

采用附子理中汤合补中益气汤治疗胃下垂，能有效改善患者的临床症状及胃下垂严重程度，显著优于对照组（P<0.05），值得临床广泛推广运用。

采用附子理中汤加减治疗脾肾阳虚型胃下垂，由专家共识推荐。

2.1.1.4 脾虚饮停证

病机：脾胃虚弱，痰饮停胃

治法：健脾和胃，温化痰饮

推荐方药：

小半夏汤合苓桂术甘汤加减（《金匮要略》）。常用药：茯苓，桂枝，白术，姜半夏，生姜，炙甘草等。（推荐强度：C，证据级别：Ⅳ）

采用小半夏汤合苓桂术甘汤加减治疗脾虚饮停型胃下垂，由专家共识推荐。

2.1.2 对症治疗

胃缓（胃下垂）除了脘腹坠胀或疼痛等症状的发生外，可能伴有其他临床症状，针对其他临床症状进行相应处理，可进一步提高疗效。（选2种药物）（推荐强度：C，证据级别：Ⅳ）

（1）反酸、吞酸、烧心、嘈杂：海螵蛸、煅龙骨、煅牡蛎、珍珠母、煅瓦楞、黄连、吴茱萸。

（2）恶心、呕吐：旋覆花布包、制半夏、竹茹、砂仁、苏梗、生枇杷叶、生姜、陈皮。

(3) 失眠、多梦：夜交藤、酸枣仁、琥珀、茯神、龙齿、珍珠母、合欢皮；吴茱萸粉适量（以食醋调和外敷涌泉）。

(4) 便秘：火麻仁、桃仁、冬瓜仁、瓜蒌、杏仁、肉苁蓉、莱菔子、生枇杷叶、生白术。

(5) 泄泻、便溏：仙鹤草、炒山药、石榴皮（壳）、煨诃子、芡实、莲子、茯苓。

2.1.3 名医经验

名医经验在中医药的学术传承中发挥了重要的作用，总结名医的临床实践经验，有助于临床疗效的提高。以下列出部分近现代名医治疗胃缓的经验，供参考使用。（推荐强度：C，证据级别：Ⅳ）

2.1.3.1 徐景藩

(1) 病因病机：胃缓多与脾（胃）、肝（胆）、肾等脏腑相关，病机以脾胃中气虚弱为基础，而气滞、水湿、痰饮是不可避免的病理因素。另外，肝郁可加重气滞，肾虚水湿痰饮易生，各种因素相互夹杂，终致胃缓。

(2) 治则治法：调中理气，疏肝和胃，温肾化饮。

(3) 基本处方：

①调中理气法：常用药黄芪、党参、白术、炙升麻、山药、炙甘草、炒枳壳、木香、炒陈皮、大枣等。

加减：若遇寒则症状尤甚者，加入高良姜；若胃脘隐痛喜暖喜按，酌加桂枝或甘松以温中，并配加白芍。

②疏肝和胃法：常用药紫苏梗、炙柴胡、炒白芍、炒枳壳、香附、佛手（或佛手花）、檀香、当归等。

加减：若性情抑郁，胸闷不畅者，加合欢花、郁金、百合；若腹胀甚及于小腹者加乌药、炒小茴香、防风；若神倦乏力，口干欲饮，舌苔薄净，病久肝胃阴虚者，配加石斛、乌梅、麦冬、木瓜、枸杞子，去檀香，其他如麦芽、鸡内金、神曲等和胃消滞药物，均可随症酌用，特别是麦芽，兼有良好的疏肝作用。

③温肾化饮法：常用药制附子、肉桂（后下或研粉另吞）、益智、法半夏、白术、泽泻、茯苓、猪苓、干姜、炙甘草等。

加减：若脘腹鸣响甚者，配加防风、藿香；若呕吐甚者，酌加煅赭石、旋覆花、通草、蛞蝓等通利走窜，有利于使胃的"下管"通畅，胃中痰饮下行。

2.1.3.2 李寿山

（1）病因病机：病之根本为中气下陷，多由先天禀赋不足，后天失于调养，或由长期饮食不节，劳倦过度，伤其中气，脾虚气陷，升降失调所致。同时指出，本病的发生不仅与脾胃虚弱、中气下陷有关，还与痰瘀有关，应注意结合舌脉辨证治疗。

（2）治则治法：升陷益胃。

（3）基本处方：自拟升陷益胃汤：黄芪 15～30g，党参 15～30g，升麻 10～15g，葛根 10～15g，白术 10～15g，生山药 15～20g，枳实 15～30g，甘草 6～10g。

（4）随证加减：治疗胃缓应用升举中气之方药超过两旬而不效者，应仔细观察舌脉。如舌苔滑腻、舌质淡胖边有齿痕，是为痰湿之候，可予上方加桂枝、茯苓，即合苓桂术甘汤化裁；若见舌质暗赤有紫气，或舌下络脉淡紫粗长，脉弦或涩者，此为有血瘀之象，可先服当归芍药散得小效，继服升陷益胃汤以巩固之，或两方化裁应用，根据虚与瘀的主次缓急而定。收效后仍应固本，可以继续服用参苓白术散、人参健脾丸等以健脾益气，巩固疗效。

2.1.3.3 朱良春

(1) 病因病机：病机较杂：有痰饮留伏而致者，有肝气久郁而致者，有湿浊弥漫而致者，有气血困顿而致者，有原气不足而致者，有风木不张而致者，有宗气不振而致者，有火不生土而致者，有金寒水冷而致者等。

(2) 治则治法：宣化湿浊，升阳举陷，疏肝解郁。

(3) 基本处方：一味苍术饮辅以"补中、逍遥"主药，即配合"升阳举陷，疏肝解郁"组成基本方：苍术、白术、炙黄芪、炒枳壳、升麻、柴胡、炒白芍、茯苓、陈皮、甘草。

(4) 加减：水行肠间、漉漉有声，酌加桂枝；浊气弥漫、胸痞身困、神气呆滞，加厚朴、槟榔、草果、半夏之属；原气不足选加桂附、巴戟、萸肉之属；症现食少、饭后作胀、烦热口干、少苔、嘈杂易饥、胃脘隐痛，酌加生地、准山药、萸肉、石斛、太子参之属，乃取傅青主升阴汤之意。

2.1.4 临证要点

胃缓病位在胃，与脾、肝、肾相关。病机主要是由于脾胃虚弱，中气下陷，升降失常。以虚证为多，或虚实夹杂。在本为脾胃虚弱，中气下陷，胃体失于固托；标实则表现为脘腹胀满，脾运失职，水谷津液输布失司，聚而为饮成痰，阻遏气机。初病在经，久病入络。病理因素表现为食滞、饮停、气滞和血瘀。故临床上要围绕脾虚气陷，关注脏腑、气血、痰、食等复杂因素。根据脉、证，详审病因、病机进行综合论治，以有效地缓解症状。

用药上虽以补为主，但不可太过，需补消兼施，切忌壅补阻运。同时，用药须顾胃气，不可过多，多药伤胃，容易增加脾胃负担，不同程度地影响脾胃功能，使原有胃下垂者病情加重。

药物在煎煮前宜用水浸泡 20～30 分钟，水煎服，每日 1 剂，浓煎 2 次，两次煎得药液混合分 2～3 次服用。汤剂温度以 60° 左右为宜，必须温服，但不宜过烫，以免灼伤食管和胃的膜络；亦不宜过凉，以免寒凝气滞。服药时间，一般胃病可在上、下午两餐饮食之间服药，如上午 9 时，下午 3 时左右。如因故不能按上述时间服药者，也必须在进餐前或者进餐后相隔 1h 服药。脾胃气虚者以餐前为宜，肝胃气滞证患者以餐后为宜，胃阴不足者餐前或者餐后各 1 小时均可。总之，勿在服药后即进食或食后服药，以免药与食物相杂，影响药物效应。另外服药后，宜安坐约半小时左右为宜，不可药后疾行、劳作、持重、弯腰等。

2.2 针灸治疗

针灸是治疗胃缓的可选择治法。治疗胃缓的针刺常用取穴有：中脘 CV12、气海 CV6、百会 GV20、胃俞 BL21、脾俞 BL20、足三里 ST36、关元 CV4、梁门 ST21、天枢 ST25。灸法常用取穴有：百会 GV20、足三里 ST36、关元 CV4、脾俞 BL20、胃俞 BL21、中脘 CV12。（推荐强度：C，证据级别：Ⅳ）

2.2.1 辨证论治

2.2.1.1 脾虚气陷证

治法：健脾益气，升阳举陷

取穴：中脘 CV12、足三里 ST36、气海 CV6、关元 CV4、脾俞 BL20、百会 GV20，补法，加灸百会 GV20。

2.2.1.2 胃阴不足证

治法：滋阴润燥，养阴益胃

取穴：中脘 CV12、足三里 ST36、胃俞 BL21、太溪 KI3、三阴交 SP6，补法或平补平泻。

2.2.1.3 脾肾阳虚证

治法：温阳散寒，补益脾肾

取穴：中脘 CV12、足三里 ST36、气海 CV6、关元 CV4、脾俞 BL20、肾俞 BL23，补法，加灸关元 CV4。

2.2.1.4 脾虚饮停证

治法：健脾和胃，温化痰饮

取穴：中脘 CV12、足三里 ST36、气海 CV6、脾俞 BL20、丰隆 ST40、天枢 ST25，补法或平补平泻，加灸气海 CV6。

2.2.2 对症治疗

纳差、恶心、泛酸者配内关 PC6；腹胀者配脾俞 BL20、胃俞 BL21；腹部下坠或伴有腹泻者配百会 GV20；失眠者配神门 HT7、三阴交 SP6；阳虚者加灸。

2.2.3 名医经验

2.2.3.1 邱茂良

提胃法：邱老在临床治疗本病，每于辨证施治、调补脾胃的同时，引用提胃法。其法有二：一是令患者空腹平卧，调匀呼吸，放松腹部，常规消毒后用 7 寸长针，从巨阙穴（CV14）刺入，刺进皮下后，将针卧倒呈 25°沿腹肌下慢慢推进，至接近脐孔后，少停，连续搓针 3～5 次，使针身与腹肌固定，然后将针向上提起，连续 40～50 分钟，中间不松手，不脱出。此时，患者腹部有强烈的酸胀和收缩感觉，从下腹缓缓上移，最后集中在胃部，便可徐徐出针。术后令患者绝对卧床休息，进半流质饮食，不宜多，给予调养 3 天，然后缓缓起床活动。此法一般只做 1～2 次。二是取双侧梁门穴（ST21），消毒后，用 4 寸长针，进针后将针卧倒，沿腹肌向下刺 3.5 寸，捻针得气后，双手将两针同时向上提起，此时患者腹部也有强烈的酸胀与收缩感，边提边退，约经 3 ～ 5 分钟出针。休息片刻即可，间日 1 次，可连续 10 ～ 20 次。两种方法，操作不同，但均有举陷升清作用。

2.2.3.2 葛书翰

芒针透穴法：用 7.0 寸长的芒针以 45°角由巨阙穴（CV14）进针后，沿皮下缓缓向左侧肓俞穴（KI16）横刺，顺时针方向捻转针柄使其发生滞针，并手持针柄与皮肤呈 30°角慢慢上提，时间约 20 分钟，再留针 10 分钟。

2.2.3.3 邵经明

主穴：中脘 CV12、足三里 ST36、胃上穴 Ex-CA01（脐上 2 寸，脐中线旁开 2 寸处），配穴：纳差、恶心、泛酸者配内关 PC6；腹胀者配脾俞 BL20、胃俞 BL21；腹部下坠或伴有腹泻者配百会 GV20；失眠者配神门 HT7、三阴交 SP6；阳虚者加灸，其他随症加减。

操作及疗程：中脘、足三里、内关等穴按常规操作。脾俞、胃俞用长 25mm 毫针直刺 13 ～ 20mm，施平补平泻手法，胃上穴用 75 ～ 100mm 毫针，将针沿皮刺入脂肪下肌层，针尖向神阙（CV8）穴方向捻转斜刺入 65 ～ 85mm，施中强刺激手法，使患者胃部有酸胀上提收缩感。进针时注意，一定要掌握好针刺方向和深度，以免刺伤内脏。针刺治疗一般多在空腹时进行。如患者针后有微痛不适感，可让其稍微休息。每日针刺 1 次，留针 30 分钟，10 分钟行针 1 次，10 次为一疗程。休息 5 ～ 7 天，根据病情需要，可继针刺第 2 疗程。

2.2.4 临证要点

2.2.4.1 临证时可以将辨证取穴与对症取穴二者互相参

照，拟订方案。

2.2.4.2 操作方法：以毫针为主，可单独应用，也可配合艾灸、电针、火针等使用。

2.3 推拿（推荐强度：C，证据级别：Ⅳ）

2.3.1 腹部操作

（1）取穴及部位：中脘 CV12、鸠尾 CV15、天枢 ST25、气海 CV6、关元 CV4，腹部。

（2）主要手法：揉、一指禅推法、托、振、摩法等手法。

2.3.2 背部操作

（1）取穴及部位：肝俞 BL18、脾俞 BL20、胃俞 BL21、气海俞 BL24、关元俞 BL26、背部肩胛部、胁肋部。

（2）主要手法：一指禅推法、按、揉、插法等手法。

2.4 调摄护理

（1）饮食有节，忌过饥过饱、偏嗜五味，宜少食多餐，进食富有营养、细软、易消化食物，忌冷硬、辛辣刺激等食物；注意营养均衡，糖、脂肪、蛋白质三大营养物质合理选择，脂类食物可少食用，而蛋白质食物略增加，如鸡肉、鱼肉、瘦猪肉、半熟鸡蛋、牛奶、豆腐、豆奶等；用餐速度要缓慢，细嚼慢咽以利消化吸收，饭后可作 30～60 分钟平卧休息，避免食后劳作。

（2）保持乐观心态，避免不良情绪。

（3）加强体育锻炼，运动量从小开始，逐渐加大，不可过度，持之以恒，坚持不懈，忌剧烈运动及重体力劳作。可选择方式如下：

①全身锻炼：如保健体操、太极拳、八段锦、五禽戏、

散步、游泳等。

②腹肌锻炼：仰卧，双腿伸直抬高，放下，反复进行数次，稍休息再重复做数次，或仰卧起坐。也可以模拟蹬自行车的动作，或做下蹲动作。

③腹式呼吸：吸气时让腹部凸起，吐气时压缩腹部使之凹入的呼吸法，每日 1 次，每次 10～20 分钟。

④按摩腹部：一般在体育锻炼后进行，时间 10 分钟左右，可用按压、环行按摩等手法。

⑤气功疗法：卧位，全身放松、吸气，意守丹田、呼气。如此反复进行，速度宜缓慢，10～20 分钟／次，1～2 次／d，一般在锻炼前做。

⑥膝胸俯卧：膝胸俯卧，每晚睡前半小时。可减轻重力对筋系的牵拉，有利于筋脉得到充分的营养和休息，有利于脾胃之升降，减轻病状。

2.5 随访

本病属慢性疾病，治疗周期较长，症状可反复或间断发作，一般预后良好，若症状持续不缓解或出现报警症状，应定期复查电子胃镜，排除其他器质性疾病。

参考文献

[1] GB/T 16751.1-1997. 中医临床诊疗术语国家标准（疾病部分）[S].

[2] 王永炎，严世芸. 实用中医内科学 [M]. 2 版. 上海：上海科学技术出版社, 2009.

[3] 张有军. 胃下垂与年龄、性别相关性的 X 线研究 [J]. 泰山医学院学报, 2013.

[4] 莫剑忠. 江绍基胃肠病学 [M]. 上海：上海科学技术出版社, 2014.

[5] 马玉富. 胃下垂 X 线钡餐诊断标准的探讨 [J]. 中国医学影像学杂志, 2001, 9(6), 462-463.

[6] 钱蕴秋. 超声诊断学 [M]. 2 版. 西安: 第四军医大学出版社, 2008.

[7] 曹海根. 实用腹部超声诊断学 [M]. 北京: 人民卫生出版社, 2006.

[8] 李乾构, 王自立. 中医胃肠病学 [M]. 北京: 中国医药科技出版社. 1993.

[9] ZYYXH/179-2008. 中华中医药学会标准 – 胃下垂诊疗指南 [S]. 北京: 中国中医药出版社, 2008.

[10] 李乾构, 周学文, 单兆伟. 中医消化病诊疗指南 [M]. 北京: 中国中医药出版社, 2006.

[11] 张声生, 赵鲁卿. 功能性消化不良中医诊疗专家共识意见 (2017)[J]. 中华中医药杂志, 2017, 32(6):2595-2598.

[12] Stanghellini V, Talley N J, Chan F, et al. Rome Ⅳ –Gastroduodenal isorders. Gastroenterology, 2016, 150(6):1380-1392.

[13] 张声生, 唐旭东, 黄穗平, 等. 慢性胃炎中医诊疗专家共识意见 (2017) [J]. 中华中医药杂志, 2017, 32(7):3060-3064.

[14] 刘新忠, 曹治宏. 糖尿病胃轻瘫的诊断及治疗 [J]. 西部医学, 2012, 24(2):306-307.

[15] 杨宪煌. 补中益气汤加减治疗胃下垂 36 例疗效观察 [J]. 实用中医内科杂志, 2007, 21(8):55-56.

[16] 杨芳芳. 加味补中益气汤治疗胃下垂疗效观察 [J]. 实用医技杂志, 2014, 21(4):434-435.

[17] 张华. 温阳健脾、升阳举陷法治疗胃下垂 80 例疗效观察 [J]. 甘肃中医学院学报, 2012, 29(1):32-33.

[18] 陈奋伟, 颜春悦. 补中益气汤加附子理中汤治疗胃下垂临床研究 [J]. 实用中医内科杂志, 2012, 26(7):81-82.

[19] 刘子丹, 郭尧嘉, 何璠, 等. 徐景藩诊治胃下垂经验 [J]. 中医杂志, 2013, 54(13):1091-1093.

[20] 迟伟，王涛，黄友娟 . 李寿山治疗胃下垂（胃缓）经验 [J]. 光明中医 ,2013,28(4):665-666.

[21] 邱志济，朱建平，马璇卿 . 朱良春治疗胃下垂对药的临床经验 [J]. 辽宁中医杂志 ,2000,27(10):438-439.

[22] 张冰，高承奇，邓娟，等 . 颜正华教授治疗胃下垂经验 [J]. 中华中医药杂志 ,2006,21(6):354-355.

[23] 孙国杰等 . 针灸学 [M]. 第 2 版 . 北京：人民卫生出版社 ,2011.

[24] 石学敏等 . 针灸治疗学 [M]. 第 2 版 . 北京：人民卫生出版社 ,2011.

[25] 王启才 . 针灸治疗学 [M]. 北京：中国中医药出版社 ,2007.

[26] 侯云霞，陈少宗 . 针灸治疗胃下垂的取穴规律与经验分析 [J]. 针灸临床杂志 ,2013, (7):70-72.

[27] 孙炜，翟培杞，董迹菲，等 . 基于数据挖掘的针灸治疗胃下垂选穴配伍规律的文献研究 [J]. 上海针灸杂志 , 2015,34(6):588-591.

[28] 邵素菊，邵素霞 . 邵经明教授临证用穴规律探讨 [J]. 中国针灸 ,2006,26(2):126-128.

[29] 邱仙灵 . 邱茂良教授谈针灸治疗胃下垂 [J]. 江苏中医药 ,1994,15(3):127.

[30] 黄晓洁 . 葛书翰学术思想探析 [J]. 辽宁中医杂志 ,2000,27(7):7-8.

[31] 宋柏林，于天源 . 推拿治疗学 [M].2 版 . 北京：人民卫生出版社 .2012.

[32] 石文惠，王萍 . 胃下垂的饮食调理 [J]. 中国实用乡村医生杂志 ,2008,15(11):14,20.

[33] 金旭明，刘翠芹 . 体育疗法在胃下垂康复治疗中的应用体会 [J]. 中国疗养医学 ,2011,20(4):315-315.

[34] 岳良明 . 杨宣舒主任医师治疗胃下垂的经验 [J]. 四川中医 ,2000, 18(3):1-2.

1. 项目编写委员会

项目组长：唐旭东

副组长：温艳东、王凤云

项目秘书：吕林、赵迎盼

2. 指南编写小组

柯晓、李世琪、黄恒青、方文怡、赵培琳、王文荣、胡光宏

3. 主审专家

王敏

4. 指南德尔菲法函审专家（按姓氏笔画排列）

王凤云、王垂杰、王宪波、王捷虹、毛宇湘、甘淳、白光、朱生樑、朱莹、刘凤斌、苏娟萍、李志、李保双、李振华、李健、杨少军、杨国红、杨强、时昭红、汶明琦、沈洪、张声生、赵文霞、柯晓、钦丹萍、徐进康、凌江红、郭朋、梁健、琚坚、董明国、曾斌芳、温艳东、谢晶日、蔡敏、廖小林、颜勤、潘洋、魏玮

5. 指南会审专家（按姓氏笔画排列）

王凤云、王垂杰、王彦刚、王宪波、王敏、王婕虹、叶松、冯培民、朱莹、任顺平、刘力、刘凤斌、刘启泉、李军祥、李保双、李振华、李慧臻、杨胜兰、杨倩、时昭红、沈洪、张声生、张学智、陈苏宁、陈涤平、季光、周正华、鱼涛、孟立娜、赵文霞、胡玲、柯晓、钦丹萍、徐进康、郭朋、郭绍举、唐旭东、黄绍刚、黄恒青、黄穗平、蒋健、舒劲、温艳东、谢胜、魏玮

《常见脾胃病中医临床实践指南》

胁 痛

世界中医药学会联合会消化病专业委员会

编写单位：武汉市中西医结合医院

要点说明

本指南主要根据中华人民共和国境内胁痛相关疾病的中医药临床研究成果并结合专家的经验制定，目的是为了对中医学治疗胁痛的方法与措施进行总结并实施评价，以期加以推广，从而为具有中医学执业资格的医师提供指导，同时也为社会医疗决策者及患者提供有益的参考。本指南的主要适应人群是由胆系病变引起的胁痛成人患者。

需要说明的是，本指南并非医疗行为的标准或规范，而仅仅是根据现有的研究证据依据特定方法制作出的一个文本。随着临床实践的发展，新证据的不断产生，指南所提供的建议亦会随之不断的修正。采用指南推荐的方法并不能保证所有人都能获得理想的临床疗效。同时，就指南本身而言，并不能包括所有有效的疗法，也并不排斥其他有效的疗法。最终临床治疗措施需要卫生从业者根据临床的具体情况，结合自身的经验及患者的意愿进行选择。

目　录

背景介绍

　　胁痛是以一侧或两侧胁肋部疼痛为主要表现的病证，属临床常见症状之一。胁痛的发生多数由肝胆系统病变引起，部分亦可由其他系统的病变引发，在临床治疗方面具有一定的复杂性。常见引起胁痛的疾病有胆道系统感染（包括急慢性胆囊炎、胆管炎等）、胆石症、胆囊息肉、胆道蛔虫症、胆管良恶性狭窄等，而因急慢性肝炎、脂肪肝、肝硬化、肝癌、胆囊癌、急慢性胰腺炎、胸膜炎、肋软骨炎、带状疱疹等疾病及外伤引起的胁肋部疼痛在相关疾病诊治指南中已有介绍，故不在本指南内进行讨论，其他疾病如或全身性疾病也可引起的类似于胁痛的症状。本指南主要适用于胆系病变引起的胁痛，肝系疾病引起的胁痛可参照相关指南论治（如脂肪肝可参照肝癖等），其他系统疾病或全身性疾病引起的胁痛可部分参照本指南论治。

　　目前关于胁痛单病种的中医药治疗指南相对较少，中华中医药学会内科分会出版了包括胁痛在内的《中医内科常见疾病诊疗指南》，其他的涉及胁痛的指导性文件多分布于各种具体的疾病之中，如中华中医药学会脾胃病分会发布的《胆囊炎中医诊疗专家共识意见》、中国中西医结合学会消化系统疾病专业委员会发布的《胆石症中西医结合诊疗共识》等。

　　目前国际上尚没有中医药治疗胁痛的循证临床实践指南。指南开发小组遵循循证医学的理念，在系统分析国外指南制作方法和指南评价方法的基础上，将其与中医学的特点相结合，通过文献预调查、临床问题的分解与定义、文献检索、文献评价与证据形成、证据评价与推荐建议形成、指南草案书写、专家评审、草案修改等步骤，完成了本指南的开发工作，以期对近几十年来中医、中西医结合的研究成果加以总结，对中医药治疗胁痛的临床操作方案进行规范，提高中医药治疗胁痛的疗效。

临床特点

1 概述

胁痛是以胁肋部疼痛为主要表现的病证，可为一侧或两侧，其中以右侧居多。胁痛的发生多由肝胆系统本身病变引起，部分亦可由其他系统疾病或全身性疾病引发，在临床治疗方面具有一定的复杂性。常见引起胁痛的疾病有包括急慢性胆囊炎在内的胆道系统感染、胆石症、胆道蛔虫症、急慢性肝炎、脂肪肝、肝硬化、肝癌、胆囊癌、急慢性胰腺炎、胸膜炎、肋软骨炎、带状疱疹等疾病，精神疾病亦可导致的胁痛的发生。本指南仅适用于急慢性胆囊炎、胆石症、胆囊息肉、胆道蛔虫症等胆系疾病所引起的胁痛。尽管上述疾病均可引起胁痛症状，但胁痛症状并非上述疾病的必然临床表现，对于支持上述疾病的诊断中亦缺乏特异性。

引起胁痛常见的病因有情志不遂、饮食失节、虫石阻滞、感受外邪、扑跌损伤及久病体虚等。从中医学的角度来看，胁痛的病机可归结为"不通则痛"与"不荣则痛"两方面。一方面，气滞、湿热、瘀血等病理因素，阻滞于内，引起肝胆疏泄失常，不通则痛；另一方面，素体亏虚，气血津液不足，脉络失养，不荣则痛。

胁痛的病位在肝胆，主要与脾、胃、肾相关。

2 理化检查

对于胁痛而言，明确原发病具有重要的意义。常见的检查包括：

（1）超声检查：有助于诊断肝胆脾胰等器官疾病引起的胁痛，是对急慢性胆囊炎及胆石症具有很高的诊断价值无创检查方法，可作为首选检查方法。亦可用于与胆固醇结晶与息肉相鉴别。

（2）血液检查：血液分析有助于判断胆道系统感染严重程度；肝功能检查如发现总胆红素（total bilirubin，TBIL）、碱性磷酸酶（alkaline phosphatase，ALP）、γ-谷氨酰转肽酶（γ-glutamyl transpeptidase，GGT）等增高有助于判断胆道梗阻情况。

（3）CT：可显示胆囊壁增厚及胆囊、胆管的结石，胆管有无扩张及肿块，对胆总管下段病变的检测方面优于超声。

（4）MRI：对于胆囊壁纤维化、胆囊壁缺血、胆囊周围肝组织水肿及脂肪堆积等方面其评估价值均优于CT，可用于急、慢性胆囊炎的鉴别。而磁共振胰胆管成像（magnetic resonance cholangiopancreatography，MRCP）能够清晰地显示胆管解剖结构，可发现超声和CT不易检出的胆囊和胆总管的小结石。

（5）超声内镜（endoscopic ultrasonography，EUS）：对胆总管结石的具有较高的敏感性和特异性，适用于超声检查阴性的胆总管末端结石。

（6）内镜下逆行胰胆管造影（endoscopic retrograde cholangio-pancreatography，ERCP）：是诊断胆管结石的重要方法，但具有一定的创伤性和风险性，一般不将此方法单纯应用于疾病诊断。

（7）胆囊收缩素刺激闪烁显像（cholecystokinin stimulated scintigraphy，CCK–HIDA）：可作为评估胆囊排空的首选影像学检查，以鉴别是否存在胆囊排空障碍。

（8）其他检查：肿瘤标志物 CA199、CEA、CA125、CA242 及肝功能，必要时结合 CT、MRI、经皮肝穿刺胆管造影（percutaneous transhepatic cholangiography，PTC）或 ERCP 用于与胆道系统肿瘤鉴别；肝功能、乙肝五项、丙肝抗体、甲肝抗体、戊肝抗体、自身免疫性肝病抗体、肝脏病理检查等可帮助诊断各型肝炎；甲胎蛋白（alpha fetoprotein，AFP）、ALP 等结合 CT、MRI 用于与肝癌相鉴别；胸部 X 线、CT 等检查可用于与胸膜炎相鉴别；内镜检查、上消化道钡餐用于与胃部疾病鉴别；血液分析、腹部 X 线用于与肠梗阻、肠穿孔等鉴别；胸部 X 线、CT 等检查用于与胸膜炎相鉴别；心电图检查、心肌标志物检查可用于除外心绞痛。

临床诊断

1 中医诊断

1.1 中医病名诊断

胁痛是指以一侧或两侧胁肋部疼痛为主要表现的病证，其中胁肋部指胸部两侧，腋以下至第十二肋以上区域疼痛。

1.2 中医证候诊断

1.2.1 常见证候分型

对临床实践经验进行总结，以探索专病中医证候的分布规律，是确定中医证型的有效途径。指南开发小组结合现有共识与标准，采用定量的文献统计方法，对临床常用的相对单一证候进行统计，确定常用证候为胆腑郁热证、肝郁气滞证、瘀血阻络证、肝胆湿热证、肝阴不足证。上述证候可单独出现，也可相兼出现，临床应在辨别单一证候的基础上辨别相兼证候。常见的相兼证候包括肝郁脾虚证、胆热脾寒证、气滞血瘀证等。临床上伴随着病情发展演变，证候也相应出现动态变化，需要仔细甄别。

1.2.2 证候诊断标准

证候诊断参照相关文献研究、相关疾病的专业指南，包括《中医内科常见疾病诊疗指南》《胆囊炎中医诊疗专家共识意见》《胆石症中西医结合诊疗共识》等。

1.2.2.1 胆腑郁热证：右胁痛阵发性灼痛或绞痛，可引至肩背部，伴口苦咽干、烦躁寐差，可伴恶心欲吐，身目黄染，持续低热，小便短赤，大便干结，舌质红，苔黄或黄厚腻，脉滑数。

如热毒炽盛者，胁痛剧烈而拒按，持续高热，身目发黄，黄色鲜明，小便短赤，大便干结，烦躁不安，甚则神昏、谵语，舌质红或红绛，苔黄，脉弦数。

1.2.2.2 肝郁气滞证：胁肋胀痛，疼痛呈走窜性，甚则痛连肩背，与情志变化密切相关，心烦易怒，喜太息，胸闷，脘腹胀满，嗳气，纳少，舌质淡红，苔薄白，脉弦。

兼脾虚者见胃脘胀闷，食欲不振，大便溏薄，倦怠乏力，舌质淡或淡胖，苔薄白或白，脉弦或弦细。

1.2.2.3 瘀血阻络证：胁肋刺痛，痛处固定而拒按，持续不已，入夜尤甚，或见面色晦暗，舌质暗红或紫暗，苔薄白或薄黄，脉沉弦或涩。

1.2.2.4 肝胆湿热证：胁肋胀痛，触痛明显，或引及肩背，伴脘腹胀闷、纳呆，恶心呕吐，厌食油腻，口干口苦，身体困重，或兼身热恶寒、身目黄染，小便短黄，大便不爽或秘结，舌质红，苔黄腻，脉弦滑。

兼脾胃虚寒，而成胆热脾寒并见者，可见胁肋胀痛，口干不欲饮，恶心欲呕，腹胀，便溏，恶寒喜暖，肢体疼痛，遇寒加重。舌质淡红，苔薄白腻，脉弦滑。

1.2.2.5 肝阴不足证：胁肋隐痛，绵绵不已，遇劳加重，口干咽燥，眼干眼涩，心烦易怒，头晕目眩，失眠多梦，舌质红，少苔，脉弦细。

1.2.3 辨证的问诊要素

中医学诊断讲求四诊合参，对于胁痛的证型甄别，问诊具有重要的提示意义，有助于简化辨证过程，提高对于证型辨识的准确性。

1.2.3.1 主症的性质：胁痛疼痛性质可表现为胀痛、闷痛、窜痛、刺痛、灼痛或隐痛。其中胀痛、闷痛或窜痛多属气滞，多表现为游走不定、痛无定处、忽轻忽重，每因情绪变化而增减；刺痛多属血瘀或虫石所致，表现为痛处固定不移、疼痛持续不已、入夜尤甚；灼痛多为热所致；隐隐作痛，则多属虚证；痛势剧烈，则多属实证。

1.2.3.2 症状的诱发、加重和缓解因素：因情志不遂诱发者，多属肝胆疏泄失司；劳累诱发或加重者，多属虚证；拒按者多实，喜按者多虚；畏寒喜暖者，多属寒凝；恶热喜冷者，多属湿热；进食后诱发，多兼食滞。

1.2.3.3 病程的长短：病程短，痛势急迫者，多属实证或热证；病程较长者，多虚证，或虚实夹杂证。

1.2.3.4 整体精神状态与体力：平素精神萎靡，倦怠乏力者多属虚证；恶热、烦躁者，多属热证；肢体困重明显者，多属湿困。

1.2.3.5 食欲、饮食喜好：纳少，口淡者多属虚证；喜热饮食者，多属寒证；喜冷饮食者，多属热证。

1.2.3.6 大便情况：大便溏薄者，多属虚证；大便干结者，多属实热或阴虚；大便不畅者，多属气滞；大便有黏液且气味臭秽者，多属湿热。

2 西医诊断

胁痛是以一侧或两侧由腋以下至第十二肋以上部位区域出现的一种令人不快的感觉和情绪上的感受，可伴有实质上的或潜在的组织损伤的主观感觉。其他非常难受的症状可能并不被患者描述为疼痛。

胁痛的诊断需要明确原发病因。对于原发病的检查主要考虑急慢性胆囊炎、胆石症、胆囊息肉、胆道蛔虫症等及部分其他疾病。诊断胁痛时，识别报警症状的有无有助于决定检查的缓急主次，尽可能避免贻误重要的器质性疾病。

2.1 报警症状

胁痛患者伴见阵发性右中上腹疼痛、发热、黄疸、恶心、呕吐、厌油腻等情况，需要尽快至医院检查，明确病因，以便于行进一步诊治；如胁痛伴胸闷或气促者，建议到心血管内科专科就诊。

2.2 常见疾病的诊断要点

2.2.1 胆道系统感染

急性胆囊炎是由胆囊管梗阻、化学性刺激和细菌感染等引起的胆囊急性炎症性病变，临床见发热、右上腹疼痛，或右胁肋胀痛放射至肩背部、伴恶心呕吐，可兼见黄疸、Murphy 征阳性、外周白细胞计数增高等表现。慢性胆囊炎因胆囊结石、高脂饮食等诱发，呈慢性起病，也可由急性胆囊炎反复发作、失治所致，临床表现为反复右上腹胀痛或不适、腹胀、嗳气、厌油腻，右上腹部有轻度压痛及叩击痛等体征，是临床常见病与多发病，随着人们饮食结构的改变，胆囊疾病发病率不断增加。

急性胆囊炎的诊断：以右上腹急性疼痛为主，常伴发热、恶心、呕吐等症。查体可见右上腹压痛，同时伴有反跳痛、腹肌紧张，Murphy 征阳性。血液分析可见血白细胞计数及中性粒细胞计数增高。超声检查见胆囊体积增大（胆囊横径≥4cm），胆囊壁水肿，胆囊壁增厚（≥3mm）或毛糙。

慢性胆囊炎的诊断：以反复右上腹胀痛或不适为最常见症状，可伴有腹胀、嗳气、厌油腻等消化不良症状。查体可见右上腹部有轻度压痛及叩击痛，但大多数患者可无任何阳性体征。超声检查可见胆囊体积常缩小或正常，也可见胆囊体积略有增大，胆囊壁增厚（≥3mm）或毛糙。

此外，急性化脓性胆管炎可根据典型的腹痛、寒战高热和黄疸的 Charcot 三联征做出诊断；随着病情发展出现中枢神经系统抑制及低血压等表现（即 Reynold 五联症），做出急性梗阻性化脓性胆管炎的诊断，结合超声、CT、MRCP等有助于进一步明确病因。

2.2.2 胆石症

胆石症根据结石部位可分为胆囊结石、肝外胆管结石及肝内胆管结石。其中，胆囊结石以胆绞痛为主要临床症状，常可伴上腹饱胀、厌油、恶心呕吐等症，亦有部分无明显临床症状。伴胆囊炎时，Murphy 征阳性。超声检查作为胆囊结石首选辅助检查，如见胆囊内存在强回声团，伴随体位而移动，其后有声影，即做出胆囊结石诊断；CT、MRI 亦有助于本病诊断。

肝外胆管结石多见于胆总管，轻者可仅有上腹部不适，出现胆道梗阻时，可见剑突下或右上腹绞痛、黄疸，并发胆道感染则进一步并见寒战高热，表现出 Charcot 三联征。肝功能检查见 TB 增加且以 CB 为主，伴 ALP、GGT 显著升高，超声检查见扩张的胆管，可做出初步诊断；如超声检查未见结石，进一步行 CT、MRI 或 MRCP，亦可行 EUS、PTC 或 ERCP。

肝内胆管结石指肝管汇合部以上的肝管内的结石，可表现为急性期的上腹痛阵发性绞痛或持续性胀痛伴寒战高热，与无症状的间歇期反复交替出现。超声、CT、MRCP、ERCP、PTC 等影像学检查，有助于本病诊断。

2.2.3 胆囊息肉

胆囊息肉可无症状，出现症状后可表现为右季肋部或右上腹疼痛，可向右肩背部放射，无发热和黄疸等不适。超声检查胆囊内有光团或光点，其后无声影，不随体位改变。

2.2.4 胆道蛔虫症

胆道蛔虫症表现为右胁肋部及右上腹突发性钻顶样绞痛，伴恶心呕吐、辗转反侧、大汗淋漓，时作时止，间歇期可如常人。本病即使于发作期，亦无明显体征。辅助检查首选超声检查，可见胆道内长条形强回声影、胆管轻度扩张、胆道内有气体回声。ERCP 胆道或胆囊内可见蠕动的负影，并可取出虫体。粪便涂片可发现虫卵，有助于诊断本病。

2.2.5 其他疾病

除外上述疾病，胁痛亦可由急慢性肝炎、脂肪肝、肝硬化、肝癌、胆囊癌、急慢性胰腺炎、胸膜炎、肋软骨炎、带状疱疹等疾病引发，可结合病史及彩超等辅助检查做出诊断。

干预与管理

1 干预

对于胁痛的中医干预首先需要明确其病因病机，在辨证明确后，行相应的防治有利于针对性的用药，并保障医疗安全。胁痛的治疗要点包括缓解胁痛症状与治疗原发疾病。

对于偶然发作，病情较轻，有明确原因者（如情志）等，可以采取外敷药物、按摩等简便方法缓解症状；对持续发作、病程较长的胁痛，在明确病因的前提下，采取汤药内服或外用、针灸、穴位埋线等方法治疗。对某些疾病如肿瘤等引起的胁痛，中医药仅可作为辅助治疗手段缓解其症状。

胁痛的中医干预流程如图1。

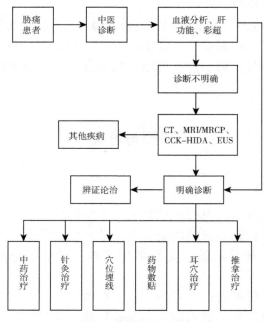

图 1　胁痛中医干预流程

2 管理

2.1 药物治疗

　　药物治疗是中医治疗最重要的组成部分。正确的辨证是处方的前提。简单而言，辨证论治就是依据中医基本理论对患者所表现出来的各种症状、舌象、脉象，进行综合分析判断，确定证候及其病机，选择相应的方药。

　　尽管胁痛对应的西医诊断各不相同，但其基本治疗原则是一致的，采取的治疗方法都是辨证论治。综合文献表明，辨证治疗胁痛，对改善患者的临床症状，提高患者的生存质量有较好的作用，不少方药具有改善原发病的作用。各证候采用的方剂由临床证据决定，并参考了现有的共识或标准。由于现有中医证据级别较低，因此，推荐建议的级别普遍不高，但低级别的推荐建议并不意味着临床重要性的下降。另外，专家临床实践经验，以及部分在临床上常用但缺乏临床对照研究或病例系列研究的方剂等，将以专家共识意见的形式给出（用"※"注明，推荐强度为 C 级，证据级别 IV 级）。

2.1.1 辨证论治

2.1.1.1 胆腑郁热证

病机：湿热熏蒸、胆腑气郁。

治法：清热利湿，行气利胆。

推荐方药：

大柴胡汤加减（《伤寒论》）：柴胡、黄芩、半夏、枳实、芍药、大黄、大枣、生姜。（推荐强度：B，证据级别：Ⅲ b）

如湿热熏蒸、胆腑气郁、疏泄失常，甚或酿生砂石，壅塞胆腑，病势急迫者，应以大柴胡汤化裁：如砂石阻滞胆道，予金钱草、海金沙、郁金、川楝子等；若胆道蛔虫阻滞、呕吐蛔虫者，加乌梅丸安蛔。研究采用本方治疗因慢性胆囊炎引起的胁痛，证属热郁胆腑者，发现能够有效缓解胁痛症状，改善 B 超检查所见胆囊壁增厚、毛糙等改变，总有效率优于应用消炎利胆片治疗的对照组。另有研究在抗炎、解痉、补液等西医常规治疗基础上联用本方治疗胆囊炎、胆石症，发现在缩短腹痛消失时间、发热消失时间及白细胞计数恢复等方面，优于单用西医治疗的对照组。胆石症合并慢性胆囊炎的围手术期患者，通过比较临床症状改善、TBIL

及 DBIL 水平、肠鸣音恢复情况等后，发现应用大柴胡汤后，临床总有效率为 91.67%，优于单用运用补液、抗感染、维持水电解质平衡等西医治疗的对照组的 72.22%。

郁热化火成毒，形成火毒炽盛之候者，当以清热解毒、通腑泻火为法，可考虑给予以下方药治疗：

（1）茵陈蒿汤加减（《伤寒论》）：茵陈、栀子、大黄。（推荐强度：B，证据级别：Ⅲb）

（2）黄连解毒汤加减（《外台秘要》）：黄连、黄芩、黄柏、栀子。（推荐强度：B，证据级别：Ⅲb）

采用茵陈蒿汤合（或）黄连解毒汤加减方治疗胁痛热毒炽盛证，能够有效缓解胁痛症状，有效改善热毒炽盛证相关症候。

2.1.1.2 肝郁气滞证

病机：肝气郁滞，疏泄失常，不通则痛。

治法：疏肝利胆，理气解郁。

推荐方药：

柴胡疏肝散加减（《景岳全书》）：柴胡、白芍、川芎、香附、枳壳、陈皮、甘草。（推荐强度：B，证据级别：Ⅲb）

采用柴胡疏肝散化裁治疗胁痛肝郁气滞证，能够有效缓解胁痛症状，改善肝郁气滞证相关症候。以柴胡疏肝散加减方联合茴三硫治疗胁痛，与单用茴三硫对照，其影像学、综合疗效总有效率分别达 96.67% 与 93.33%，均优于对照组的 76.67% 与 73.33%；其症候积分改善亦优于对照组。

兼有肝胃虚寒之候者，可合用吴茱萸汤加减（《伤寒论》）：吴茱萸、人参、大枣、生姜。（推荐强度：B，证据级别：Ⅲb）

研究表明柴胡疏肝散合吴茱萸汤可治疗慢性胆囊炎，对比症状、体征等后，该方法临床总有效率达92.5%，优于使用消炎利胆片的对照组。

肝郁日久，乘犯脾土，导致兼脾胃气虚之候，成肝郁脾虚证者，当疏肝健脾、柔肝利胆，可用逍遥散加减（《太平惠民和剂局方》）治疗：柴胡、当归、白术、茯苓、炙甘草、薄荷、煨姜。（推荐强度：B，证据级别：Ⅲb）

采用逍遥散化裁治疗胁痛肝郁脾虚证，能够有效缓解胁痛症状体征及改善B超下所见胆囊毛糙程度及收缩功能，并有助于改善肝郁脾虚证相关症候。

肝郁日久亦可化火，此时当以疏肝泻火为法，方用丹栀逍遥散加减（《内科摘要》）：当归、芍药、茯苓、炒白术、柴胡、丹皮、炒栀子、甘草（推荐强度：B，证据级别：Ⅲb）

研究表明丹栀逍遥散能够有效地缓解胁痛症状。

2.1.1.3 瘀血阻络证

病机：瘀血内停，阻滞络脉，不通则痛。

治法：活血化瘀，利胆止痛。

推荐方药：

（1）血府逐瘀汤加减（《医林改错》）：桃仁、红花、当归、生地黄、牛膝、川芎、桔梗、赤芍、枳壳、甘草、柴胡。（推荐强度：B，证据级别：Ⅲb）

（2）复元活血汤加减（《医方集解》）：柴胡、当归、桃仁、红花、炮山甲、天花粉、酒大黄、甘草。（推荐强度：B，证据级别：Ⅲb）

采用血府逐瘀汤化裁治疗胁痛瘀血阻络证，能够有效缓解胁痛症状，总有效率为96%，同时亦有助于改善瘀血阻络相关症候。

研究采用复元活血汤治疗胁痛瘀血阻络证，能有效减轻胁痛症状，总有效率达 89.1%。

2.1.1.4 肝胆湿热证

病机：湿热蕴结肝胆，阻碍气机升降。

治法：清热利湿，利胆通腑。

推荐方药：

龙胆泻肝汤加减（《医方集解》）：龙胆草、黄芩、栀子、柴胡、车前子、泽泻、木通、生地、当归、生甘草。（推荐强度：B，证据级别：Ⅲb）

单见湿热蕴结于肝胆者，宜选用龙胆泻肝汤治疗。研究采用龙胆泻肝汤治疗胁痛肝胆湿热证，改善胆囊及胆道壁状态、减少胆囊积液，有助于改善肝胆湿热证相关症候。

如湿热蕴结于胆日久，疏泄失常，致木克土，脾胃损伤，虚寒内生，转为胆热脾寒相兼证候，则当治以疏利肝胆、温脾通阳之法，予以柴胡桂枝干姜汤加减（《伤寒论》）：柴胡、桂枝、干姜、黄芩、瓜蒌根、牡蛎、炙甘草，日1剂，分2次或3次服用。（推荐强度：B，证据级别：Ⅲb）

有研究采用此方化裁治疗胁痛胆热脾寒证，能够有效缓解胁痛症状，有效率可达 90.1%。柴胡桂枝干姜汤有助于调节胆囊收缩功能，改善胆囊动力学，改善胆热脾寒证相关症候表现。

2.1.1.5 肝阴不足证

病机：肝阴不足，不荣脉络。

治法：养阴柔肝，清热利胆。

推荐方药：

一贯煎加减（《续名医类案》）：北沙参、麦冬、当归、生地黄、枸杞、川楝子。（推荐强度：B，证据级别：Ⅲb）

采用一贯煎及其加减方治疗胁痛肝阴不足证，能够有效缓解胁痛症状，改善肝阴不足证相关症候。有研究采用一贯煎加减方治疗胁痛肝阴不足证，总有效率为 86.67%。

2.1.2 辨病论治

2.1.2.1　胆囊炎：胆囊炎病位在胆腑，涉及肝、脾、胃功能失调。肝失疏泄、脾失健运、胃失和降，致胆汁排泄不利，滞于胆腑，通降失常，不通则痛；或胆络失荣，不荣则痛为本病基本病机。急性胆囊炎多因热毒熏蒸肝胆、失于通降所致，多见胆腑郁热证或肝胆湿热证；慢性胆囊炎则与"湿、热"为主，病程日久者，可见脾虚或阴虚之征，多见肝郁气滞证、肝胆湿热证、肝阴不足证、瘀血阻络证。

2.1.2.2　胆石症：胆石症病位在胆，涉及于肝、脾，为肝失疏泄、脾失运化，导致胆腑不通，气机郁滞、湿热蕴结，久则煎熬成石所致，多见胆腑郁热证。

2.1.2.3 胆囊息肉：胆囊息肉病位在胆，与肝脾密切相关。肝胆疏泄失常，脾胃运化不及，痰瘀互结，湿浊内蕴，气滞血瘀，脉络瘀滞，发为本病，多见肝郁气滞证及瘀血阻络证。

2.1.2.4 胆道蛔虫症：胆道蛔虫症为蛔虫上扰，聚于胆腑，阻碍精汁排泌，郁积不通，不通则痛，多见肝胆湿热证、胆腑郁热证。

2.1.3 对症治疗

胁痛可能同时伴见其他临床症状，应在辨证论治或辨病论治的基础上，配合对症治疗，改善患者的生活质量。

胁肋胀痛者，加青皮、川楝子、玄胡索；刺痛者，加刘寄奴、三七；灼痛者，加菊花、钩藤；隐痛者，加白芍、甘草、乌药。腹胀者，可加枳实、木香、厚朴、大腹皮等；身目黄染者，加茵陈、栀子、地耳草；恶心欲吐者，加姜竹茹、姜半夏、陈皮；心烦失眠者，加夜交藤、酸枣仁、远志、茯神、柏子仁；急躁易怒者，加丹皮、珍珠母；头目眩晕者，加钩藤、菊花、白蒺藜；口苦者，加龙胆草，或黄连、吴茱萸；小便黄赤者，加通草、滑石、车前草；大便干结者，大黄、玄明粉、番泻叶；大便稀溏者，加炒白术、茯苓、车前子、大腹皮、防己。（※推荐强度：C级，证据级别：Ⅳ级）

伴胆石者，可加用金钱草、海金沙、鸡内金；伴胆道蛔虫症者，可加入酸甘安蛔止痛之品，如乌梅、白芍。（※推荐强度：C，证据级别：Ⅳ）

2.1.4 名医经验

名医经验对中医药的传承与发展具有重要意义，对名医的临床实践经验进行整理与挖掘，有利于提高临床疗效。以下列出部分近现代名医治疗胁痛的经验，以供参考（※推荐强度：C，证据级别：Ⅳ）。

2.1.4.1 颜德馨

（1）病因病机：本病主要责之于肝胆，肝胆郁滞，湿热内蕴，熬炼胆汁，砂石郁阻不通，不通则痛。

（2）治则治法：化瘀通腑、清肝利胆为治疗法则。胆为中清之腑，治宜清利；肝为阴血之脏，治宜条达。

（3）临证用药：若肝郁气滞盛者，用柴胡、郁金、陈皮等以疏土达木；肝胆湿热者，用大黄、牡丹皮等泻胃肠结热以助肝胆疏泄；瘀象明显者，用金钱草、赤芍等除瘀通络；中焦湿热、气机失和者，用清半夏、黄芩、黄连、生麦芽等以协调气机升降。

2.1.4.2 徐景藩

（1）病因病机：本病主要因肝胆疏泄失常所致，其中湿热蕴结为主，亦有湿从寒化者。

（2）治则治法：本病可随证运用清利通导、疏肝理气、疏肝健脾、降胆和胃、寒温并用、利胆通心六法。

（3）临证用药：胁痛显著，反复不已，大便欠畅或秘结者，加大黄、芒硝；黄疸者，加茵陈、炙鸡内金、海金沙；恶心呕吐者，加陈皮、生姜、黄连；热盛者，加银花、青蒿、虎杖、蒲公英等；脘痞、苔腻，加苍术、厚朴、茯苓；痛久不已，状如针刺，舌质淡暗者，加红花、莪术。

2.1.4.3 任继学

（1）病因病机：肝郁不伸、湿热内壅。

（2）治则治法：疏肝解郁，清热利湿。

（3）基本处方：利胆解郁汤（柴胡、茵陈、马齿苋、金银花、川楝子、玄胡）。

2.1.4.4 熊继柏

（1）病因病机：当辨清属虚与实、在气与血。实证分为气滞、瘀血、湿热所致；虚证主要涉及肝阴不足、肝郁脾虚。

（2）治则治法：用药注重疏利肝胆。

2.1.4.5 朱培庭

（1）主张"胆病从肝"论治。

（2）分期辨证：胆石症静止期分为肝胆气郁与肝阴不足证，分别以疏肝解郁与滋养肝阴之法治疗；而急性发作期，根据病邪热化的程度分为蕴热期、湿热期、热毒期，分别采用疏肝利胆、清热化湿、通下解毒等治法。

2.1.4.6 高体三

（1）病因病机：本病病因主要为肝、脾、肾功能失调，脾肾寒湿为其本，肝胆郁滞是其标。

（2）治则治法：提倡三阴（即足厥阴肝经、足太阴脾经、足少阴肾经）同治，以疏木达郁、暖水燥土为治法，从而使机体肝木不郁，脾土不湿，肾水不寒，则病痊愈。

（3）常用药物：疏肝用柴胡、桂枝、香附、郁金；清肝用黄芩、黄连、牡丹皮、栀子；补肝用地黄、阿胶；温肝之吴茱萸、川芎、桂枝；柔肝用白芍；泻肝用龙胆草、川楝等。

2.1.5 药对

（1）枳实、厚朴：具有除胀消痞的功效，适用于胁痛兼见肝气犯胃症候者。（熊继柏经验）

（2）延胡索、川楝子：具有活血行气止痛功效，适用于气滞血瘀症候兼见的胁痛。（熊继柏经验）

（3）金钱草、海金沙、鸡内金、郁金：具有除胀消痞的功效，适用于以右侧胁脘及背部疼痛为主要表现的胆结石患者。（熊继柏经验）

（4）白芍、制首乌、枸杞：能滋养肝肾之阴，治疗胆囊炎、胆石症，证属肝阴不足者。（朱培庭经验）

（5）大黄、红藤、蒲公英：能清热凉血、通腑解毒，治疗急性胆囊炎、急性胆管炎，尤其适宜于证属肝胆湿热，热势偏重者。（朱培庭经验）

2.1.6 临证要点

胁痛的发生主要责之于肝胆，其治疗亦须着眼于肝胆，但在治疗原则上应根据"通则不痛""荣则不痛"的理论，灵活应用，实证可理气、活血、清热；虚证宜滋阴柔肝。就临床上的特定患者而言，因以中医胁痛为主的辨证论治，与西医疾病为主的辨病论治在具体证候，可能不完全一致，故在遣方用药时，当参合疾病、证型、症状三个方面。以慢性胆囊炎为例，肝阴不足证，虽为虚证，亦可兼夹肝胆湿热之候，而成虚实夹杂之病证。如遇辨证选方正确，而疗效不佳，或病情迁延反复者，则当梳理辨证要点间的关系，或结合现代医学理论及检查方法，进一步从病机实质层面，去探究可能的原因。

在充分认识西医疾病的发生机制的基础上，从中医的角度针对相应病理改变，选取相应治法，兼顾多个病理因素，组成相应的专病专方，并据兼夹症加减化裁，亦为临床常用方法。

研究分别对中国知网 2004 年至 2013 年治疗胁痛方剂以及《中华人民共和国卫生部药品标准·中药成方制剂》中收录的治疗胁痛的方剂进行分析，提示所涉最常用药物包括：柴胡、当归、甘草、茵陈、白芍、茯苓、郁金、栀子、大黄、延胡索、木香、山楂、香附、枳壳、白术、川楝子、川芎、丹参、赤芍、陈皮为具有疏肝解郁、行气活血、清热利湿、健脾化痰等功效药物，以归肝经的药物为主；常用的药对和药物组合中，出现频次较高的有：甘草－柴胡、白芍－柴胡、甘草－白芍、甘草－柴胡、黄芩－柴胡、郁金－柴胡、枳壳－柴胡、白芍－当归、白芍－郁金、甘草－郁金最为常见，这些组合以性温、味苦甘辛、归肝脾经的药味为主，是逍遥散、四逆散、柴胡疏肝散、芍药甘草汤、大柴胡汤等治疗胁痛经典方的核心组成部分。

胁痛用药宜以顺应肝胆之生理特性为要，在理气、活血、清热、利湿诸法，于邪实为主时，可峻药猛攻，但须注意不可过用，中病即止。使用补益类药物时，应兼以疏通，以绝过补壅滞、滋腻碍胃之弊。（※ 推荐强度：C，证据级别：Ⅳ）

药物在煎煮前宜用水浸泡 20 ～ 30 分钟，用砂锅煎煮。每日 1 剂，每剂煎煮 2 次，将 2 次药汁混合均匀后，分 2 ～ 3 次服，每次量约 200ml。服药时间宜根据病情及症状特点餐前或餐后服用。（※ 推荐强度：C，证据级别：Ⅳ）

2.2 针灸治疗

2.2.1 辨证论治

针灸辨证论治的处方根据采取针灸辨证论治方法干预胁痛的临床文献整理而来。（※ 推荐强度：C，证据级别：Ⅳ）

2.2.1.1 胆腑郁热证

取穴：期门 LR14、阳陵泉 GB34、足临泣 GB41、足三里 ST36、承山 BL57、支沟 TE6、间使 PC5。

配穴：见热毒炽盛之候，加用大椎 GV14、公孙 SP4、膈俞 BL17、曲池 LI11。

2.2.1.2 肝郁气滞证

取穴：肝俞 BL18、期门 LR14、内关 PC6、足三里 ST36、太冲 LR3。

配穴：兼脾胃气虚者，可配合脾俞 BL20、中脘 CV[RN]12、阴陵泉 SP9、天枢 ST25。

2.2.1.3 瘀血阻络证

取穴：膈俞 BL17、血海 SP10、三阴交 SP6、期门 LR14、章门 LR13。

2.2.1.4 肝胆湿热证

取穴：至阳 GV9、肝俞 BL18、胆俞 BL19、丘墟 GB40、阴陵泉 SP9、太冲 LR3。

配穴：兼脾胃虚寒征象，成胆热脾寒之候者，可加中脘 CV[RN]12、中极 CV[RN]3。

2.2.1.5 肝阴不足证

取穴：肝俞 BL18、肾俞 BL23、三阴交 SP6、太溪 KI3。

2.2.2 辨病论治

辨病论治的针灸处方根据针灸治疗专病的临床文献整理而来。（推荐强度：B，证据级别：Ⅲ b）

2.2.2.1 胆囊炎

取穴：阳陵泉 GB34、胆俞 BL19、足三里 ST36、中脘 CV[RN]12、丘墟 GB40、日月 GB24、期门 LR14、肝俞 BL19、胆囊 EX-LE6、太冲 LR3。

有研究对治疗胆囊炎、胆石症的相关文献进行分析发现：胆俞 BL19、阳陵泉 GB34、胆囊 EX-LE6、期门 LR14、日月 GB24、太冲 LR3、足三里 ST36、肝俞 BL19、中脘 CV[RN]12、内关 PC6 为治疗胁痛使用频次较高的穴位。

亦有研究分别单用阳陵泉 GB34、日月 GB24、悬钟 GB39、肩井 GB21、治疗胆囊炎引起的胁痛。

2.2.2.2 胆石症

取穴：日月 GB24、期门 LR14、胆俞 BL19、肝俞 BL18、阳陵泉 GB34、丘墟 GB40、太冲 LR3 等。

2.2.2.3 胆囊息肉

取穴：胆俞 BL19、胆囊 EX-LE6、阳陵泉 GB34、足三里 ST36。

2.2.3 对症论治

胀痛为主者，加行间 LR2、太冲 LR3；刺痛为主者，加膈俞 GB17、血海 SP10；灼痛为主者，加足三里 ST36、阴陵泉 SP9；隐痛为主者，加肝俞 BL18、肾俞 BL23；绞痛为主者，加章门 LR13、胆囊 EX-LE6。

发热，加大椎 GV14、曲池 LI11；恶心、呕吐，加中脘 CV[RN]12、内关 PC6；腹胀、便秘或便溏，加天枢 ST25；伴黄疸者，加至阳 GV9；伴结石者，加足临泣 GB41、胆俞

GB19；伴胆道蛔虫者，加用胆囊 EX-LE6、胆俞 BL19、日月 GB24。

2.2.4 名医经验

对于胆囊炎引起的胁痛，取穴：胆囊 EX-LE6、胆俞GB19、至阳 GV9、太冲 LR3、郄门 PC4（吴旭经验）。

对于胆石症引起的胁痛，取穴：（1）肝俞 GB18、胆俞GB19、腕骨 SI14、阳陵泉 GB34、足临泣 GB41、行间 LR2（承淡安经验）；（2）巨阙 CV[RN]14、不容 ST19、期门LR14、日月 GB24、足三里 ST36、阳陵泉 GB34、太冲 LR3（邱茂良经验）。

2.2.5 临证要点

2.2.5.1 临证可结合病情，酌情将辨证取穴、辨病取穴以及对症取穴参合对照，可配合耳穴，亦可配合药物内服，拟定治疗方案。

2.2.5.2 操作方法：以毫针为主，可单独应用，也可配合艾灸、电针等使用。

2.3 其他治疗

2.3.1 穴位埋线

穴位埋线治疗的取穴根据相关治疗胁痛的穴位埋线治疗临床文献整理得出。（推荐强度：C，证据级别：Ⅳ）

2.3.1.1 取穴：阳陵泉 GB34、膈俞 BL17、中脘CV[RN]12、胆俞 BL19、日月 GB24、足三里 ST36、肝俞BL18、期门 LR14、胆囊 EX-LE6。

2.3.1.2 器具：埋植用羊肠线（00 号铬制羊肠线，置于75%酒精内浸泡备用）、2.5%碘酒、75%酒精、2%利多卡因、5ml 一次性注射器、7 号一次性注射针头、胶布、血管钳、剪刀、消毒纱布、腰盘、医用手套、无菌敷料等。

2.3.1.3 操作：标记预计埋线穴位后，常规消毒，以一次性的 7 号注射针头前端内装入 00 号 1.0～1.5cm 羊肠线，后接针芯（0.35mm×40mm 的 1.5 寸针灸针），右手持针刺入皮下至所需要的深度，当出现针感后，边推针芯边退针管，使羊肠线埋植在穴位皮下组织或肌层内，外敷无菌敷料，胶布固定 24 小时。

2.3.1.4 疗程：每周治疗 1 次，共治疗 6 次。

2.3.2 药物敷贴

药物敷贴治疗的方药及取穴根据相关胁痛的药物敷贴治疗临床文献整理得出。（※ 推荐强度：C，证据级别：Ⅳ）

2.3.2.1 行气止痛贴：药物组成为：当归、赤芍、柴胡、茯苓、白术、薄荷、川芎、香附、川楝子、延胡索、吴茱萸、青木香、乳香、没药、沉香、檀香、木香。适应证：胁痛证属肝郁气滞者。取穴：中脘 CV[RN]12、神阙 CV[RN]8。用法：上药研细末过 120 目筛备用，用时将药末加透皮剂调成膏状，用胶布固定在相应穴位上。每次贴 8 小时，每天 1 次，5 天为 1 疗程。

2.3.2.2 双柏散（黄耀燊经验方）：药物组成为：大黄 1000g、侧柏叶 1000g、黄柏 500g、泽兰 500g、薄荷 500g。适应证：胁痛证属湿热蕴结者。用法：上五味，研末，每次取 100g，以蜜调和，敷贴胆囊区，每日 2 次，每次 7 小时，7 日为 1 疗程。

2.3.2.3 肝舒贴（王灵台经验方）：药物组成为：黄芪、夏枯草、莪术、穿山甲等。适应证：胁痛证属肝郁脾虚血瘀者。取穴：肝俞 BL18、足三里 ST36、章门 LR13、期门 LR14、日月 GB24。用法：将药物敷贴于相应穴位，2 日 1 次，

2 周为 1 疗程。

2.3.2.4 消炎化瘀膏：药物组成：黄柏 15g，桃仁 10g，延胡索 10g，冰片 6g，凡士林 50g。适应证：胁痛证属湿热瘀血互结者。用法：上四味，共为细末，用凡士林调成膏剂，直径 3～5cm，以纱布覆盖，胶布固定，外敷于胆囊区，每日更换 1 次，7 日为 1 疗程。

2.3.3 耳穴治疗

耳穴治疗的取穴根据相关治疗胁痛的耳穴治疗临床文献整理得出。（推荐强度：B，证据级别：Ⅲb）

2.3.3.1 耳穴主穴：胰胆、肝、胆、十二指肠、内分泌、神门、三焦、交感、耳迷根、皮质下。

2.3.3.2 耳穴配穴：腹胀，加脾、胃、三焦；腹泻，加大肠、小肠；恶寒发热，加耳尖；疼痛向右肩放射，加肩穴。

2.3.3.3 操作方法：主穴选取 3～5 个，并结合兼症选取 1～2 个配穴。采用王不留行籽常规消毒后，以胶布将其固定于相应耳穴上，每日按 5～7 遍，每次每穴按压 15～20 次，强度以患者能够耐受为宜。每次贴压单侧耳穴，每次贴 3 日，两侧交替使用。换贴 10 次为 1 个疗程，一般治疗 3～5 个疗程。

2.3.4 推拿治疗

胁痛推拿方案的制定是根据相关临床文献整理得出。（推荐强度：B，证据级别：Ⅲb）

2.3.4.1 指压法：取穴：胆俞 BL19、肝俞 BL18。操作方法：嘱患者身体放松、调匀呼吸。医者用拇指或示指的指腹紧贴在所取的穴位上，徐徐向下用力施压，持续约 30 秒，然后放松，交替按压其他穴位，至局部组织温度升高，使患者产生一种温热与酸麻胀感。

2.3.4.2 按摩法：取穴：膈俞 BL17、肝俞 BL18、胆俞 BL19、心俞 BL15、督俞 BL16、巨阙 CV[RN]14、胆囊 EX-LE6、中脘 CV[RN]12、建里 CV[RN]11。操作方法：术者以拇指指腹、大、小鱼际，或掌根部在相应取穴处按揉，以腕关节转动回旋来带动前臂进行操作，每分钟 80 ～ 100 次，每次 15 ～ 20 分钟，每日治疗 2 次，5 天为 1 个疗程。

2.4 调摄护理

2.4.1 心理调护

结合心理治疗和心理护理，通过医务工作者的解释、安慰、鼓励，使患者对疾病消除疑虑，振作精神，树立信心，稳定情绪，保持恬静愉快的心理状态，以利气机调达。

2.4.2 饮食调护

饮食调摄胆囊炎患者以低脂肪、低胆固醇、适量蛋白和高维生素饮食为宜，少量多餐，勿暴饮暴食、忌食生冷辛辣腥荤、禁烟限酒、禁食煎炸油腻之食品。急性发作期应禁食或无脂饮食，充分休息，以缓解疼痛。慢性期或缓解期的患者以低脂肪、低胆固醇饮食为主，适量摄入蛋白质和碳水化合物，丰富维生素，避免进食辛辣刺激性食物，要注意卫生，防止肠道寄生虫和细菌感染，注意营养的均衡，规律饮食。

就不同中医证型的饮食忌宜而言，肝胆郁滞证宜食芹菜、白菜、丝瓜等疏肝利胆的食品，忌食豆类、红薯、南瓜等壅阻气机的食品；瘀血阻络证宜食山楂等疏肝理气、活血祛瘀的食品；肝胆湿热证宜食薏苡仁、黄瓜、芹菜、冬瓜等清热利湿的食品；胆腑郁热证宜食冬瓜、苦瓜、菊花泡茶饮等清热泻火的食品；肝郁脾虚证宜食莲藕、山药等疏肝健脾的食品。

2.4.3 生活调护

预防调护注意劳逸结合，寒温适宜，限烟限酒。已患急、慢性胆囊炎的患者，应积极治疗，按时服药，预防复发。注意起居有常，防止过劳，避免过度紧张，适当运动。

2.5 随访

慢性胆囊炎、胆囊结石患者一般预后良好，无明显症状可在行非手术治疗的同时，定期（3月）超声或 CT 随访，但一旦出现症状，或症状反复发作者，特别是对胆绞痛患者，需要积极处理，必要时行外科手术。胆囊息肉除可引起继发性胆囊炎、其脱落后可诱发胆结石等外，尚需警惕其为恶性息肉情况：当息肉大于 10mm 时，可行胆囊切除术；息肉大小在 6～9mm 间时，则定期（6个月及 1、2、3、4、5 年）复查彩超；小于 6mm 时，则可于 3 年内，每年复查1 次；随访期间如胆囊增大大于或等于 2mm，建议行胆囊切除术；多发胆囊息肉亦应注意随诊。胆囊癌的发生与慢性结石性胆囊炎有关，胆囊癌患者大多有胆囊结石，但仅有 1%～3% 的胆囊结石患者发展为胆囊癌。研究证实，胆囊上皮化生与微结石的关系更为密切，这些患者隐匿发病或长期处于症状轻微状态，应定期 CT 或 B 超随访，有助于对胆囊壁增厚变化、胆囊内肿块，以及相邻肝脏病变和肿瘤蔓延情况进行评估，结合 CT 和 B 超对胆囊癌早发现、早诊断和早治疗。

参考文献

[1] 中华中医药学会 . 中医内科常见病诊疗指南中医病证部分 [M]. 北京：中国中医药出版社，2008：89.

[2] 中华中医药学会脾胃病分会 . 胆囊炎中医诊疗专家共识意见 (2017) [J]. 中西医结合消化杂志，2017，25（4）：241-246.

[3] 中国中西医结合学会消化系统疾病专业委员会 . 胆石症中西医结合诊疗共识 [J]. 中国中西医结合杂志，2011，31（8）：1041-1043.

[4] 李敏 . 大柴胡汤加减治疗慢性胆囊炎 252 例 [J]. 陕西中医，2009，30（5）：557-558.

[5] 董浩，齐海燕 . 大柴胡汤加减治疗胆石症、胆囊炎 61 例临床观察 [J]. 河北中医，2014，36（7）：1020-1021.

[6] 吴晖 . 大柴胡汤加减治疗急性胆囊炎 73 例 [J]. 河南中医，2011，31（12）：1359-1360.

[7] 李伟 . 大柴胡汤对胆结石合并慢性胆囊炎围手术期患者的影响 [J]. 吉林中医药，2016，36（12）：1227-1230.

[8] 河南省人民医院，河南省中医研究院，河南中医学院第一附属医院 . 清肝利胆口服液治疗胆囊炎疗效观察 [J]. 实用医学杂志，1993，9（4）：56.

[9] 廖茜珣，罗晓光，俞裕天，等 . 清肝利胆胶囊联合左氧氟沙星治疗肝胆湿热型慢性胆囊炎临床疗效观察 [J]. 中药药理与临床，2017，33（1）：201-204.

[10] 董兴海，陈刚，张经芬 . 茵陈蒿汤经透皮给药治疗胆绞痛的研究 [J]. 中华消化杂志，1997，17（3）：141-143.

[11] Zhang J.Clinical observation of treatment of senile cholecystitis and senile cholelithiasis by integrated traditional chinese and western medicine[J]. Chinese Journal of Integrative Medicine, 1998, 4 (1)：48-50.

[12] 应佑华，王征，郑海文 . 柴胡四黄汤治疗慢性胆囊炎的临床疗效及对细胞因子的影响 [J]. 中国中药杂志，2008，33（12）：1471-

1472.

[13]谢胜，冯金娟．柴胡疏肝散加味治疗慢性胆囊炎的疗效观察[J]．辽宁中医杂志，2009，36（8）：1341-1342.

[14]聂山文，路小燕．柴胡疏肝散加减联合茴三硫胶囊治疗慢性胆囊炎30例[J]．中医杂志，2014，55（4）：342-343.

[15]黄飞霞，许倩，张久强．柴胡疏肝散加吴茱萸汤治疗慢性胆囊炎28例[J]．四川中医，2014，32（7）：113-114.

[16]刘艳．逍遥散加减治疗胆囊炎52例临床观察[J]．长春中医药大学学报，2009，25（3）：371.

[17]宋晓鸿．金威逍遥汤治疗肝郁脾虚型慢性胆囊炎183例[J]．辽宁中医杂志，1998，25（8）：358-359.

[18]唐天俊．丹栀逍遥散对胆囊炎胆石症的止痛疗效观察：45例观察报告[J]．成都中医药大学学报，1993，16（2）：34-35.

[19]郭汇浩，冯娥．血府逐瘀汤治疗胆囊炎100例[J]．吉林中医药，2006，26（1）：36.

[20]徐驰，邵建军．血府逐瘀汤治疗胆石症28例[J]．陕西中医，2001，22（1）：40.

[21]陶昭培．复元活血汤加减治疗肝瘀血阻胁痛82例[J]．福建中医药，1994，25（1）：33.

[22]姜凯，黄立秋．龙胆泻肝汤对急性胆囊炎患者治疗效果的临床研究[J]．辽宁中医杂志，2015，42（6）：1255-1257.

[23]史锁芳，李石青．柴胡桂枝干姜汤治疗慢性胆囊炎33例[J].1993，25（3）：9-11.

[24]朱子奇，郑立升．柴胡桂枝干姜汤加味治疗胆热脾寒型慢性胆囊炎疗效观察[J]．中国中西医结合消化杂志，2007，15（5）：334-335.

[25]李春艳，周建民．一贯煎治疗胆囊炎100例临床观察[J]．吉林医学，1995，16（2）：91.

[26]吴彦秋，吴勃力．养阴利胆汤治疗肝阴不足型慢性胆囊炎30例临床观察[J]．中医药信息，2011，28（6）：92-93.

[27]孙士然，陈雪清．滋阴柔肝法治疗慢性胆囊炎 32 例临床观察[J]．时珍国医国药，2006，17（6）：1050-1050．

[28]尹常健．中医治疗胆石症的研究进展[J]．中医杂志，1987，28（9）：65-68．

[29]吴欣．中医药治疗胆石症综述[J]．辽宁中医药大学学报，2014，16（6）：244-247．

[30]尚杰云，李素领．胆囊息肉样病变中医诊治现状分析与研究[J]．中医学报，2015，30（1）：105-108．

[31]陈润东，黄丽，江慧玲，等．胆囊息肉样病变患者中医体质特点分析[J]．广州中医药大学学报，2013，30（2）：133-135．

[32]郑显理，吴咸中，罗连城，等．中医中药治疗胆道蛔虫病 144 例经验总结[J]．天津医药，1965，6（10）：783-785．

[33]李金龙，何平，张福鑫，等．中西医结合治疗胆道蛔虫症 67 例报告[J]．中国医药导报，2009，6（28）：86-87．

[34]高尚社．国医大师颜德馨教授辨治慢性胆囊炎验案赏析[J]．中国中医药现代远程教育，2012，10（5）：7-8．

[35]叶柏，陈静．徐景藩治疗胆囊炎、胆石症六法[J]．江苏中医药，2014，46（8）：11-13．

[36]任继学．利胆解郁汤[J]．中医杂志，1989，30（2）：42．

[37]姚欣艳，李点，何清湖，等．熊继柏教授辨治胁痛经验[J]．中华中医药杂志，2015，30（3）：790-792．

[38]许文捷，高炬．名老中医朱培庭教授治疗胆石症角药撷菁[J]．四川中医，2016，34（10）：11-12．

[39]魏子杰，高天旭，吕越．高体三教授三阴论治胁痛经验[J]．中医研究，2015，28（3）：41-42．

[40]唐仕欢，申丹，杨洪军．《中药成方制剂》中治疗疼痛方剂的用药规律比较[J]．中华中医药杂志，2015，30（1）：58-61．

[41]赵艳青，滕晶．基于中医传承辅助平台的胁痛治疗方剂组方用药规律分析[J]．中国中药杂志，2015，40（6）：1203-1206．

[42]项平，夏有兵．承淡安针灸经验集[M]．上海：上海科学技术

出版社，2004.

[43] 邱茂良，孔昭遐，邱仙灵 . 针灸治法与处方 [M]. 上海：上海科学技术出版社，2009.

[44] 陶正新 . 穴位诊断并以针灸为主治疗慢性胆囊炎、胆系结石167 例 [J]. 中国针灸，1986，6（2）：20.

[45] 兰崴 . 针刺治疗胆囊炎 68 例临床观察 [J]. 针灸临床杂志，2004，20（11）：6—7.

[46] 张子文，梁式贞 . 针刺治疗胆石症胆囊炎初步经验介绍 [J]. 中医杂志，1959，5（7）：29—30.

[47] 贾福林，张海燕 . 针刺治疗胆囊炎 87 例临床观察 [J]. 针灸临床杂志，2004，20（5）：25—26.

[48] 兰辛键，刘亚萍，孙忠人 . 针刺左右胆经穴位对慢性胆囊炎疗效的影响 [J]. 上海针灸杂志，2013，32（3）：187—188.

[49] 刘鹏，陈少宗 . 针刺治疗胆系疾病取穴组方规律与经验分析 [J]. 辽宁中医药大学学报，2013，15（6）：91—92.

[50] 潘纪华 . 针刺治疗慢性胆囊炎 74 例 [J]. 上海针灸杂志，2005，24（7）：24.

[51] 杨智勇 . 针刺配合药物对慢性胆囊炎急性发作期镇痛效果临床研究 [J]. 上海针灸杂志，2017，36（3）：291—294.

[52] 蒋海锋，赵聪，汤雪峰，等 . 针刺阳陵泉、胆囊穴治疗急性胆囊炎胆绞痛的临床疗效观察 [J]. 肝胆胰外科杂志，2016，28（6）：481—483.

[53] 李财宝，朱建明，黄建平 . 针刺阳陵泉和胆囊穴对急性胆囊炎的镇痛作用观察 [J]. 上海中医药杂志，2011，45（9）：56—57.

[54] 陈少宗，郭珊珊，郭振丽 . 针刺治疗慢性胆囊炎、胆石症的取穴现状分析 [J]. 针灸临床杂志，2009，25（1）：6—8.

[55] 曹子洋，张延彬，张宏春，等 . 慢性胆囊炎患者电针针刺阳陵泉穴后胆囊收缩素变化与胆囊动脉血流动力学观察 [J]. 中国全科医学，2016，19（33）：4092—4095.

[56] 郭珊珊，徐庆会，陈少宗 . 针刺阳陵泉穴对慢性炎性胆囊运动

影响的时效规律初探 [J]. 针灸临床杂志，2011，27（11）：31−33.

[57] 杜翠云，李妍. 针刺日月穴治疗慢性胆囊炎的临床观察 [J]. 针灸临床杂志，2007，23（4）：35−36.

[58] 尚健. 针刺悬钟穴治疗胁痛 32 例 [J]. 针灸临床杂志，2003，19（6）：48−48.

[59] 王国明，温峰云，李丽霞，等. 针刺肩井穴对胆囊收缩功能影响的观察 [J]. 中国针灸，2011，31（10）：910−912.

[60] 温峰云，李双成，王国明，等. 针刺肩井穴对慢性胆囊炎患者胆囊收缩功能影响的随机对照研究 [J]. 针刺研究，2012，37（5）：398−402.

[61] 郑兆俭. 针刺治疗胆石症疗效观察 [J]. 上海针灸杂志，2008，27（3）：18−19.

[62] 张庆年. 针刺治疗胆石症 216 例临床观察 [J]. 中国针灸，1986，6（6）：9−11.

[63] 李健，宋杰，郭绍举，等. 针药治疗胆囊息肉 110 例临床观察 [J]. 中国中医药科技，2010，7（6）：539−539.

[64] 陈雁南，韩霞，邹海珠，等. 针刺对急性胆囊炎患者胆囊收缩功能的影响 [J]. 上海针灸杂志，2000，19（4）：12−13.

[65] 张平. 针灸治疗胆道蛔虫症要点有哪些？[J]. 中医杂志，2002，43（4）：311.

[66] 罗桂珍，杨万铎. 电针治疗胆道蛔虫症 63 例报告 [J]. 中国针灸，1993，13（4）：26−27.

[67] 金孟梓. 电针治疗胆道蛔虫症 20 例 [J]. 中国针灸，1993，2（3）：14.

[68] 张永臣. 针刺治疗胆囊炎 41 例疗效观察 [J]. 中国针灸，1998，18（12）：731−732.

[69] 沈麒根，黄德仙. 针灸治疗胆囊炎 100 例疗效观察 [J]. 针灸临床杂志，2003，19（5）：14.

[70] 吴晓亮，陆斌，孙建华，等. 吴旭教授针灸治疗急性上腹痛临证经验举隅 [J]. 中国针灸，2014，34（3）：289−291.

[71] 承淡安．中国针灸学 [M]．北京：人民卫生出版社，1955．

[72] 吴中朝，何崇．邱茂良教授消化道疾病针灸"三宜"治略 [J]．中国针灸，2012，32（4）：377-381．

[73] 宋宏杰，宋洪涛．穴位埋线治疗慢性胆囊炎疗效观察 [J]．中国针灸，2000，20（9）：533-534．

[74] 余波，刁本恕．内外合治法治疗肝气郁结型胁痛 32 例 [J]．新中医，2006，38（6）：76-77．

[75] 王百林，翟淑萍，刘增军，等．双柏散外敷治疗急性胆囊炎外治技术探讨 [J]．辽宁中医杂志，2014，41（9）：1806-1810．

[76] 赵钢，陈建杰．王灵台教授论述穴位敷贴透皮剂肝舒贴作用机制 [J]．中华中医药学刊，2003，21（6）：846-847．

[77] 陈静，王灵台，赵钢．肝舒贴治疗慢性肝病胁痛的临床研究 [J]．上海中医药杂志，2004，38（10）：6-8．

[78] 孙以民，杨义，徐健民．消炎化瘀膏外敷治疗慢性胆囊炎 [J]．山东中医杂志，1998，17（4）：159-160．

[79] 吴海斌，丁涛．耳穴贴压法联合西药治疗慢性结石性胆囊炎的临床疗效 [J]．辽宁中医杂志，2014（11）：2367-2369．

[80] 毛智荣．耳穴贴压法治疗慢性胆囊炎 43 例临床观察 [J]．中医药学报，2003，31（3）：28-29．

[81] 张林昌，陈英红．B 超直视下观察针刺耳穴贴压治疗胆囊炎疗效 [J]．中国针灸，2003，23（8）：455-456．

[82] 郭琦．耳压肝胆穴观察左右耳穴的功能效应 [J]．上海针灸杂志，1997，16（2）：7-8．

[83] 张育西，张丽英，高丽珍，等．耳穴电针治疗胆石症 510 例临床报道 [J]．中国针灸，1986，6（5）：5-7．

[84] 郭振丽，徐庆会，陈少宗．针刺耳胰胆穴对慢性胆囊炎患者胆囊动力学的影响 [J]．中医杂志，2011，52（20）：1755-1758．

[85] 滕凯，李依群．耳穴埋敷结合体针治疗胆囊炎胆石症 100 例临床分析 [J]．中国中西医结合杂志，1986，6（2）：111-112．

[86] 王若东．指压穴位法治疗胆绞痛 45 例 [J]中医杂志，1994，35

（3）：147.

[87] 张慧. 推拿膈俞穴治疗胆囊炎疼痛 60 例 [J]. 山东中医杂志，1997，16（12）：554-554.

[88] 齐传厚，刑军，寇惠美，等. 推拿背部腧穴对胆囊炎止痛作用的观察——附：45 例临床治疗小结 [J]. 成都中医药大学学报，1988，11（3）：20-21.

[89] 寇惠英，魏铭，齐传厚. 推拿背部压痛区（点）治疗慢性胆囊炎 110 例分析 [J]. 山东中医杂志，1992，11（4）：31-32.

[90] 杨自顺. 推拿治疗胆囊炎 63 例 [J]. 山东中医杂志，1989，8（1）：18.

[91] 胡晓曼. 中医护理干预在胆囊炎、胆石症患者中的应用 [J]. 世界中医药，2015，10（11）：260.

[92] Wiles R，Thoeni RF，Barbu ST，et al.Management and follow-up of gallbladder polyps[J].European Radiology，2017，27（9）：3856-3866.

[93] SeretisC，Lagoudianakis E，Gemenetzis G，et al.Metaplastic Changes in Chronic Cholecystitis：Implications for Early Diagnosis and Surgical Intervention to Prevent the Gallbladder Metaplasia-Dysplasia-Carcinoma Sequence[J].JClin Med Res，2014，6（1）：26-29.

1. 项目编写委员会

项目组长：唐旭东

副组长：温艳东、王凤云

项目秘书：吕林、赵迎盼

2. 指南编写小组

时昭红、杜念龙、张书、石拓

3. 主审专家

吕宾

4. 指南德尔菲法函审专家（按姓氏笔画排列）

王凤云、王垂杰、王宪波、王捷虹、毛宇湘、甘淳、白光、朱生樑、朱莹、刘凤斌、苏娟萍、李志、李保双、李振华、李健、杨少军、杨国红、杨强、时昭红、汶明琦、沈洪、张声生、赵文霞、柯晓、钦丹萍、徐进康、凌江红、郭朋、梁健、琚坚、董明国、曾斌芳、温艳东、谢晶日、蔡敏、廖小林、颜勤、潘洋、魏玮

5. 指南会审专家（按姓氏笔画排列）

王凤云、王垂杰、王彦刚、王宪波、王敏、王婕虹、叶松、冯培民、朱莹、任顺平、刘力、刘凤斌、刘启泉、李军祥、李保双、李振华、李慧臻、杨胜兰、杨倩、时昭红、沈洪、张声生、张学智、陈苏宁、陈涤平、季光、周正华、鱼涛、孟立娜、赵文霞、胡玲、柯晓、钦丹萍、徐进康、郭朋、郭绍举、唐旭东、黄绍刚、黄恒青、黄穗平、蒋健、舒劲、温艳东、谢胜、魏玮

《常见脾胃病中医临床实践指南》

臌 胀

世界中医药学会联合会消化病专业委员会

编写单位：中国中医科学院西苑医院

要点说明

本指南主要根据中华人民共和国境内，根据中医药临床研究成果并结合专家经验制定，旨在总结中医药治疗臌胀病临床经验并推广应用，为中医学执业资格医生提供指导。本指南适应人群是肝硬化腹水的患者。

需要说明的是，本指南不是医疗行为标准或规范，而是根据目前研究证据总结的具有临床指导意义的推荐文本。臌胀病指南会随着新证据的产生和变化而不断修正。臌胀病疗法不局限于本指南所推荐疗法，因篇幅有限，无法覆盖所有临床经验，也不能保证所有患者获得理想的临床疗效。

臌胀

目　录

背景介绍

臌胀系指肝病日久，肝脾肾功能失调，气滞、血瘀、水停于腹中所导致的以腹胀大如鼓，皮色苍黄，脉络暴露为主要临床表现的一种病证。本病在古医籍中又称单腹胀、臌、蜘蛛蛊等。

根据临床表现，臌胀多属西医学所指的肝硬化腹水，其中包括肝炎后性、胆汁性、酒精性、药物或中毒性、血吸虫性、代谢性等病毒性肝炎之腹水期。肝硬化腹水是肝硬化失代偿期常见临床表现，腹腔内游离液体超过 200mL 时就形成腹水。慢性肝病发展成肝硬化后，10 年内腹水发生率大于50%。腹水的存在可引起饮食、呼吸、活动困难，反复大量腹水严重影响生活质量。

腹水初发时临床治疗并不困难，通过休息、低盐饮食、利尿药、清蛋白等可促进腹水消退。然而因肝硬化持续存在，腹水可反复发生，出现顽固性腹水，部分患者在限钠基础上，逐渐增加利尿剂、补充白蛋白，治疗效果仍不明显。肝硬化腹水会伴随其他临床并发症，如肝性脑病，肝肾综合征，电解质紊乱，自发性细菌性腹膜炎，脐疝与腹股沟疝、消化道出血等。中医治疗肝硬化腹水，已积累了大量临床经验，形成独特而完整的辨治体系，但是肝硬化腹水仍是疑难复杂疾病，需要中西医结合治疗。

本指南适用于肝硬化引起的腹水，腹腔肿瘤、结核性腹膜炎等疾病，若出现臌胀证候，亦可以参考本节辨证论治。心血管疾病、营养障碍以及肾脏疾病所致腹水，使用本指南时应当谨慎。

目前关于肝硬化腹水的中医药指南较少，中国中西医结合学会消化系统疾病专业委员会于 2011 年发布了《肝硬化腹水的中西医结合诊疗共识意见》，中华中医药学会脾胃病分会于 2014 年 8 月牵头成立肝硬化腹水起草小组，编写了《肝硬化腹水中医诊疗专家共识意见》，经过讨论、修改、审定，于 2017 年正式出版。 目前尚没有中医药治疗肝硬化腹水的循证临床实践指南。肝硬化腹水编写小组遵循循证医学的理念，分析国外指南制作方法和指南评价方法，为帮助中医临床医师对肝硬化腹水辨治合理规范，我们检索大量中医治疗臌胀病文献，通过文献评价，筛选出高质量文献，形成推荐建议，起草指南意见，经专家评审、修改等，完成本指南工作。

临床特点

1 概述

臌胀病系指肝病日久，气滞、血瘀、水停于腹中，所导致的以腹胀大如鼓为主要表现的病证。本病病位主要在肝脾肾三脏，肝失疏泄，脾失健运，气滞血瘀，病延日久，肾失开阖，水湿不化，故而胀大如臌。肝硬化腹水属臌胀范畴，是肝硬化进入失代偿期出现的严重并发症之一。腹水的产生预示更低生存率，一旦出现腹水，1 年病死率约为 15%，5 年病死率为 44% ～ 85%。引起肝硬化的病因很多，包括药物及毒物损伤、病毒及寄生虫感染、嗜酒、肝内或肝外胆汁淤积、代谢障碍、自身免疫损伤等。我国病毒性肝炎引起的肝硬化居首位，酒精性肝硬化及非酒精性脂肪肝引起的肝硬化明显增多。

2 理化检查

引起腹水的病因很多，肝硬化引起的腹水占60%～80%。临床需鉴别引起肝硬化的病因，明确病因对治疗有重要意义。常见检查方式包括：

（1）检验：血、尿、便三大常规，肝功，凝血功能，感染疾病筛查、自身抗体 ANA 谱，血清铜、铜蓝蛋白、肿瘤标记物自身免疫性肝病抗体等。

（2）腹水常规检测：腹水常规生化检查及细菌培养、腹水细胞学与病理学检查，有助于鉴别漏出液及渗出液。肝硬化腹水无感染时多为漏出液，腹水总蛋白 <25g/L。并发自发性腹膜炎为渗出液，腹水中性粒细胞增多。结核性腹膜炎为渗出液，伴腺苷脱氨酶（ADA）增高。肿瘤性腹水多为渗出液，可找到肿瘤细胞。

（3）超声检查：超声是诊断腹水可靠而灵敏的方法，有助于检查肝脏病变。

（4）CT 或 MRI 检查：CT 或 MRI 及其增强检查均有助于发现肝脏病变，对鉴别诊断有重要作用。

（5）其他检查：消化道内镜、消化道造影有助于评估肝硬化其他并发症情况。超声造影、胆道造影及血管造影等均对肝脏疾病诊断有重要意义。

临床诊断

1 中医诊断

1.1 中医病名诊断

"臌胀"是以患者腹部胀大如鼓、如囊裹水、按之柔软为主要临床表现的疾病。

1.2 中医证候诊断

1.2.1 常见证候分型

经过检索大量文献并统计，确定臌胀的常用证候有：气滞湿阻证、脾虚水停证、湿热蕴结证、脾肾阳虚证、血瘀水停证、肝肾阴虚证。以上证候非全部证候，为臌胀病证候统计频率偏高者，为临床常见证候，可单独亦可联合出现。病情变化，证候也会动态发展变化。

1.2.2 证候诊断标准

证候诊断参照中医专业指南、专家共识、指导原则及中医学教材等。

1.2.2.1 气滞湿阻证：腹胀按之不坚，胁下胀满或疼痛，常伴下肢水肿，食后腹胀，嗳气、矢气后胀痛减轻。舌苔白腻，脉弦。

1.2.2.2 脾虚水停证：腹胀满，倦怠乏力，少气懒言，面色㿠白，食欲不振，口淡乏味，或伴下肢水肿，小便不利，大便溏软，舌淡苔白、舌边齿痕，脉沉。

1.2.2.3 湿热蕴结证：脘腹坚满，胀大如臌，或有身目黄染，周身困重，心烦躁热，渴不欲饮，小便赤涩，大便黏腻不爽，舌质红，苔黄腻，脉滑数。

1.2.2.4 脾肾阳虚证：腹大胀满，面色萎黄，或呈㿠白，脘闷纳呆，畏寒肢冷，四肢浮肿，便溏，小便不利，舌淡胖、边有齿痕，苔白，脉沉细无力。

1.2.2.5 血瘀水停证：脘腹坚满，胁肋部针刺样疼痛，青筋显露，面色晦暗、面、颈、背、胸、臂出现血痣，或有大便色黑，舌质紫暗有瘀斑，脉细涩。

1.2.2.6 肝肾阴虚证：腹大胀满，胁肋隐痛，面色晦暗，心烦失眠，五心烦热，口眼干涩，时而鼻衄、齿衄，小便短赤，大便干结。舌红，苔少或光剥，脉弦细。

1.2.3 辨证的要素

臌胀隶属中医四大疑难症（风、痨、臌、膈）之一，其病情复杂，辨证及治疗均棘手。中医四诊合参是辨证论治的第一步，首先要辨别臌胀的证型，与相似病鉴别，把握病机，有助于辨证论治：

1.2.3.1 病程长短：臌胀早期多为气滞、湿阻、水停、湿热等，以邪实为主，正气尚未过度消耗。臌胀病后期，肝脾肾受损，正虚邪盛，会出现出血、昏迷、虚脱等多种危急重症。

1.2.3.2 腹部触诊：若腹部叩声如鼓，虽有胀满，但嗳气、矢气后缓解，多为气滞证。若腹胀满如囊裹水，多为水湿内停。若腹部青筋暴露，按之刺痛，或右上腹可扪及癥块，多为血瘀水停。

1.2.3.3 辨臌胀与水肿：臌胀多以肝、脾、肾三脏受损，导致气、血、水互结于腹中，肢体浮肿与腹水同时出现或于腹水晚期出现。水肿主要为肺、脾、肾三脏失调，浮肿多从眼睑开始，继而蔓延肢体，水肿严重者可伴见腹水。

1.2.3.4 生活习惯及居住地：若日常嗜酒，为酒胀。若平素恣食肥甘厚腻，形体肥胖，为谷胀。酒胀与谷胀均为湿热蕴积中焦。若居住地为血吸虫疫区，为虫积胀，虫毒阻塞脉道。

1.2.3.5 兼症：通过望诊与问诊，了解患者兼症。兼有黄疸，若身黄如橘皮色，为阳黄，多为湿热证；若面目肌肤晦暗如烟熏，为阴黄，多为寒湿证。兼有胁痛，实证者以气滞、血瘀、肝火为因，虚证者多为肝阴亏虚。若兼有四肢不温，腹胀便溏者，多为脾阳不足。若兼有少腹冷痛及寒疝，多为寒凝厥阴之脉。

通过详细问诊，收集充足信息，综合考虑，辨别证型。

2 西医诊断

中医臌胀病与腹腔积液相符合。腹腔内游离液体超过200mL 时，形成腹水。腹水发生涉及多种原因，多因肝硬化引起，另外严重低蛋白血症、腹膜炎、右心衰竭、腹腔肿瘤可致腹水，血丝虫病可致乳糜腹水。腹水量较少者，临床症状与体征可不明显；大量腹水则出现腹胀，腹部膨隆呈半球状，可形成脐疝，并发胸水可出现呼吸困难。

2.1 早期或报警症状

若自觉腹胀、腹围增大，腹部膨隆胀满，伴或不伴有双下肢水肿，可行腹部超声检查，明确腹腔内是否有较多游离液体。

2.2 常见疾病的诊断要点

2.2.1 病毒性肝炎肝硬化

在我国，病毒性肝炎是肝硬化发生的最主要原因。慢性乙型肝炎患者中 30% 将发展为肝硬化。临床诊断需结合感染史、接触史以及病毒学检查。结合各项检查，肝炎肝硬化诊断并不困难。

2.2.2 胆汁性肝硬化

原发性胆汁性肝硬化检出率逐渐增高，本病病程很长，形成肝硬化较长时间后出现腹水。中年女性，或有长期黄疸病史，肝、脾肿大，实验室检查发现 ALP、GGT、IgM 明显升高，抗线粒体抗体（AMA）阳性，应考虑本病诊断。

继发性胆汁性肝硬化是因肝外胆管长期梗阻引起的肝硬化，应详尽采集病史、体格检查和辅助检查。可行超声检查、CT、MRI、ERCP 等判断有无胆系梗阻。

2.2.3 酒精性肝硬化

结合饮酒史、临床表现、血清生化改变及影像学检查，可诊断酒精性肝硬化。酒精性肝硬化诊断标准为：有长期饮酒史（一般超过 5 年），折合乙醇量，男性 ≥ 40g/d，女性 ≥ 20g/d。另外，应排除病毒感染、药物和中毒性肝损伤。

2.2.4 心源性肝硬化

因长期慢性充血性心力衰竭所致肝硬化称心源性肝硬化。可引起下腔静脉血回流受阻的任何疾病均可导致肝脏淤血，如右心衰竭、缩窄性心包炎、肺源性心脏病、风湿性心瓣膜病等。肝脏长期淤血与缺氧，可致肝脏纤维组织增生形成假小叶，导致肝硬化。

2.2.5 其他疾病

其他可引起肝硬化的常见疾病有自身免疫性肝炎、原发性硬化性胆管炎、中毒性及药物性肝损害、肝静脉阻塞、血吸虫病、遗传性血色病、肝豆状核变性（Wilson 病）等。

干预与管理

1 干预

臌胀的中医干预方法较多，但臌胀病属顽疾，故治疗周期较长。臌胀的治疗从以下两个方面进行：一是减少腹水量，缓解不适症状，提高生活质量；二是控制原发疾病，改善肝脏功能。腹水量较少者或腹水初发，可行药膳、针灸、中药灌肠、中药穴位贴敷、穴位注射治疗。腹水量较多者，或病程日久，可行药膳、中药穴位贴敷（包括敷脐）、中药灌肠治疗。

臌胀的中医干预流程见图1。

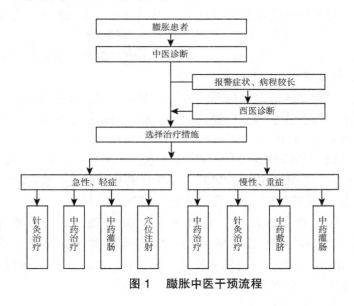

图1　臌胀中医干预流程

2 管理

2.1 药物治疗

2.1.1 辨证论治

臌胀病的病机性质为本虚标实，本虚多为气虚、阳虚、阴虚，因虚而致实，气滞、血瘀导致水停。本病病机及临床表现均错综复杂，因此应根据阴、阳盛衰及气、血、水的不同，攻补兼施，同时配合行气活血利水。

2.1.1.1 气滞湿阻证

病机：肝郁气滞，脾失运化，水湿内停。

治法：疏肝理气，除湿消胀。

推荐方药：

(1) 柴胡疏肝散合胃苓汤 加减（《景岳全书》与《丹溪心法》）：柴胡、陈皮、川芎、枳壳、芍药、香附、炙甘草、茯苓、苍术、白术、肉桂、猪苓、泽泻、厚朴。（推荐强度：B，证据级别：Ⅲb）

以柴胡疏肝散合胃苓汤为基础方治疗气滞湿阻型肝硬化腹水，患者腹水消退明显，尿量增加，病情稳定时间长，总有效率为93.3%。

(2) 茯苓导水汤加减（《医宗金鉴》）：木香、木瓜、槟榔、大腹皮、白术、茯苓、猪苓、泽泻、桑皮、砂仁、紫苏叶、陈皮。（推荐强度：B，证据级别：Ⅲb）

应用茯苓导水汤治疗肝硬化腹水60例，总有效率为93.33%，西药组总有效率为60%，两组比较有显著差异（$P<0.05$），此方具有健脾行气、利水消肿之功。该方治疗肝硬化腹水疗效确切。

2.1.1.2 脾虚水停证

病机：脾土虚弱，运化失职，水湿停聚，壅滞中焦。

治法：补中益气，行气利水。

推荐方药：

(1) 补中益气汤加减（《内外伤辨惑论》）：黄芪、当归、党参、炒白术、炙甘草、陈皮、升麻、柴胡。（推荐强度：B，证据级别：Ⅲb）

以补中益气汤加味治疗肝硬化腹水 64 例，在西医治疗基础上（补充血浆胶体渗透压、利尿等）加用补中益气汤加味，治疗总有效率为 93.75%，优于单用西药组，患者腹水明显减少、脾脏缩小。

（2）四君子汤合五苓散加减（《太平惠民和剂局方》与《伤寒论》）：太子参、炒白术、白茯苓、炙甘草、泽泻、猪苓、桂枝、薏苡仁、大腹皮、丹皮、车前子、冬瓜皮。（推荐强度：B，证据级别：Ⅲ b）

90 例脾虚水停证肝硬化腹水患者为研究对象，对照组患者给予利尿、加强营养、保肝及维持酸碱、水电解质平衡等常规西医治疗，研究组患者在对照组基础上再给予四君子汤合五苓散加减进行治疗，研究组治疗总有效率为 95.56%，显著高于对照组的 77.78%（$P < 0.05$），应用四君子汤合五苓散治疗脾虚水停证臌胀病临床疗效显著，患者肝功能指标明显改善，腹水量积分可显著降低。

2.1.1.3 湿热蕴结证

病机：水湿失运，湿郁化热，中焦水停。

治法：清利湿热，健脾利水。

推荐方药：

（1）中满分消丸加减（《兰室秘藏》）：党参、炒白术、茯苓、甘草、陈皮、半夏、砂仁、枳实、厚朴、猪苓、泽泻、黄芩、黄连、知母、姜黄。（推荐强度：B，证据级别：Ⅲ b）

（2）中满分消丸合茵陈蒿汤加减（《兰室秘藏》《伤寒论》）：党参、炒白术、茯苓、甘草、陈皮、半夏、砂仁、枳实、厚朴、猪苓、泽泻、黄芩、黄连、知母、姜黄、茵陈、栀子、生大黄。（推荐强度：B，证据级别：Ⅲ b）

一项运用中满分消丸治疗湿热蕴结型肝硬化腹水的临床

研究，61 例患者中，对照组 31 例，予护肝、补蛋白、利尿等治疗；治疗组 30 例，在对照组基础上加服中满分消丸加减方。观察患者临床症状、腹围、尿量、肝功等变化，结果显示：对照组总有效率为 46.6%，治疗组总有效率为 77.4%，疗效显著优于对照组。

中满分消汤合茵陈蒿汤加减治疗湿热蕴结型肝硬化腹水，患者腹水均明显减少，肝功能改善。

2.1.1.4 脾肾阳虚证

病机：脾阳不振，阳虚不运，肾火虚衰，不能蒸化水液，开阖失司，水湿渐盛。

治法：温肾助阳，健脾利水。

推荐方药：

（1）附子理中丸合五苓散加减（《伤寒论》）：制附片、炮姜、党参、白术、茯苓皮、泽泻、猪苓、桂枝、甘草。（推荐强度：B，证据级别：Ⅲ b）

（2）实脾饮加减（《济生方》）：干姜、附子、白术、茯苓、炙甘草、厚朴、大腹皮、草果仁、木香、木瓜、生姜、大枣。（推荐强度：B，证据级别：Ⅲ b）

（3）真武汤加减（《伤寒论》）：附子、炒白术、茯苓、白芍、生姜。（推荐强度：B，证据级别：Ⅲ b）

以附子理中丸合五苓散为基础方治疗脾肾阳虚型肝硬化腹水，总有效率为 83%，腹水减少，肝功能改善。

实脾饮结合西医常规治疗肝硬化腹水 30 例，结果显示：患者临床症状减轻、腹水减少、肝功能改善，减缓腹水复发，治疗总有效率达 93.3%。

在西医常规保肝、利尿、对症支持治疗基础上，加服真武汤，总有效率为 90%，优于单用西药组（总有效率 76.7%）。

2.1.1.5 血瘀水停证

病机：肝脾血瘀，脉络瘀滞，气滞水停。

治法：活血化瘀，行气利水。

推荐方药：

（1）调营饮合四君子汤加减（《证治准绳》《太平惠民和剂局方》）：赤芍、白芍、当归、桃仁、延胡索、水蛭、陈皮、枳壳、槟榔、丹参、党参、白术、黄芪、鳖甲。（推荐强度：B，证据级别Ⅲb）

（2）当归芍药散加减（《金匮要略》）：当归、芍药、川芎、茯苓、白术、泽泻。（推荐强度：B，证据级别：Ⅱa/Ⅲb）

以调营饮合四君子汤加减治疗肝硬化腹水证属肝脾瘀血水湿泛滥者，可改善患者临床症状、明显减少腹水，缩短腹水消退时间。

当归逍遥散加减结合西医常规疗法治疗肝硬化腹水30例，两法结合具有促进肝硬化腹水消退、改善临床症状、改善肝肾功能的综合作用。

2.1.1.6 肝肾阴虚证

病机：肝肾阴虚，肝失疏泄，津液不布。

治法：滋补肝肾，养阴利水。

推荐方药：

（1）一贯煎合猪苓汤（《续名医类案》《伤寒论》）：猪苓、茯苓、沙参、麦冬、枸杞子、女贞子、生地黄、山萸肉、泽泻、当归、川楝子。

（2）一贯煎合五苓散加减（《续名医类案》《伤寒论》）：生地黄、北沙参、麦冬、当归、枸杞子、川楝子、白术、泽泻、桂枝、茯苓、猪苓。（推荐强度：B，证据级别：Ⅲb）

一贯煎合猪苓汤联合西医常规治疗肝肾阴虚证肝硬化腹

水，治疗总有效率为91.4%，优于单纯西医组（总有效率为：77.1%），前者能显著增加尿量、减少腹水、改善肝功能。

一项临床研究：乙肝肝硬化腹水100例，西药组50例予保肝降酶、对症支持等治疗，治疗组50例在西药组基础上加用一贯煎合五苓散，结果显示：治疗组总有效率为90%，明显高于西药组70%，一贯煎合五苓散有助于减少腹水、恢复肝功能。

2.1.2 经验方治疗

（1）益气温阳利水方：黄芪、白术、茯苓、制附子（先煎）、桂枝、干姜、猪苓、泽泻、大腹皮、冬瓜皮、车前子、桑白皮、佛手、枳壳。适用于臌胀属阳虚水停症。（推荐强度：B，证据级别：Ⅲb）

（2）白玉消胀汤：茯苓、玉米须、白茅根、抽葫芦、冬瓜皮、大腹皮、益母草、车前草、土鳖虫、茜草、川楝子、延胡索、紫菀、枳壳。适用于臌胀病程较长，肿胀甚，虚实夹杂，虚多实少者（推荐强度：B，证据级别：Ⅲb）

（3）疏肝养阴利水方：柴胡、佛手、猪苓、茯苓、车前子、泽泻、石斛、白茅根、鸡内金、生牡蛎（先煎）、丹参。适用于臌胀属肝郁阴虚水停证。（推荐强度：C，证据级别：Ⅳ）

（4）软肝煎：鳖甲、牡蛎、枸杞子、郁金、青皮、陈皮、泽兰、丹参、莪术、三七粉（冲服）、炒白术、白花蛇舌草、焦三仙。适用于臌胀属肝郁血瘀水停证。（推荐强度：C，证据级别：Ⅳ）

（5）健脾化瘀利水汤：白术、丹参、茯苓、法半夏、陈皮、神曲、汉防己、海藻、香附。腹水甚加马鞭草，腹胀甚加大腹皮，四肢不温加淫羊藿，四肢痉挛加木瓜，衄血加

田七粉。适用于臌胀属脾虚血瘀、气滞水停证。(推荐强度：C，证据级别：Ⅳ)

2.1.3 名医经验

名医经验在中医药的学术传承中发挥了重要的作用，总结名医的临床实践经验，有助于临床疗效的提高。以下列出部分近现代名医治疗臌胀病的经验，供参考使用。(※ 推荐强度：C，证据级别：Ⅳ)

2.1.3.1 李振华

（1）病因病机：素体阴虚、嗜酒过度，或久病伤阴，致肝肾阴虚，郁而化热，脾虚湿阻。

（2）治则治法：疏肝健脾、养阴清热。

（3）基本处方：加减滋水清肝饮：当归、白芍、山药、茯苓、枸杞子、蒸何首乌、牡丹皮、郁金、白茅根、鳖甲、栀子、车前子。

（4）随证加减：失眠重者加合欢皮、琥珀；胃满不欲食者可加砂仁、枳壳、焦三仙；理气可选香附、郁金、青皮、佛手、砂仁；温脾用干姜、附子；健脾利湿用白术、茯苓、泽泻；腹水甚且便溏者，可加苍术、玉米须、薏苡仁。

2.1.3.2 王保恩

（1）病因病机：臌胀一病为久病积聚而致肝郁脾虚，肝郁则气血郁滞，脾虚则水湿不化，聚而不散；气滞、血瘀、水停而成本病，此为邪实。另外，脾虚则运化失职，气血亏虚，此为正虚。正虚邪实为臌胀的基本病理特点。

（2）治则治法：健脾益气，行气利水，活血化瘀。

（3）基本处方：黄芪30g、当归15g、党参30g、焦白术30g、茯苓30g、焦槟榔30g、厚朴12g、大腹皮15g、泽泻15g、丹参30g、甘草6g。

（4）随证加减：尿少或下肢肿者加车前子15g；有黄疸

者加茵陈 30g、大黄 9g；积聚者加三棱 15g、莪术 15g；胁痛甚者加青皮 15g、白芥子 12g。

2.1.3.3 臧堃堂

（1）病因病机：肝脾肾三脏俱虚，疫毒、湿浊、滞气、瘀血互结。

（2）治则治法：益气健脾、疏肝理气、清利湿热、活血化瘀、养阴利水。

（3）基本处方：黄芪 30g、生薏苡仁 30g、党参 20g、大腹皮 20g、猪苓 20g、茯苓 20g、枸杞子 20g、旱莲草 15g、白花蛇舌草 15g、白术 10g、制香附 10g、郁金 10g、柴胡 10g、泽泻 10g。

（4）随证加减：可加用白术、茯苓、猪苓健脾渗湿；炒山楂、谷芽、麦芽、鸡内金、炒神曲健脾消食；枳壳、川楝子、柴胡疏肝理气、解郁散滞；白芍、女贞子、当归养肝柔肝；茵陈、栀子、黄芩清利湿热退黄，导热下行；丹参、赤芍、川芎、泽兰活血化瘀；瘀结明显加炮穿山甲、土鳖虫、莪术散结软坚、破血逐瘀。

2.1.3.4 王文正

（1）病因病机：脾肾阳虚，致水湿停聚，后期肝脾损伤明显，总属本虚标实。

（2）治则治法：温振脾肾阳气，活血利水消胀。

（3）基本处方：重用熟附子 15～60g，干姜、黄芪、仙人头、泽兰。

（4）随证加减：舌质淡嫩，即可应用熟附子。

2.1.3.5 周仲瑛

（1）病因病机：肝脾肾虚损，气、血、水互结，气血阴阳不调。

（2）治则治法：滋阴清热，凉血化瘀。

（3）基本处方：炙鳖甲 12g（先煎）、北沙参 10g、麦冬 10g、枸杞子 10g、生地 12g、丹参 12g、茵陈 12g、老鹳草 15g、女贞子 10g、墨旱莲 10g、太子参 10g、焦白术 10g、茯苓 10g、制香附 10g、郁金 10g、青皮 6g、陈皮 6g、白茅根 15g、楮实子 10g、炙鸡内金 10g、炙甘草 3g。

2.1.3.6 周维顺

（1）病因病机：脾气亏虚，肝气郁滞，疏泄不利，水湿内停，气滞血瘀。

（2）治则治法：健脾益气、活血化瘀、行气利水。

（3）基本处方：白术、茯苓、薏苡仁、冬瓜皮、大腹皮、香橼皮。

（4）随证加减：可加以丹参、赤芍、当归、郁金等平和活血之药以活血化瘀、活血不伤正。着重调理肺脾肾，常用葶苈子宣肺气，白术、茯苓健脾气，肉桂温肾气。山茱萸、枸杞子滋补肝肾。

2.1.3.7 蒋贤达

（1）病因病机：臌胀发病与肝、脾、肾三脏相关，起病早期多由肝郁气滞、疏泄无权，肝气横逆而乘脾土，致使脾失健运、土不制水。肝脾同病，渐致肾虚，而失温运脾阳、气化膀胱之功，水湿停滞，气滞血瘀，水湿与瘀血蕴结。

（2）治则治法：疏肝理气、健脾助运、通调水道、活血化瘀。

（3）基本处方：逍遥散加减：柴胡、当归、白芍、白术、茯苓、大枣。

（4）随证加减：加青皮、香附、柴胡以疏肝解郁；加生铁落以镇逆平肝；加丹参、当归、赤芍以活血化瘀；加车前、大腹皮合白术、茯苓以健脾渗湿；久病邪盛，可酌加三棱、莪术、穿山甲、皂角刺、鳖甲以消癥散结。

2.2 针灸治疗

2.2.1 辨证论治

针灸辨证论治处方根据采取针灸辨证论治方法干预臌胀的临床文献整理而来。针刺腹部穴位适用于腹水量较少者，腹水大量者不适用。（推荐强度：C，证据级别：Ⅳ）

2.2.1.1 气滞湿阻证：疏肝理气，除湿消胀

取穴：中脘 RN12、水分 RN9、中极 RN3、气海 RN6、石门 RN5、期门 LA14、章门 LR13、太冲 LR3、足三里 ST36、三阴交 SP6。

2.2.1.2 脾虚水停证：补中益气，行气利水

取穴：足三里 ST36、阳陵泉 GB36、三阴交 SP6。

2.2.1.3 湿热蕴结证：清利湿热，健脾利水

取穴：阳陵泉 GB36、期门 LA14、曲池 LI11、合谷 LI4、足三里 ST36、上巨虚 ST38。

2.2.1.4 脾肾阳虚证：温肾助阳，健脾利水

取穴：中脘 RN12、天枢 ST25、气海 RN6。穴位温针灸：刺入穴位 1 寸，针柄上插入艾条点燃，燃尽后取下，每日 1 次。

2.2.1.5 血瘀水停证：活血化瘀，行气利水

取穴：太冲 LR3、血海 SP10、三阴交 SP6、阴陵泉 SP9、水分 RN9、膈腧穴 BL17。

2.2.1.6 肝肾阴虚证：滋补肝肾，养阴利水

取穴：照海 K16、太溪 K13、三阴交 SP6、阴陵泉 SP9、肝俞 BL18、肾俞 BL23。

2.3 中药敷脐

中药敷脐是中医治疗肝硬化腹水特色疗法之一，脐为

神阙穴，属任脉，在经络气血运行与脏腑功能调节方面起重要作用。另外，脐部角质层较薄，血管丰富，利于药物透皮吸收。

（1）温阳活血方：丁香 30g、肉桂 30g、乳香 30g、没药 30g、王不留行 30g、益母草 30g、水红华子 30g、红花 30g。研末敷脐。

（2）麝黄膏：田螺 1 枚，麝香 1g，人工牛黄 1g，葱白 2 根。调成膏状，外敷神阙穴，24 小时换药 1 次。

（3）消臌散：蟋蟀 10 只、白胡椒 25g、莪术 25g、延胡索 30g、附子 15g。上述药物研细混合，用醋调匀，敷于神阙、关元二穴，每日更换 2 次（每次 10g），5 天为 1 疗程。

（4）逐水散：大戟、甘遂末、芫花、冰片各 10g，粉碎后，经 100 目筛，取 20g，用生姜汁适量调成膏状，敷于神阙穴，24 小时更换。

2.4 中药灌肠

中药灌肠法是将中药煎剂灌入肛门保留在结肠与直肠内，通过肠道黏膜吸收药物的一种治疗方法。（推荐强度：C，证据级别：Ⅳ）

（1）清肝利肠方：生大黄、生地、厚朴、赤芍、蒲公英、茵陈。中药浓煎 100mL 灌肠。清肝利肠方适用于湿热蕴结型臌胀。

（2）清热通腑法：大黄、紫花地丁、大腹皮、枳实、厚朴、桃仁、败酱草、茯苓、芒硝。中药浓煎 100mL 灌肠。此方适用于湿热蕴结型臌胀。

（3）益气活血通腑法：黄芪、茯苓、白术、厚朴、当归、制大黄、败酱草、茵陈。中药浓煎 100mL 灌肠。此方适用于气虚血瘀日久型臌胀。

（4）活血利水、行气通腑法：补骨脂、桂枝、茯苓、赤芍、大腹皮、生大黄、生山楂等。伴有肠胀气者加桔梗；伴有消化道出血者加黄连、三七粉；伴有肝性脑病者加栀子、石菖蒲。每剂中药浓煎至 150 ～ 200mL，1 日 1 剂，分 2 次给药。

（5）清开方：大黄 15g、败酱草 30g、石菖蒲 15g，中药浓煎 100mL 灌肠，治疗肝硬化合并肝性脑病证属毒瘀内闭型患者。

2.5 穴位注射治疗

穴位注射兼有穴位针灸合药物作用。（推荐强度：C，证据级别：Ⅳ）

（1）委中穴：委中穴常规消毒，用注射针快速刺入，上下提插，得气后注入速尿 10 ～ 40mg，出针后按压针孔，勿令出血。1 日 1 次，左右两侧委中穴交替注射。

（2）以黄芪注射液、丹参注射液等量混合进行穴位注射，每穴 1mL，以双肝俞、脾俞、足三里与双胃俞、胆俞、足三里相交替，每周 3 次。

2.6 调摄护理

臌胀病患者以卧床休息为主，可适当活动，大量腹水者应取半卧位。为控制腹水增长，根据情况限制水钠摄入，每日准确记录 24 小时出入量，每日定时测量腹围、体重以观察腹水变化。患者臌胀病若因肝硬化引起，凝血功能可能较差，为防止出血，刷牙应使用软毛牙刷，减少挖鼻、剔牙等。肝硬化腹水患者因门脉高压大多伴有食管胃底静脉曲张以及肠系膜下静脉曲张，故患者饮食应特别注意，不吃坚硬粗糙、刺激性、生冷、油腻食物，进食过程要细嚼慢咽，少食多餐，为保证营养，宜食用高热量食物，补充维生素。肝硬化患者蛋白质合成障碍，清蛋白降低，若长时间低蛋白饮食，可加重低蛋白血症，因此蛋白质摄入应适量，若发生肝性脑病，则应限制蛋白质摄入量。宜保持大便通畅，防止用力排便导致下消化道出血，又可减少肠道毒素的吸收，减少肝性脑病发生。

2.7 随访

肝硬化患者出现腹水是肝脏失代偿期表现，肝脏合成、代谢、解毒功能均明显下降，肝功能进一步下降可发生肝衰竭，建议每 3 个月至少行一次肝脏生化检查，监测并评估肝功能。肝硬化腹水常见并发症有电解质紊乱、腹腔感染、出血、脾功能亢进、肝性脑病及肝肾综合征等，因此也应监测血常规、电解质、肾功、血氨、凝血功能等。若因嗜肝病毒感染引起的肝硬化，服用抗病毒药物，应定期行病毒学检查。肝硬化患者发生肝癌的概率更高，80% 原发性肝癌有肝硬化基础，故 3～6 个月至少行一次肝脏超声检查，筛查肝脏肿瘤病变，也能评估腹水量，可发现腹腔内较少量的腹水。另外，肿瘤标记物检查也有助于筛查肝癌，甲胎蛋白对原发性肝癌有特异性，因此可 6 个月复查一次肿瘤标记物。肝硬化患者可行胃镜检查，明确有无食管胃底静脉曲张以及判断静脉曲张程度。

参考文献

[1] 吴孟超．实用肝病学 [M]．北京：人民卫生出版社，2011．

[2] 徐小元，庄辉等．肝硬化腹水及相关并发症的诊疗指南 [J]．临床肝胆病杂志，2017，10：1847-1863．

[3] 中华中医药学会脾胃病分会．肝硬化腹水中医诊疗规范专家共

识意见 [J]. 北京中医药，2012，31（11）：868-872.

[4] 中华医学会肝脏病学分会脂肪肝和酒精性肝病学组 . 酒精性肝病诊断标准 [J]. 中华肝脏病杂志，2003，（02）：9.

[5] 沈龙柱，高虹，吴兆洪 . 辨病辨证治疗肝硬化腹水 47 例 [J]. 辽宁中医杂志，2004，31（6）：473-4741.

[6] 夏义国 . 辨证论治为主治疗肝硬化腹水临床观察 [J]. 上海中医药杂志，1999，（6）：20.

[7] 鲁明霞 . 柴胡疏肝散合胃苓汤加减对慢性乙型肝炎肝纤维化的干预作用 [J]. 浙江中医杂志，2016，05：352.

[8] 潘洋，王炎杰 . 张琪治疗肝硬化腹水经验 [J]. 中医杂志，2011，52（5）：380-381.

[9] 张燕 . 茯苓导水汤治疗肝硬化腹水的疗效观察 [J]. 中西医结合肝病杂志，2006，03：181.

[10] 吴四平 . 补中益气汤加味治疗肝硬化腹水体会 [J]. 中医临床研究，2011，04：40.

[11] 张全鸿 . 四君子汤合五苓散加减辨治肝硬化腹水临床研究 [J]. 辽宁中医药大学学报，2014，07：197-199.

[12] 杨红莉，刘平 . 四君子汤合五苓散加减辨治脾虚水停证肝硬化腹水患者的临床效果 [J]. 临床医学研究与实践，2017，36：122-123.

[13] 彭小艳 . 中满分消丸加减治疗肝硬化腹水的临床研究 [J]. 湖北中医杂志，2012，34（2）：12.

[14] 周进泰 . 中西医结合治疗肝硬化腹水的疗效观察 [J]. 现代中西医结合杂志，2005，14（1）：111.

[15] 李海洪，李海军 . 实脾饮治疗肝硬化腹水临床观察 [J]. 中国中医药信息杂志，2008，15（4）：72.

[16] 唐兵 . 实脾饮结合西医常规治疗肝硬化腹水 30 例临床体会 [J]. 内科，2009，04：586-587.

[17] 杨艳娜 . 真武汤治疗脾肾阳虚型乙肝肝硬化腹水 30 例 [J]. 亚太传统医药，2009，07：37-38.

[18] 聂泽富，范江勇 . 真武汤治疗乙肝肝硬化腹水疗效观察 [J]. 湖

北中医杂志，2015，10：32-33.

[19] 傅淑艳，余亚平．中西医结合治疗肝硬化腹水疗效观察 [J]. 浙江中医药大学学报，2011，（04）：494-495.

[20] 袁继丽，邢枫．当归芍药散加味方结合西医常规疗法治疗肝硬化腹水 30 例 [J]. 上海中医药杂志，2012，（06）：41-43.

[21] 杨顺利．当归芍药散加味治疗乙肝后肝硬化腹水 40 例疗效观察 [J]. 中国现代医生，2009，32：83-95.

[22] 崔瑾，薛敬东．一贯煎合猪苓汤联合西药治疗肝肾阴虚型肝硬化腹水临床观察 [J]. 新中医，2017，02：51-54.

[23] 刘承岭．一贯煎合五苓散联合西药治疗乙肝肝硬化腹水 50 例临床研究 [J]. 中国现代医生，2014，（30）：28-30.

[24] 党国义．益气温阳利水法治疗肝硬化腹水的临床观察 [J]. 世界中西医结合杂志，2007，2（7）：379.

[25] 闫军堂，孙良明．刘渡舟治疗肝硬化腹水十法 [J]. 中医杂志，2012，21：1820-1823.

[26] 应乔麟．疏肝养阴利水法治疗肝硬化腹水 45 例 [J]. 中医药临床杂志，2006，18（6）：562-563.

[27] 程月兰，郝新洁．软肝煎治疗肝硬化腹水近远期疗效评价 [J]. 中华中医药学刊，2007，25（10）：2205-2206.

[28] 陈贱平．健脾化瘀利水汤治疗肝硬化腹水 54 例 [J]. 实用中西医结合临床，2008，8（2）：49.

[29] 王海军，万新兰．李振华教授治疗鼓胀的经验 [J]. 中医学报，2013，28（12）：1808-1810.

[30] 朱磊，孟群洲．王保恩治疗臌胀的经验 [J]. 中国民间疗法，2000，（05）：4-5.

[31] 许红琳，袁立霞．臧堃堂治疗鼓胀经验介绍 [J]. 新中医，2016，48（10）：168-169.

[32] 张文海，梁彩霞．王文正治肝病经验拾萃 [J]. 山东中医学院学报，1996，（06）：33-34.

[33] 国医大师周仲瑛治疗鼓胀经验方 [J]. 湖南中医杂志，2015，31

(09)：34.

[34] 叶放．周仲瑛教授治疗臌胀经验介绍 [J]. 新中医，2008，40
(12)：10-11.

[35] 王立伟，秦宝华，周维顺．周维顺治疗肝硬化腹水经验 [J]. 河
南中医，2009，29 (12)：1235-1236.

[36] 罗世坤，孙红友．浅述蒋贤达先生治疗鼓胀病经验 [J]. 黑龙江
中医药，2015，44 (02)：42-43.

[37] 刘奇．茵芪消臌汤配合针灸治疗肝硬化腹水气滞湿阻型的临床
观察 [J]. 黑龙江省中医药科学院，2014.

[38] 耿读海，张新明，刘素珍．针药合用治疗肝硬化腹水 35 例临
床观察 [J]. 四川中医，2008，(07)：78.

[39] 陈小莉，王科先，焦克德．温阳逐水饮配合温针灸治疗肝硬化
腹水 39 例疗效观察 [J]. 山东中医杂志，2012，31 (12)：857-859.

[40] 李妍．温阳活血中药敷脐治疗肝硬化腹水 40 例 [J]. 中国中医
药现代远程教育，2014，05：58-59.

[41] 童光东，周大桥．麝黄膏脐敷治疗肝硬化难治性腹水临床研究
[J]. 中国中西医结合杂志，2003，11 (5)：290-292.

[42] 赵学魁，董元平，秦保峰．清臌散治疗腹水 47 例 [J]. 河南中
医，1999，19 (3)：2815.

[43] 党中方．逐水散外敷为主治疗肝硬变腹水 52 例 [J]. 陕西中医，
2003，24 (7)：584-585.

[44] 许文君，李秀惠，勾春燕，等．清肝利肠方灌肠治疗肝硬化腹
水 40 例临床观察 [J]. 北京中医药，2013，07：522-524.

[45] 胡秀碧．中药保留灌肠治疗肝病腹胀 44 例 [J]. 中西医结合肝
病杂志，2010，(01)：49-50.

[46] 严天成，夏瑾瑜．中药保留灌肠治疗臌胀 30 例 [J]. 中西医结
合肝病杂志，2000，(04)：14.

[47] 林日武．中药灌肠治疗肝硬化难治性腹水 [J]. 浙江中西医结合
杂志，2002，(02)：34.

[48] 卓蕴慧，商斌仪．清开颗粒灌肠治疗肝硬化合并肝性脑病疗效

观察 [J]. 上海中医药杂志，2007，（08）：27-28.

[49] 石磊，李存敬．穴位注射配合中药治疗肝硬化腹水 106 例 [J]. 中民间疗法，2004，12（4）：14-15.

[50] 黄秀芳．中西医结合三联疗法治疗肝硬变腹水疗效观察 [J]. 辽宁中医杂志，2003，30（10）：841.

1. 项目编写委员会

项目组长：唐旭东

副组长：温艳东、王凤云

项目秘书：吕林、赵迎盼

体例核查员：马祥雪、张佳琪、谢璟仪、李娟娟、李夏、石啸双、尹晓岚、马唯、张敏、段园志、马金鑫

2. 指南编写小组

郭朋、赵晓威、张引强、尤亚、陈艳

3. 主审专家

王彦刚

4. 指南德尔菲法函审专家（按姓氏笔画排列）

王凤云、王垂杰、王宪波、王捷虹、毛宇湘、甘淳、白光、朱莹、朱生樑、刘凤斌、苏娟萍、李志、李健、李保双、李振华、杨强、杨少军、杨国红、时昭红、汶明琦、沈洪、张声生、赵文霞、柯晓、钦丹萍、徐进康、郭朋、凌江红、梁健、琚坚、董明国、曾斌芳、温艳东、谢晶日、蔡敏、廖小林、颜勤、潘洋、魏玮

5. 指南会审专家（按姓氏笔画排列）

王敏、王凤云、王垂杰、王彦刚、王宪波、王婕虹、叶松、冯培民、朱莹、任顺平、刘力、刘凤斌、刘启泉、李军祥、李保双、李振华、李慧臻、杨倩、杨胜兰、时昭红、沈洪、张声生、张学智、陈苏宁、陈涤平、季光、周正华、鱼涛、孟立娜、赵文霞、胡玲、柯晓、钦丹萍、徐进康、郭朋、郭绍举、唐旭东、黄绍刚、黄恒青、黄穗平、蒋健、舒劲、温艳东、谢胜、魏玮

《常见脾胃病中医临床实践指南》

肝积（肝硬化、脾大）

世界中医药学会联合会消化病专业委员会

编写单位：河南中医药大学第一附属医院

要点说明

本指南主要根据中华人民共和国境内肝积相关性疾病的中医药临床研究成果并结合专家的经验制定，目的是将中医药治疗肝积（肝硬化、脾大）的方法与措施加以总结并进行合理的评价，以期加以推广，为具有中医学执业医师资格的医生提供指导，同时也为社会医疗决策者及患者提供有益的参考。本指南的主要适应人群是由肝胆系统本身病变引起的肝积成人患者。

需要说明的是，本指南并不是医疗行为的标准或者规范，而仅仅是根据现有的研究证据特定方法制作出的一个文本。随着临床实践的发展，新证据的不断产生，指南所提供的建议亦会随之不断的修正。采用指南推荐的方法并不能保证所有人都获得理想的临床疗效。同时，就指南本身而言，并不包括所有有效的疗法，也并不排斥其他有效的疗法。最终临床治疗措施的选择需要卫生从业者根据临床的具体情况，结合自身的经验及患者的意愿做出。

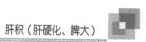
目 录

背景介绍

肝积是临床常见病之一，主要表现为右胁疼痛，或胁下肿块，腹胀纳少等症状。肝积的发生主要由肝、胆、脾脏本身的病变所致，部分可由其他系统的病变引起，肝积较难治愈，调治不当常并发臌胀或出现血证（呕血、黑便），肝厥，还有演变成肝癌之可能。常见的引起肝积的疾病有慢性乙型病毒性肝炎，慢性丙型病毒性肝炎，酒精性肝病，自身免疫性肝病等相关肝脏疾病，而心力衰竭及遗传代谢性疾病如Wilson病等也可导致肝积的发生。本指南主要适用于肝胆、脾脏本身病变引起的肝积，心力衰竭所致肝积可部分参照本指南论治，对于血液系统疾病、疟疾所致的脾肿大及肝硬化失代偿期者不属于本指南诊疗范畴。

目前关于肝积（肝硬化、脾大）的中医药治疗指南尚未见到，主要有 2008 年中华中医药学会发布的《中医内科常见病诊疗指南》、2011 年中国中西医结合学会消化系统疾病专业委员会制定的《肝硬化中西医结合诊疗共识》及 2012 年中华中医药学会内科肝胆病学组、世界中医药联合学会肝病专业委员会、中国中西医结合学会肝病分组制定的《慢性乙型肝炎中医诊疗专家共识》中肝硬化部分。

目前国际上尚没有中医药治疗肝积的循证医学实践指南。指南开发小组遵循循证医学的理念，在系统分析国内外指南制作和评价方法的基础上，将其与中医学的特点相结合，通过文献干预调查，临床问题的分解与定义，文献检索，文献评价与证据形成，证据评价与推荐建议形成、指南草案书写、专家评审、草案修改等步骤，完成了本指南的开发工作，以期对近几十年来中医、中西医结合的研究成果加以总结，对中医药治疗肝积的临床操作方案进行规范，提高中医药治疗肝积的疗效。

临床特点

1 概述

肝积以右胁疼痛，胁下积块，腹部胀满，大便溏泻，纳食减少为主要表现，可有肢体紫斑、鼻衄、齿衄，甚至呕血、黑便等出血症状等，查体可于颈部、前胸及上臂等处发现赤丝红缕，或见赤掌，面色黧黑晦暗，部分患者可有黄疸。肝积相当于西医肝硬化范畴，在我国肝硬化是消化系统常见病，也是后果严重的疾病。年发病率 17/10 万，主要累及 20 ～ 50 岁男性，城市男性 50 ～ 60 岁肝硬化患者的死亡率高达 112/10 万。引起肝积的主要疾病是病毒性肝炎，酒精性肝病，自身免疫性肝病及遗传代谢性疾病如 Wilson 病等。

引起肝积常见的病因有邪毒侵袭、久留不去，血吸虫感染、饮酒内伤、滋生痰浊及情志郁结等。从中医角度而言，该病病机为：各种病邪侵袭肝脏致使肝脾的功能失调，肝脉阻滞，疏泄失职，导致气机阻滞，瘀血内停于肝脏而成"肝积"。"肝积"形成的过程中所涉及的疫毒、湿热、寒湿、痰浊、虫积均是促成气滞血瘀的因素。

"肝积"的病位主要在肝，与脾肾关系密切，早期肝病传脾，久则肝病及肾。应明辨其病因、病位、病性，病势，确定相应的治疗原则。

2 理化检查

对于肝积而言，明确病因及病势意义重大，常见的检查包括：

（1）血液检查：①血常规：白细胞、血小板降低提示脾功能亢进，红细胞明显降低提示消化道出血可能，白细胞总数及中性粒细胞比例升高提示自发性腹膜炎可能；②肝功能检测：包括反映肝细胞损伤的指标如谷丙转氨酶（ALT）、谷草转氨酶（AST）、乳酸脱氢酶（LDH）等，反映肝脏分泌和排泄的指标如胆红素（TBIL）、总胆汁酸（TBA）、碱性磷酸酶（ALP）、谷氨酰胺转肽酶（GGT）等，反映肝脏合成功能的指标，如总蛋白（TP）、清蛋白（ALB）、前白蛋白（PA）等；③凝血系列：凝血酶原时间与肝细胞受损害程度有一定关系，凝血酶原时间明显延长考虑肝功能衰竭。（本指南主要针对脾功能亢进表现不著者，即血常规中白细胞总数 $>1.5 \times 10^9/L$，血小板 $>50 \times 10^9/L$）

（2）影像学：超声检查，CT 及 MRI 检查可了解肝脏的大小，形态，有无结节形成，脾肿大程度及排查肝脏占位性病变，也可显示门静脉和脾静脉增宽，有腹水时可见液性暗区。

（3）胃镜检查：可见食管和胃底静脉曲张。（本指南主要针对肝硬化代偿期伴有脾大者，无腹水，无食管胃底静脉重度曲张）

（4）瞬时弹性成像：能够反映肝脏脂肪变及肝脏弹性、硬度以判断肝硬化的程度。

（5）肝活检组织病理学检查：是确诊早期肝硬化的金标准，其诊断要点是肝细胞结节性再生，假小叶形成同时有助于病因的诊断，如病毒性肝炎肝硬化结节多为大结节性肝硬化，酒精性肝硬化结节多为小结节性肝硬化，胆汁性肝硬化早期为不全分割性肝硬化。

（6）其他检查：乙肝表面抗原，丙肝抗体，自免肝全套检查有助于肝硬化病因学的诊断，AFP 检测可辅助了解肝硬化是否处于活动期，肝细胞再生能力及早期肝脏占位。

临床诊断

1 中医诊断

1.1 中医病名诊断

肝积是指以右胁痛，或胁下肿块，腹胀纳少及肝瘀证为主要表现的积聚类疾病。属五积之一。

1.2 中医证候诊断

1.2.1 常见证候分型

指南开发小组根据全国中医药高等院校教材《中医内科学》中国中医药学会内科肝病专业委员会 1991 年天津会议修订的《病毒性肝炎中医辨证标准（试行）》及 2003 年重庆全国中西医结合消化疾病学术交流会上全体委员讨论制定的《肝硬化中西医结合诊治方案（草案）》将肝硬化中医证型标准分为肝气郁结证（含肝胃不和、肝脾不调）、水湿内阻证、湿热蕴结证、瘀血阻络证、肝肾阴虚证、脾肾阳虚证 6 型。上述症状可单独出现，也可相兼出现，常见的相兼证候有气滞血瘀证、阳虚水停证、湿热瘀结证等，临床上需认真对证候的主次进行鉴别。

1.2.2 证候诊断标准

1.2.2.1 肝气郁结证：胁肋胀痛或窜痛，急躁易怒，喜太息，嗳气，腹胀，口干口苦或咽部有异物感，纳差或食后胃脘胀满，便溏或大便不爽，舌质淡红，舌苔白或薄黄，脉弦。

1.2.2.2 水湿内阻证：胁下痞胀或疼痛，腹胀如鼓，按之坚满，脘闷纳呆，恶心欲吐，下肢水肿，小便短少，大便溏薄，舌质淡，舌苔白腻或白滑，舌体胖大，或边有齿痕，脉细弱。

1.2.2.3 湿热蕴结证：目肤黄染，色鲜明，恶心或呕吐，口干或口臭，胁肋灼痛，脘闷，纳呆，腹胀，小便黄赤，大便秘结或黏滞不畅，舌质红，舌苔黄腻，脉弦滑或滑数。

1.2.2.4 瘀血阻络证：胁痛如刺，痛处不移，腹大坚满，腹壁青筋暴露，胁下积块（肝或脾肿大），面色黧黑或晦暗，头、项、胸腹红点赤缕，大便色黑，唇色紫暗，舌质紫暗，或瘀斑瘀点，舌下静脉怒张，脉细涩。

1.2.2.5 肝肾阴虚证：腰痛或腰酸腿软，胁肋隐痛，劳累加重，眼目干涩，头晕眼花，耳鸣耳聋，五心烦热或低热，口干咽燥，小便短赤，大便干结，舌红少苔，脉细或细数。

1.2.2.6 脾肾阳虚证：胁腹胀满，入暮较甚，脘闷纳呆，阳痿早泄，神疲怯寒，下肢水肿，小便清长或夜尿频数，大便稀薄，面色萎黄或苍白，舌质淡，舌体胖大，苔白润，脉沉细或迟。

1.2.3 辨证的四诊要素

中医望闻问切，四诊合参对于肝积证型的判别有重要意义，下列问题可以作为肝积证候鉴别的基本要素。

1.2.3.1 望诊要素：如面色黧黑或晦暗，头项胸腹赤丝红缕，舌质暗红，多属血瘀；如面色萎黄或苍白，如舌质淡而有齿痕，苔白滑则多属脾虚或脾肾阳虚；如舌质红少苔，多属阴虚证。

1.2.3.2 闻诊要素：口臭多提示肝胃郁热；口中有氨味多提示肝积之重症。

1.2.3.3 问诊要素：（1）辨胁痛的性质：如胀痛，窜痛多属气滞；如刺痛，位置固定多属血瘀；灼痛者多属热证；隐痛者多属虚证。（2）辨腹胀的性质：如痞胀或者伴随闷胀属脾虚湿盛；如腹胀伴恶心呕吐，小便赤涩多属湿热内蕴。

1.2.3.4 切诊要素：脉诊：脉滑者多属湿盛；脉涩者多提示血瘀；脉弦者多提示肝郁；脉沉细多提示阴虚或阳虚证。腹部切诊：腹大坚满，按之不陷而硬，多属血瘀；腹部膨隆，胀满，沉取抵抗力弱，抬手即起，多属气滞；如全腹虚软，缺乏弹性，举之无力，按之空虚，多属虚证。

通过四诊合参，综合以上望闻问切四诊信息，可以甄别出患者的证候类型。

2 西医诊断

肝积属西医肝硬化范畴，肝硬化是一种由不同病因引起的肝脏慢性、进行性、弥漫性病变。其特点是在肝细胞坏死的基础上纤维化，并代之以肝纤维包绕的异常结节（假小叶），临床以肝功能损害和门脉高压为主要表现，晚期常有大量腹水，上消化道出血，肝性脑病形成。本指南主要适用于肝硬化代偿期，伴有脾大，且脾功能亢进表现不严重者。

引起肝硬化的原因有很多，常见的有嗜肝病毒，非嗜肝病毒感染引起的肝炎后肝硬化，胆汁淤积性肝硬化，酒精性肝硬化，血吸虫性肝硬化，门脉性肝硬化及其他原因引起的肝硬化等，肝硬化的治疗当在去除病因治疗的基础上进行。而当出现一些报警症状，需积极对症治疗，避免急危重症并发症的出现危及患者生命。

2.1 报警症状

如肝积患者突然出现腹痛难忍，或者腹胀如鼓，或神志异常，或头晕目眩，黑便或者呕血，需警惕是肝积的相关急危重并发症，需尽快到专科明确诊断，尽快抢救治疗。

2.2 常见疾病的诊断要点

2.2.1 肝炎肝硬化

2000年在西安召开的中华医学会第十次全国病毒性肝炎即肝病学术会议上制定的《病毒性肝炎防治方案》中将肝炎病毒（指HBV，HCV，HDV）引起的肝硬化称为肝炎肝硬化。临床诊断要点如下：①病因根据：如HBV，HCV，HDV感染史；②肝脏质地与皮肤改变：肝脏质地改变是诊断肝硬化的重要依据之一，若肝脏难以触及时，肝病面容，肝掌，蜘蛛痣，毛细血管扩张对诊断亦有重要意义。③影像学诊断：B超检查可见肝脏缩小，左右叶比例失调，肝脏包膜不光滑等影像学改变。④组织病理：肝脏假小叶形成。

2.2.2 血吸虫病性肝硬化

血吸虫病性肝硬化的诊断标准如下：（1）流行病学资料：有流行区旅居史。（2）肝大，尤其是左叶大为甚。（3）血吸虫病特征性B超检查表现：纤维网状图像，门脉主干内有大量高回声虫卵堆积。（4）实验室检查发现：①周围血以嗜酸性粒细胞增高为主；②粪便集卵或集卵孵化阳性；③直肠活检找到血吸虫卵；④血吸虫病免疫学检查抗体阳性。在血吸虫病基础上有门脉高压，脾大等肝硬化表现者可诊断为血吸虫性肝硬化。

2.2.3 胆汁性肝硬化

胆汁性肝硬化包括原发性胆汁性肝硬化、继发性胆汁性肝硬化两大类。原发性胆汁性肝硬化的诊断标准为：（1）AMA阳性，AMA−M2型阳性；（2）有淤胆性肝功能异常表现且能排除其他肝内外胆汁淤胆性疾病；（3）肝活检符合PBC诊断。中年以上女性，具备以上3条或者2条在排除其他疾病基础上可以拟诊。肝外胆管长期梗阻是继发性胆汁性肝硬化的关键诊断依据之一。

2.2.4 酒精性肝硬化

（1）有长期或大量饮酒史；（2）既往有肝功能异常；（3）有肝硬化的临床表现和血清生物化学指标的改变；（4）影像学表现为门脉高压，肝脏肿大，脾脏肿大；（5）排除嗜肝病毒的感染、药物和中毒性肝损伤可诊断为酒精性肝硬化。

2.2.5 其他

非酒精性脂肪性肝炎所致肝硬化目前发病率逐年增高，非酒精性脂肪性肝炎肝硬化是肝硬化伴有脂肪变及脂肪性肝炎的肝组织学证据，并除外导致肝脂肪变的其他原因，如大量饮酒，长期应用促脂肪形成药物或单基因遗传紊乱者。

干预与管理

1 干预

肝积就整个病程而言多属本虚标实，除肿大的肝脾属实证外，多呈脾虚之象，如乏力、消瘦面黄、纳呆便溏等。
肝积的治疗首先要明确病因，在此基础上中医的干预措施主
要分为两大部分，一是扶正祛邪针对主症的治疗；二是软坚
散结，活血化瘀针对病本的治疗。主症的治疗包括中药汤剂
口服，针灸，局部穴位贴敷、中药灌肠等。对于主症不明显
的肝积，可长期口服软坚散结中药或者中成药治疗控制原
发病。

　　肝积的中医干预流程见图1。

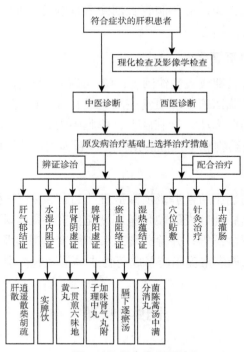

图 1　肝积中医干预流程

2 管理

2.1 药物治疗

2.1.1 辨证论治

中药治疗是中医治疗的重要组成部分，而中药的处方是中医内涵的精华之一，根据中医基础理论将对患者望闻问切的信息进行整合，分析判断出患者的证型及病因病机，选择对应的方药进行治疗。

肝积对应的西医诊断多种多样，但根据异病同治的原则，只要病机证候相同，其基本治疗原则是一致的。辨证治疗肝积对于改善患者临床症状，治疗原发病，控制并发症，提高患者的生存质量均有明确疗效。

各个证候采用的方剂均由临床证据决定，并参考了现有的共识或标准，由于现有中医证据级别较低，因此，推荐建议的级别普遍不高，但低级别的推荐建议并不意味着临床重要性的下降。另外，专家临床实践经验，以及部分在临床上常用但缺乏临床对照研究或病例系列研究的方剂等，将以专家共识意见的形式给出。（用 ※ 注明，推荐强度：C，证据级别：Ⅳ）

2.1.1.1 肝气郁结证

病机：肝失疏泄，脾失健运，脉络不和，腹中积块。

治法：疏肝健脾，理气活血。

推荐方药：

（1）柴胡疏肝散加减（《景岳全书》）。柴胡，白芍，枳壳，香附，川芎，陈皮，炙甘草等；水煎服，日一剂，分两次或三次温服。（推荐强度：B，证据级别：Ⅱb）

（2）逍遥散加减（《太平惠民和剂局方》）。当归，白芍，

柴胡，茯苓，炒白术，炙甘草，生姜，薄荷等；水煎服，日一剂，分两次或三次温服。（推荐强度：B，证据级别：Ⅱb）

柴胡疏肝散加减可改善肝积－肝郁脾虚证患者腹胀、胁痛等症状及中医证候积分，总有效率为90%，高于单纯西药组65.51%。同时可显著改善早期肝硬化患者的肝功能、肝纤维化血清学指标及门脉压力。逍遥散加减治疗乙肝肝硬化的肝积患者总有效率为90.32%，优于单纯西药组76.56%，另有报道：逍遥散加减结合抗病毒药物治疗代偿期乙型肝炎肝硬变优于单纯西医治疗，但HBeAg阴转率近期无统计学差异。

2.1.1.2 水湿内阻证

病机：脾虚不运，湿痰内聚，阻滞气机，乃成积块。

治法：健脾益气，利湿行水。

推荐方药：

实脾饮（《重订严氏济生方》）。白术，熟附子，干姜，木瓜，大腹皮，茯苓，厚朴，木香，草果，薏苡仁，车前子，甘草等；水煎服，日一剂，分两次或三次温服。（推荐强度：C，证据级别：Ⅱb）

实脾饮多用于治疗臌胀，疗效显著，而对于肝积的临床症状的改善及延缓疾病进展疗效确切。其中涉及的疾病为肝炎后肝硬化、酒精性肝硬化、胆源性肝硬化、血吸虫性肝硬化、心源性肝硬化和其他不明原因的肝硬化临床表现为肝病面容、黄疸、水肿（下肢多见）、脾大等体征者。

2.1.1.3 湿热蕴结证

病机：湿热壅盛，肝脾失调。

治法：清热利湿，通腑泻下。

推荐方药：

（1）中满分消丸（《兰室秘藏》）。黄芩，黄连，知母，

厚朴，枳实，陈皮，茯苓，猪苓，泽泻，白术，甘草等；水煎服，日一剂，分两次或三次温服。（推荐强度：B，证据级别：Ⅱa）

（2）茵陈蒿汤加减（《伤寒论》）。茵陈，栀子，大黄等；水煎服，日一剂，分两次或三次温服。（推荐强度：C，证据级别：Ⅲb）

中满分消丸联合茵陈蒿汤对于治疗肝积病中属于湿热蕴结者疗效确切，同时茵陈蒿汤加味与熊去氧胆酸有协同作用，在有效改善患者症状、生化指标方面治疗组优于对照组。

2.1.1.4 瘀血内阻证

病机：久病入络，气滞血瘀。

治法：活血祛瘀，通络软坚。

推荐方药：

膈下逐瘀汤加减（《医林改错》）。牡丹皮，当归，赤芍，丹参，桃仁，红花，枳壳，川芎，乌药，甘草等；水煎服，日一剂，分两次或三次温服。（推荐强度：C，证据级别：Ⅱa）

膈下逐瘀汤联合西药对于治疗肝积中疾病表现为肝炎后肝硬化者病毒的抑制及肝功能的改善、延缓肝硬化进展有显著疗效。

2.1.1.5 肝肾阴虚证

病机：肝肾阴液亏虚，虚热内扰。

治法：滋养肝肾，养阴活血。

推荐方药：

（1）一贯煎（《续名医类案》）。生地，沙参，当归，枸杞，麦冬，川楝子等；水煎服，日一剂，分两次或三次温服。（推荐强度C，证据级别：Ⅲb）

（2）六味地黄丸（《小儿药证直诀》）。熟地黄，山茱萸，山药，泽泻，丹皮，茯苓等；水煎服，日一剂，分两次或三次温服。（推荐强度：C，证据级别：Ⅲb）

一贯煎为基础方加减对于肝区痛、乏力、腹胀、便溏、纳果等肝积病常见症状改善较明显；尤其对于脾肿大有显著疗效；且能有效降低肝纤维化血清学指标，具有良好的抗肝纤维化的作用，并可改善肝功能，具有明显的保肝降酶作用。对于阴虚型肝积的治疗疗效显著。

六味地黄丸加减治疗肝肾阴虚型肝积显效率达70%，六味地黄丸联合一贯煎在逆转肝硬化代偿期肝肾阴虚证患者肝纤维化方面疗效确切。

2.1.1.6 脾肾阳虚证

病机：脾阳不运，肾阳不足，气血阻滞。

治法：温补脾肾，行气活血。

推荐方药：

（1）附子理中丸（《太平惠民和剂局方》）。制附子，人参，白术，炮姜，炙甘草等；水煎服，日一剂，分两次或三次温服。（推荐强度：C，证据级别：Ⅲb）

（2）加味肾气丸（《济生方》）。附子，白茯苓，泽泻，山茱萸，山药，车前子，牡丹皮，官桂，川牛膝，熟地黄等；水煎服，日一剂，分两次或三次温服。（推荐强度：C，证据级别：Ⅲb）

（3）五苓散（《伤寒杂病论》）。白术，泽泻，猪苓，茯苓，桂枝等；水煎服，日一剂，分两次或三次温服。（推荐强度：C，证据级别：Ⅲb）

附子理中汤为基础方加减对于肝积患者的腹泻有明显的改善作用，五苓散加减治疗肝积主要疾病表现为门脉高压者的门脉压力及患者血流动力学的改善有显著疗效，肝积偏于脾阳虚者可用附子理中丸合五苓散加减。

有研究表明济生肾气丸对于肝积的治疗有强大的免疫调控功能，与干细胞移植同时运用可起到协同增效的作用。肝积偏于肾阳虚者用济生肾气丸合五苓散。

2.1.2 辨病论治

2.1.2.1 肝炎肝硬化

肝炎肝硬化最常见的证型为肝郁脾虚证兼湿瘀互结证，单一病性类证候要素以血瘀最为常见（36.36%），血瘀贯穿肝炎肝硬化发病始终。在抗病毒治疗的基础上给予软坚散结、活血化瘀中药治疗可以有效阻断或延缓肝积病情的进展。

2.1.2.2 胆汁性肝硬化

胆汁性肝硬化以肝肾阴虚，湿热瘀阻最为常见，单一病性类证候要素以气虚、气滞、阴虚、血瘀较为突出，病位以肝、脾、肾为主。

2.1.2.3 酒精性肝硬化

酒精性肝硬化以肝郁脾虚证（161例，49.39%）、湿热蕴结证（124例，38.04%）证型为主，湿热蕴结证贯穿酒精性肝硬化各个阶段。单一病性类证候要素以湿热、气滞、血瘀最为常见。

2.1.2.4 证候相兼

临床诊疗中患者证候少有单一证候，多表现为相兼证候，在辨证论治时需选择相应的单一证候的主方组成合方进行化裁。如胆汁性肝硬化肝肾阴虚及血瘀证候共见，可用肝肾阴虚的主方一贯煎联合血瘀证的主方膈下逐瘀汤加减；肝炎肝硬化如肝气郁结证合湿热蕴结证共见，则用肝气郁结证主方柴胡疏肝散联合湿热蕴结证主方茵陈蒿汤加减，余病同此。

2.1.3 对症治疗

肝积临床症状主要表现为：右胁疼痛，两胁下积块，腹胀，便溏，纳差，也可有肢体紫斑、鼻衄、齿衄，甚至呕血、黑便。临床诊疗过程中可在辨证、辨病论治基础上结合对症治疗，改善临床症状积分。

如胁下刺痛不移，面青、舌紫者加川芎、丹参等；胁满胀痛加元胡、郁金、青皮等；黄疸鲜明者加龙胆草、半边莲等；吐血、便血者，加仙鹤草、三七粉、生地榆；如兼有腹水者加白茅根、车前子、大腹皮等；腹部胀满，食后较甚，加木香、砂仁、厚朴等；如口干渴，鼻衄甚者加白茅根、旱莲草、川牛膝等；如腹壁青筋显露加赤芍、丹皮、地骨皮等。（推荐强度：C，证据级别：Ⅳ）

伴转氨酶升高者可加金钱草、垂盆草、白花蛇舌草以加强清热解毒作用，同时具有较好的降低转氨酶的作用。胆红素升高者多以茵陈、栀子、大黄等清热；以金钱草、土茯苓、玉米须祛湿退黄。若仅见球蛋白升高、白细胞比例倒置者，多选用白术、茯苓、党参、黄芪等补气健脾养血；兼见清蛋白降低，出现腹水症状时常加用大腹皮、茯苓皮、泽泻等健脾利水之品。以上均需在辨证的基础上使用。（推荐强度：C，证据级别：Ⅳ）

2.1.4 名医经验

名医经验虽然缺乏临床对照研究，但其在中医药的学术传承中作用巨大，总结名医临床用药经验有助于提高临床疗效，以下将列出部分近现代名医治疗肝积的用药经验，以供参考引用。（※ 推荐强度：C，证据级别：Ⅳ）

2.1.4.1 赵绍琴

（1）病因病机：气、血、食、湿之郁是关键。诸郁不解导致血癖结聚，形成肝积。同时，气血脏腑受诸郁所伤，功能失调，正气渐弱，多数属虚实夹杂之证。

（2）治则治法：行郁活血，软坚散结。

（3）基本处方：软肝缩脾方：柴胡6g、黄芩10g、蝉衣6g、白僵蚕10g、片姜黄6g、水红花子10g、醋鳖甲20g、生牡蛎20g、生大黄1g、焦三仙各10g。上方每周5剂，每剂煎取500mL左右，分2～4次温服，服3个月后改为每周3剂分服。

（4）随证加减：气郁显著加佛手10g、香附10g；湿郁者甚加藿香10g、佩兰10g、姜半夏10g；火郁者加用黄连6g、丹皮10g、龙胆草3g；积滞明显加保和丸10g；血瘀之征重用鳖甲、牡蛎各30g、加莪术6g、三棱6g或配服鳖甲煎丸每日3g；虚象为主当区别气血阴阳之偏重，气虚者加白术10g、太子参6g；血虚者加阿胶10g；中阳不足加干姜3g、吴茱萸3g，阴虚者加生地黄20g、枸杞子10g、女贞子10g。

2.1.4.2 邓铁涛

（1）病因病机：多由湿热邪毒，或虫蛊、酒毒为害日久所致肝积，乃一本虚标实之候，本虚主要是肝脾肾三脏俱虚，以脾虚为基本，标实指气滞、血瘀、水停。

（2）治则治法：健脾护肝，软坚化癥。

（3）基本处方：太子参30g、白术15g、草薢10g、褚实子12g、茯苓15g、菟丝子12g、土鳖虫6g、丹参18g、鳖甲（醋炙）30g、甘草6g。每日1剂，水煎饭后口服，每次200mL，3个月为1个疗程，连续治疗2个疗程观察疗效。

（4）随证加减：酒精性肝硬化加葛花15g；肝阴不足者加旱莲草15g、女贞子15g、石斛15g、玉竹15g；阴虚发热加地骨皮15g、银柴胡10g；黄疸加茵陈15g、金钱草30g；

若脾肾阳虚合用实脾饮或真武汤加减。

2.1.4.3 姜春华

（1）病因病机：肝积是由于邪毒侵犯肝脏，肝络瘀血阻滞而逐渐形成的。

（2）治则治法：活血化瘀，益气健脾。

（3）基本处方：拟软肝汤：生大黄 6～9g、桃仁9g、地鳖虫 3～9g、丹参 9g、鳖甲 9g、炮山甲 9g，黄芪9～30g、白术 15～60g、党参 9～15g。

（4）随证加减：湿热内蕴者选加茵陈、栀子、苏梗、藿香等；肝气郁滞者选加柴胡、郁金、枳壳、青皮、木香、绿萼梅等；肝络血瘀重者选加乳香、五灵脂、赤芍、九香虫、红花；肝经郁热者选加山栀、丹皮、连翘、龙胆草等；肝肾阴虚者选加生地黄、玄参、麦冬、石斛、女贞子、地骨皮等；阴虚火旺者，上药再加龙胆草、山栀子、白蒺藜等；脾肾阳虚者选加附子、桂枝、干姜、益智仁、砂仁等。

2.1.4.4 关幼波

（1）病因病机：由于湿热之邪未彻底清除，或因饮食不节、嗜酒成性、劳逸无度以伤脏腑、气血，正气日衰，气虚而血行滞缓，以致血瘀，湿热蕴久，灼津生痰，痰瘀互结，胶注不化，阻滞血络，循环往复而致痞块（肝脾肿大）。气虚血滞是肝硬化之本，湿热毒邪稽留血分是标。以肝肾阴虚、阴虚血热、脾肾阳虚三种证型为常见。

（2）治则治法：补气活血，养血柔肝。

（3）基本处方：党参 10g、黄芪 20g、当归 10g、白芍15g、赤芍 15g、丹参 15g、泽兰 15g、生牡蛎 30g、炙鳖甲15g、藕节 10g、鸡内金 10g、香附 10g、水红花子 10g。

（4）随证加减：肝肾阴亏当加女贞子，菟丝子，川断，木瓜滋补肝肾，香附，元胡，地龙疏肝行气，活血通络；阴虚血热者偏阴虚者重用鳖甲，青蒿，秦艽，偏血热者用丹皮、炒栀子、生地炭以养阴清热；脾肾阳虚者重用黄芪、党参、炒白术甘温益气健脾升阳，紫河车益精髓补气血，培元气补先天。

2.1.4.5　李普

（1）病因病机：多由慢肝日久、失治误治或驱邪不利，渐积而成，与正气不足密切相关，病位初在肝脾，后期可累及肺肾。其基本病机为肝脾受损，气虚血瘀，络脉阻塞。

（2）治则治法：益气活瘀，软坚通络，健脾理气，和胃消积。

（3）基本处方：党参30g、当归15g、郁金15g、川芎15g、炮山甲10g、醋鳖甲30g、生牡蛎30g、延胡索15g、茯苓30g、白术30g、陈皮12g、砂仁10g、厚朴15g、沉香3g（冲）、焦三仙各30g、鸡内金12g。

（4）随证加减：兼脾虚者加炒山药、炒白扁豆、炒薏苡仁、炒莲子、干姜、生姜、大枣等以健脾益气，温阳止泻；若脾肾阳虚者，加补骨脂、煨肉豆蔻、肉桂、淫羊藿等温补肾阳；脾为湿困、阳虚下陷者，加黄芪、柴胡、升麻等升阳止泻；肝肾阴虚证者，加用女贞子、墨旱莲、生地黄、沙参、白茅根、鳖甲、龟甲、枸杞子、麦冬滋养肝肾。

2.1.5　药对

（1）柴胡、黄芩：柴胡疏达肝胆之经气，解除肝气之郁结，黄芩苦寒，善清少阳郁热，并清因诸郁而蕴生之内热，适用于湿热内蕴者。（赵绍琴经验）

（2）褚实子、菟丝子：褚实子能补虚劳，配菟丝子，补肝而益肾，宜寓虚则补其母之意。适用于肝肾亏虚者。（邓铁涛经验）

（3）黄连、吴茱萸：多用于肝火犯胃之吞酸胁痛。（王旭高经验）

（4）鳖甲、土鳖虫：能化癥软坚。（邓铁涛经验）

（5）白术、枳实：洁古枳术丸健脾以助运，适用于脾虚者。（王旭高经验）

（6）吴茱萸、白芍；青皮、木瓜：辛泄酸软以抑木而扶土，适用于肝郁脾虚者。（王旭高经验）

（7）茯苓、龙眼肉：补虚扶正，化湿安神，治疗肝积之浊毒内蕴、心脾两虚、水湿内停证。（李佃贵经验）

（8）桃仁、牛膝：化瘀通络，升降兼顾，引血下趋，适用于肝积之瘀血内停者。（李佃贵经验）

2.1.6 单味药

（1）水红花子：肝为藏血之脏，但宜藏而不宜瘀结，水红花子活血且能利水，除血滞，化水湿。适用于瘀水互结者。（赵绍琴经验）

（2）丹参：既具四物之功，又有消瘀之力；泽兰善通肝脾之血脉，活血不伤正，养血不滋腻，对门静脉循环障碍有通达力。（关幼波经验）

（3）白芍：大剂量白芍可以养血柔肝，同时对于恢复肝功能效果显著。（关幼波经验）

（4）白术：具有健脾、利水消肿之功。近代药理研究，证实白术具有增加白蛋白，纠正白蛋白与球蛋白比例，并有显著持久的利尿作用。（顾丕荣医案）

（5）垂盆草：味甘、淡，性凉，归肝、胃、大肠经，现代研究表明具有较强的降酶作用，一般用于急性实热型。（姜春华经验）

（6）五味子：味酸、甘，性温，归肺、心、肾经，现代

药理研究证实其有降酶作用，常用于慢性虚弱型。（姜春华经验）

（7）虎杖：味苦，性微寒，归肝、胆、肾经，现代药理研究表明具有明确的降酶作用，主要用于治疗肝胆湿热型偏于湿重者。（姜春华经验）

（8）龙胆草：味苦，性寒，归肝、胆经，其降酶作用主要适用于治疗肝胆湿热型偏于热重者。（姜春华经验）

2.1.7 临证要点

2.1.7.1 辨病辨证相结合：临床诊疗过程中，肝积多表现为相兼证候，在辨证论治过程中，需辨明主证及兼证，在整体观念基础上分清主次，如肝炎肝硬化，肝气郁滞，湿瘀互结是其主证，如兼有肝肾阴虚者，可在主证治疗基础上加用养阴生津的药物，以达到整体治疗的效果。（※ 推荐强度C，证据级别：Ⅳ）

2.1.7.2 扶正祛邪是关键：临床肝积的治疗用药选择，不宜因虚而纯用补剂，否则癥结日甚；亦不可攻利太猛，劫伐正气，与病无益。临证需重视四诊合参，注意剖析病机；仔细观察病情特点，合理辨证用药；要善于"调和"，要处处体现"平衡"观念；同时要注意"扶正祛邪"，善于健脾扶正，急则治其标，缓则治其本；同时需遵从"肝肾同源"，治肝不忘补肾。（※ 推荐强度：C，证据级别：Ⅳ）

2.1.7.3 煎煮药物要得当：煎煮前先用水浸泡 20 ～ 30 分钟，用砂锅大火烧开，小火煎煮 30 分钟左右，两次药汁混合，分两次或三次餐后温服。同时需注意特殊药物的煎煮方法，如钩藤后下，穿山甲先煎等。（※ 推荐强度：C，证据级别：Ⅳ）

2.2 针灸治疗

2.2.1 辨证论治

通过对针灸治疗干预肝积的临床文献整理，得出针灸辨证论治的处方如下。（推荐强度：C，证据级别：Ⅲb）。

2.2.1.1 肝气郁结证：疏肝健脾

取穴：期门 LR4、内关 PC6、太冲 LR3，用泻法；兼水湿内停加阳陵泉 GB34、水分 CV9、气海 CV[RN]6，平补平泻。

2.2.1.2 水湿内阻证：健脾化湿

取穴：脾俞 BL20、中脘 CV[RN]12、足三里 ST36、阴陵泉 SP9、水分 CV9，平补平泻。

2.2.1.3 湿热蕴结证：清热利湿，解毒利胆

取穴：脾俞 BL20、胆俞 ST36、阳陵泉 GB34、太冲 LR3、至阳 GV9、肝俞 BL18、内庭 ST44，用泻法。

2.2.1.4 瘀血内阻证：疏肝健脾，活血化瘀

取穴：脾俞 BL20、胆俞 ST36、足三里 ST36、三阴交 SP6、阳陵泉 GB34、内庭 ST44，补泻兼施，攻补并用，一侧肝俞透脾俞，另一侧脾俞透肝俞。用泻法或平补平泻。

2.2.1.5 肝肾阴虚证：滋养肝肾

取穴：肝俞 BL18、肾俞 BL23、阴陵泉 SP9、三阴交 SP6、足三里 ST36，平补平泻。

2.2.1.6 脾肾阳虚证：温补脾肾，通阳利水

取穴：选脾俞 BL20、肾俞 BL23、水分 CV9、足三里 ST36、气海 CV[RN]6，平补平泻。

2.2.2 辨病论治

针灸辨病治疗肝积的处方根据针灸治疗各个专病的临床文献整理而来。（推荐强度：C，证据级别：Ⅳ）

2.2.2.1 肝炎肝硬化取穴：肝俞 BL18、期门 LR4、阳陵泉 GB34、支沟 TE6、天枢 S25、足三里 ST36、中脘 CV[RN]12、太溪 K3、肾俞 BL23、气海穴 CV[RN]6 等。

2.2.2.2 胆汁性肝硬化取穴：足三里 ST36、三阴交 SP6、肝俞 BL18、肾俞 BL23、脾俞 BL20、膈俞 BL17。

2.2.3 对症论治

肝气郁结者加行间 LR2，太冲 LR3；瘀血阻络者加膈俞 BL17，期门 LR4，阿是穴；湿热蕴结者加中脘 CV[RN]12、三阴交 SP6；肝阴不足者加肝俞 BL18，肾俞 BL23。

肝区疼痛加期门 LR4、阳陵泉 GB34、丘墟 GB40，转氨酶增高加大椎 GV[DU]14、肝俞 BL18、阳陵泉 GB34、太冲 LR3、中封 LR4。

2.2.4 名医经验

2.2.4.1 针灸治疗肝硬化：肝俞 BL18、脾俞 BL20、中脘 CV[RN]12、章门 LR13、气海 CV[RN]6、膻中 CV[RN]17、足三里 ST36、三阴交 SP6 为主要刺激点，另外再根据患者的具体情况，加刺其他穴位，如患者小便量少加刺阴陵泉 SP9、关元 CV[RN]4，饮食不好加刺胃俞 B21 等。刺激的手法，对背部及腹部各穴行轻刺激，背部各穴不留针，腹部各穴，可根据患者神经类型的不同，留针 10～20 分钟，下肢各穴行中刺激，留针 15～25 分钟。每日或间日一次，每次针后在气海 CV[RN]6、关元 CV[RN]4、肝俞 BL18、足三里 ST36、三阴交 SP6 等穴用太乙神针或太阳灸施灸半小时至一小时。（郑毓桂经验）

2.2.4.2 针灸治疗肝脾肿大：中脘 CV[RN]12、气海 CV[RN]6、足三里 ST36、中都 LR6 为主穴，有时配合章门 LR13、血海 SP10、肝俞 BL18。（徐少廷经验）

2.2.5 临证要点

2.2.5.1 临证需辨证辨病辨证取穴三者合参，拟订方案。

2.2.5.2 操作方法：以电针为主，可单独应用，也可配合艾灸，温针，脐针等使用。

2.2.5.3 电针操作：

（1）器具：毫针　电针仪

（2）操作：①先将毫针刺入穴位，并寻到得气感应；②将电针仪（输出电位仪已经调至"0"位）输出导线的一对电极分别接在一对毫针针柄上，一般将同一对输出电极连接在身体的同侧，在胸背部的穴位上使用电针时，不可将 2 个电极跨接在身体两侧，避免电流回路经过心脏。如遇只需单穴电针时，可将一个电极接在该穴的毫针上，另一个电极接在用水浸湿的纱布上，作无关电极。③待开电源，选好波形，逐渐加大电流强度，以免给患者造成突然的刺激。④通电时间一般在 20 分钟左右。⑤结束电针治疗时，应先电针仪输出电位退回"0"位，然后关闭电源开关，取下导线，最后按一般毫针起针方法取出。

（3）一般 7 天为 1 个疗程，疗程 7～14 天。

2.3 穴位贴敷治疗

穴位贴敷治疗的处方按照相关临床治疗文献整理而来。（推荐强度：C，证据级别：Ⅳ）

2.3.1 主穴

神阙 CV8、期门 LR4、章门 LR3、日月 GB24、足三里 ST36。

2.3.2 配穴

肝俞 BL18、水分 CV9。

2.3.3 药物

桃仁、三棱、莪术、生大黄、当归、麝香、甘遂、牡蛎、鳖甲。

2.3.4 操作

是将研成细末的中药用水、醋、酒、蜂蜜、植物油调成糊状，或用呈凝固状的油脂（如凡士林等）或熬制成膏，直接贴敷穴位、患处（阿是穴），用以治疗疾病。

2.3.5 疗程

每天治疗一次，一次时间为 4～6 小时，疗程为 20 天。

2.4 中药灌肠

中药灌肠是在中医辨证论治的基础上，辨证处方，将药液经肛门灌注于肠道，既能达到改善局部热毒蕴结、血瘀气滞的作用，又有发挥整体调理之功效。中药灌肠治疗的处方按照相关临床治疗文献整理而来。（推荐强度：C，证据级别：Ⅳ）

2.4.1 主药

大黄 10～15g、芒硝 10g、厚朴 10～15g、桃仁 10～15g、泽泻 15～30g、牡蛎 30g、蒲公英 10～20g。

2.4.2 配药

湿热较重者加白花蛇舌草、土茯苓；伴有黄疸者加槐花、赤芍；腹胀明显者加用枳实；有腹水者加用白茅根；伴有血证者加用黄连、三七粉；伴有肝厥加栀子、石菖蒲、郁金。

2.4.3 操作

水煎取汁 200mL，保留灌肠，灌肠前嘱患者排空大小便，清洗肛周，取左侧卧位，适当垫高臀部（10cm 左右）。调节药液滴速为 50 滴／分钟左右，尽量保留 20 分钟以上。

2.4.4 疗程

疗程 1 个月。

2.5 调摄护理

2.5.1 饮食护理

肝积患者易合并消化道出血、感染、肝性脑病等并发症，合理膳食安排对于患者非常重要。在不加重肝脏与消化系统负担的前提下，遵循易消化、高热量、高蛋白、高维生素饮食原则制定合理的膳食方案，少食多餐，限水、钠盐摄入，戒烟禁酒可延缓肝硬化病程的进展，提高患者的生活质量。肝功能显著减退或者血氨偏高者有发生肝性脑病倾向者应限制蛋白质的摄入量，肝硬化伴脾功能亢进者多食动物肝脏等含铁食物，同时补充富含维生素 C 等食物如橘子、西红柿等。

2.5.2 心理护理

对肝积的患者应进行心理疏导干预，充分理解患者的心境，解释各种不适症状产生的原因，以消除患者不必要的疑虑，向患者讲明积极的情绪有助于提高抗病能力，消除患者的心理危机，解除患者的恐惧感。

2.5.3 排便干预

肝积患者每日可多进食新鲜蔬菜和水果，睡前顺时针按摩腹部，促进肠道蠕动，必要时给予导泻或者灌肠，确保及时排出大便，避免氨产生诱发肝性脑病。

2.6 随访

乙肝肝硬化：根据2015年慢乙肝防治指南共识意见，对于乙肝肝硬化患者肝功能、HBV-DNA、AFP不正常者应当半个月或一个月复查一次相关检查；对于肝功能、HBV-DNA正常者应当每3个月检测一次肝功能，HBV-DNA，AFP和腹部超声显像，必要时作CT及MRI以早期发现HCC，还应当每1～2年进行胃镜检查，以观察有无食管胃底静脉曲张及其进展情况。

丙肝肝硬化：根据2015年慢性丙型肝炎防治指南，每6个月复查一次血清AFP及腹部超声，每年复查一次胃镜，观察食管胃底静脉曲张及其进展情况。

胆汁性肝硬化：根据2015年原发性胆汁性肝硬化的诊断和诊疗共识，对于胆汁性肝硬化患者，应当每3～6个月监测肝脏生化指标，每6个月行肝脏超声及甲胎蛋白检查，筛选原发性肝细胞癌，同时应行胃镜检查，明确有无食管胃底静脉曲张，并根据胃镜结果及肝功能情况，每1～3年再次行胃镜检查，根据患者基线骨密度及胆汁淤积的严重程度，每2～4年评估骨密度，每年筛查甲状腺功能，对于黄疸患者，如有条件可每年筛查脂溶性维生素水平。

参考文献

[1] 王辰，王建安．内科学[M].3版．北京：人民卫生出版社，2015：547.

[2] 刘晖，丁惠国，王泰玲．肝硬化的病理诊断[J]．北京医学，2011，23（06）：502-506.

[3] 邹积隆，丛林，杨振宁．简明中医病证辞典[M]．上海：上海科

学技术出版社，2005：619.

[4] 危北海，张万岱，陈治水，等.肝硬化中西医结合诊治方案（草案）[J].中国中西医结合杂志，2004，24（10）：869-871.

[5] 中华医学会.病毒性肝炎防治方案[J].传染病信息，2000，13（04）：141-149.

[6] 吴孟超，李孟东.实用肝脏病学[M].北京：人民卫生出版社，2011：501-502.

[7] Naga Chalasani, Zobair Younossi, Joel E.Lavine, et al.The Diagnosis and Management of Nonalcoholic Fatty Liver Disease：Practice Guidance from the American Association for the Study of Liver Diseases[J].Hepatology, 2018, 67（1）：328-357.

[8] 莫世燦，王璐，张荣臻，等.柴胡疏肝散合四君子汤治疗肝硬化肝郁脾虚证临床疗效观察[J].大众科技，2015，17（09）：106-107.

[9] 周菊华，章国兰.柴胡疏肝散加五苓散加减治疗酒精性肝硬化效果观察与护理分析[J].基层医学论坛，2016，20（34）：4870-4871.

[10] 郭占芳，张乾.阿德福韦酯联合柴胡疏肝散治疗乙型肝炎后早期肝硬化70例[J].时珍国医国药，2013，24（10）：2441-2442.

[11] 李激文，黄伟，黄盛.灯盏花素注射液联合柴胡疏肝散用于早期肝硬化患者治疗分析[J].包头医学院学报，2015，31（06）：112-113.

[12] 谢正兰，李铁强，卢斌.柴胡疏肝散对早期肝硬化患者门脉内径的影响[J].辽宁中医药大学学报，2013，15（08）：100-101.

[13] 谢正兰，李铁强，熊有明.柴胡疏肝散对早期肝硬化肝纤维化血清学指标的影响[J].实用中医药杂志，2012，28（09）：733-734.

[14] 朱肖鸿，付淑艳，叶蕾.柴胡疏肝散抗肝纤维化治疗的疗效观察[J].中医药学报，2003，31（02）：38-39.

[15] 黄正桥，高锋.柴胡疏肝散联合抗病毒药物治疗CBD相关性代偿期肝硬化的观察[J].世界中医药，2015，10（07）：1009-1016.

[16] 冯辉，臧莉.软肝逍遥散治疗乙肝后肝硬化64例疗效观察[J].山东中医杂志，2009，28（03）：163-164.

[17] 郭百涛，左刚．逍遥散加减治疗代偿期乙型肝炎肝硬变 30 例 [J]．河南中医，2016，36（05）：817-819．

[18] 王永生．逍遥散与四逆散合方辨治肝硬化 [J]．中国民族民间医药，2012，（19）：88．

[19] 周红萍．中西医结合治疗肝硬化的临床研究 [J]．中国中西医结合消化杂志，2013，21（04）：199-201．

[20] 顾全之．实脾饮治疗肝硬化 37 例 [J]．浙江中医杂志，1997，（05）：202．

[21] 介世杰．实脾方治疗肝硬化患者胃动力障碍的疗效观察 [J]．四川中医，2010，28（12）：84．

[22] 曹挺威．中西医结合治疗肝硬化临床观察 [J]．新中医，2015，47（07）：77-79．

[23] 李纲．肝硬化临床证治探讨 [J]．光明中医，2003，（6）：61-62．

[24] 韩斌，魏玉霞．辨证分型治疗肝硬化 32 例临床观察 [J]．内蒙古中医药，2004，（02）：1．

[25] 刘瑶，吴同玉．中医治疗乙肝肝硬化的研究近况 [J]．浙江中医药大学学报，2013，36（06）：823-825．

[26] 张宇忠，雷海民．慢性肝纤维化及肝硬化的中医证治及研究思路 [J]．中华中医药学刊，2012，30（01）：27-28．

[27] 武嫣斐，孙健民．慢性乙型肝炎致早期肝硬化辨证治疗体会 [J]．中医药研究，2002；18（4）：18-19．

[28] 张来，占伯林，李群．自拟复方茵陈蒿汤联合熊去氧胆酸治疗原发性胆汁性肝硬化 30 例 [J]．航空航天医学杂志，2013，24（02）：222-223．

[29] 马雪茹．膈下逐瘀汤＋拉米夫定治疗乙型肝炎肝硬化的临床研究 [J]．中国现代医生，2016，54（22）：122-124．

[30] 李庭辉，贾利英．膈下逐瘀汤加味用于慢性乙型肝炎肝硬化患者的临床疗效观察 [J]．中国肝脏病杂志（电子版），2015，7（02）：84-87．

[31] 常庆雄 . 膈下逐瘀汤联合拉米夫定用于乙型肝炎肝硬化治疗临床研究 [J]. 中国实用医药，2016，11（11）：198-199.

[32] 肖苗苗 . 膈下逐瘀汤联合恩替卡韦分散片治疗乙型肝炎肝硬化的效果分析 [J]. 世界最新医学信息文摘，2016，16（94）：157-158.

[33] 辛燏 . 膈下逐瘀汤联合拉米夫定用于乙型肝炎肝硬化治疗的临床研究 [J]. 海峡药学，2016，28（11）：189-191.

[34] 邱亮，赵兴华 . 膈下逐瘀汤联合恩替卡韦用于乙肝肝硬化的疗效分析 [J]. 临床医药文献电子杂志，2016，3（48）：9632.

[35] 刘雪，邓厚波，于杰 . 加味膈下逐瘀汤治疗乙肝肝硬化代偿期的临床观察 [J]. 世界最新医学信息文摘，2015，15（95）：32-33.

[36] 韩曼珠，王芬，李丽 . 拉米夫定联合膈下逐瘀汤对乙型肝炎肝硬化治疗的临床疗效评价 [J]. 中华医院感染学杂志，2014，24（15）：3706-3708.

[37] 陈炎生，费新应，刘文涛 . 膈下逐瘀汤联合拉米夫定治疗乙型肝炎肝硬化疗效观察 [J]. 湖北中医杂志，2012，34（07）：5-6.

[38] 张利君 . 一贯煎合桃红四物汤加减治疗慢性肝炎肝硬化的临床研究 [J]. 中国中医药科技，2011，18（05）：381-386.

[39] 段淑红，鲍中英，苑晓冬 . 一贯煎加味联合阿德福韦酯片治疗 HBeAg 阴性慢性乙型肝炎活动性代偿期肝硬化患者的疗效观察 [J]. 中国中西医结合杂志，2016，36（05）：535-538.

[40] 张宁 . 中药一贯煎治疗肝病的临床观察 [J]. 北京中医，1994，（03）：45.

[41] 韩小平，王守智 . 辨证分型治疗肝硬化 36 例临床观察 [J]. 新疆中医药，2008，26（03）：55-56.

[42] 张志勇，胡可荣，袁剑峰 . 自拟滋阴活血汤联合阿德福韦酯治疗代偿期乙型肝炎肝硬化临床疗效观察 [J]. 中西医结合肝病杂志，2015，25（06）：336-338.

[43] 何文绍，唐忠明 . 附子理中汤合四神丸治疗晚期肝硬化慢性腹泻 30 例 [J]. 中西医结合肝病杂志，2011，21（02）：112-113.

[44] 刘翔 . 中西医结合治疗肝硬化晚期慢性腹泻 50 例临床观察 [J].

山东中医杂志，2012，31（05）：347-348.

[45] 孟庆芳，李太峰，崔延昌.中成药为主治疗早期肝硬化疗效分析 [J].实用中医药杂志，2011，27（06）：364-366.

[46] 古伟明，吴宇金，陈富英.安络化纤丸联合五苓散治疗肝硬化门脉高压临床观察 [J].中西医结合肝病杂志，2012，22（03）：146-147.

[47] 古伟明，杨以琳，陈富英.五苓散治疗肝硬变门脉高压症 20例 [J].河南中医，2012，32（07）：814-815.

[48] 古伟明，魏丹蕾，吕永慧.五苓散对肝硬化门脉高压患者血流动力学的影响 [J].新中医，2011，43（08）：46-48.

[49] 周晓玲，谢胜，陈峭，侯秋科.脐血干细胞移植结合补益肾气利湿法对 ChildA、B 级肝硬化患者免疫功能的影响 [J].实用临床医药杂志，2014，18（19）：38-44.

[50] 赵丽红，王天芳，薛晓琳.801 例肝炎肝硬化患者常见病性类证候要素在代偿期及失代偿期的分布特点 [J].北京中医药大学学报，2015，38（04）：260-264.

[51] 史文丽，刘飞飞，张晓锋.原发性胆汁性肝硬化的中医症候特点及疗效分析 [J].中西医结合肝病杂志，2014，24（4）：225-253.

[52] 杜宏波，江宇泳，薛亚春.96 例原发性胆汁性肝硬化患者中医证候调查 [J].中医杂志，2017，58（7）：575-577.

[53] 丁师宁，苏泽琦，李培彩.酒精性肝纤维化中医证候分类研究 [J].中华中医药杂志，2013，28（07）：2119-2121.

[54] 李丰衣，田德禄，孙劲晖.酒精性肝纤维化中医症状和证候特点的研究 [J].中华中医药学刊，2008，26（11）：2409-2413.

[55] 赵绍琴.赵绍琴教授治肝硬化、脾大妙方 [J].医学文选，1994，（06）：61-62.

[56] 关幼波，赵绍琴，邓铁涛.肝硬化腹水诊治 [J].中医杂志，1985，（5）：4-11.

[57] 张仕玉，镇东鑫，刘子彬.姜春华教授治疗肝硬化经验 [J].中国中医急症，2008，17（10）：1412-1430.

[58] 关幼波.《关幼波肝病杂病论》[M]. 北京：世界图书出版公司，1994：83-94.

[59] 李素领. 李普治疗肝硬化经验 [J]. 中医杂志，2009，50（12）：1072-1073.

[60] 李佃贵，李刚，刘金里，顾洁. 李佃贵以"浊毒"立论治疗肝硬化经验 [J]. 陕西中医，2006，27（11）：1394-1395.

[61] 刘宇，王彦刚. 李佃贵教授运用角药治疗肝硬化经验 [J]. 河北中医，2016，38（08）：1125-1127.

[62] 韩捷，顾亚娇. 针刺配合药物治疗代偿期肝硬化疗效观察 [J]. 中国针灸，2013，29（12）：970-972.

[63] 英健民. 针药合用治疗乙肝失代偿性肝硬化临床观察 [J]. 辽宁中医药大学学报，2010，12（09）：155-157.

[64] 李朝晖，谭玉民，戚忠玺. 针灸辅治慢性肝炎及肝硬化代偿期腹胀的效果观察 [J]. 临床合理用药杂志，2016，9（7）：124-125.

[65] 李再玲，徐光福. 针药结合治疗原发性胆汁性肝硬化 [J]. 长春中医药大学学报，2013，29（4）：625-626.

[66] 廖家兴. 试从针灸治"痞块""臌胀"的疗效，来讨论灸治疗血吸虫病 [J]. 江西中医药，1956，（04）：18-22.

[67] 郑毓桂，王峯熙. 针灸治愈肝硬变九例的经验介绍 [J]. 山东医刊，1959（01）：17-19.

[68] 黄琴峰，翟道荡，顾法隆. 中药穴位敷贴治疗肝炎后肝硬化临床研究 [J]. 上海中医药杂志，1991，（03）：17-19.

[69] 黄琴峰，汪赛玉，顾法隆. 中药穴位敷贴对肝硬化门脉高压近期影响 [J]. 上海针灸杂志，1990，（03）：5-7.

[70] 叶青. 中药内服加灌肠治疗肝硬化的体会 [J]. 实用中西医结合临床，2004，4（06）：43-44.

[71] 张军. 乙型肝炎肝硬化失代偿期抗病毒与中药灌肠联合治疗的临床观察 [J]. 中国社区医师（医学专业），2010，12（33）：151.

[72] 叶伟香，罗静兰，陈昭琳. 肝硬化患者生活质量调查与护理 [J]. 广东医学，2011，32（02）：273-274.

[73] 王立新，俞芳，吴贵恺，等．全方位优质护理干预对肝硬化患者肝功能和生活质量的影响 [J]．世界华人消化杂志，2015，23（10）：1637-1643．

1. 项目编写委员会

项目组长：唐旭东

副组长：温艳东、王凤云

项目秘书：吕林、赵迎盼

2. 指南编写小组

赵文霞、王晓鸽、马素平、刘江凯、张照兰

3. 主审专家

刘启泉

4. 指南德尔菲法函审专家（按姓氏笔画排列）

王凤云、王垂杰、王宪波、王捷虹、毛宇湘、甘淳、白光、朱莹、朱生樑、刘凤斌、苏娟萍、李志、李健、李保双、李振华、杨强、杨少军、杨国红、时昭红、汶明琦、沈洪、张声生、赵文霞、柯晓、钦丹萍、徐进康、郭朋、凌江红、梁健、琚坚、董明国、曾斌芳、温艳东、谢晶日、蔡敏、廖小林、颜勤、潘洋、魏玮

5. 指南会审专家（按姓氏笔画排列）

王敏、王凤云、王垂杰、王彦刚、王宪波、王婕虹、叶松、冯培民、朱莹、任顺平、刘力、刘凤斌、刘启泉、李军祥、李保双、李振华、李慧臻、杨倩、杨胜兰、时昭红、沈洪、张声生、张学智、陈苏宁、陈涤平、季光、周正华、鱼涛、孟立娜、赵文霞、胡玲、柯晓、钦丹萍、徐进康、郭朋、郭绍举、唐旭东、黄绍刚、黄恒青、黄穗平、蒋健、舒劲、温艳东、谢胜、魏玮

《常见脾胃病中医临床实践指南》

肝 癖

世界中医药学会联合会消化病专业委员会

编写单位：上海中医药大学附属龙华医院

要点说明

本指南主要根据中华人民共和国境内肝癖的中医药临床研究成果并结合专家的经验制定，目的是为了对中医学治疗肝癖的方法与措施加以总结并进行合理的评价，以期加以推广，为具有中医专业执业资格的医生提供指导，同时也为社会医疗决策者及患者提供有益的参考。本指南主要适应人群是肝癖的成人患者。

需要说明的是，本指南并不是医疗行为的标准或者规范，而仅仅是根据现有的研究证据依据特定方法制作出的一个文本。随着临床实践的发展，新证据的不断产生，指南所提供的建议亦会随之不断的修正。采用指南推荐的方法并不能保证所有人都能获得理想的临床疗效。同时，就指南本身而言，并不能包括所有有效的疗法，也并不排斥其他有效的疗法。最终临床治疗措施的选择需要卫生从业者根据临床的具体情况，结合自身的经验及患者的意愿做出。

目 录

背景介绍

2012 年，国家中医药管理局肝病重点专科协作组把重点病种非酒精性脂肪肝（nonalcoholic fatty liver disease，NAFLD）归属于"肝癖"范畴。NAFLD 疾病谱包括非酒精性单纯性脂肪肝（nonalcoholic simple fatty liver，NAFL）、非酒精性脂肪性肝炎（nonalcoholic steatohepatitis，NASH）及其相关肝硬化和隐源性肝硬化。本指南主要适用 NAFLD，其他类型的脂肪肝应用本指南时需要谨慎。

目前关于非酒精性脂肪性肝病诊疗指南包括了 2014 年《世界胃肠病组织非酒精性脂肪性肝病诊疗指南》、2012 年《美国非酒精性脂肪性肝病诊疗指南》、2010 年中华医学会肝脏病学分会脂肪肝和酒精性肝病学组《非酒精性脂肪性肝病诊疗指南》和 2006 年亚太地区非酒精性脂肪性肝病工作组《亚太地区非酒精性脂肪性肝病诊疗指南》等。目前国际上尚没有中医药治疗肝癖的循证临床实践指南。故指南开发小组遵循循证医学的理念，在系统分析国外指南制作方法和指南评价方法的基础上，将其与中医学的特点相结合，通过文献预调查、临床问题的分解与定义、文献检索、文献评价与证据形成、证据评价与推荐建议形成、指南草案书写、专家评审、草案修改等步骤，完成了本指南的开发工作，以期对近几十年来中医、中西医结合的研究成果加以总结规范，提高中医药治疗肝癖的疗效。

临床特点

1 概述

　　肝癖是以胁胀或痛，右胁下肿块为主要表现的积聚类疾病。引起肝癖的原因为脂肪肝，包括非酒精脂肪肝和酒精性脂肪。尽管脂肪肝可以引起肝癖胁胀或痛，右胁下肿块表现，但这些症状并不是脂肪肝的必然表现，在脂肪肝的诊断中也缺乏特异性。

　　引起肝癖的原因包括肥甘厚味、过逸少动、素体肥胖、情志所伤、久病体虚或先天不足。病机特点多因虚致实，脾虚是本病的基础病机，痰、湿、郁、瘀是本病的病理要素。或脾气虚弱，运化失职，分清泌浊功能失常，湿浊内生，湿聚成痰，脾虚痰湿中阻；或肝脾不调，肝失调达，则肝郁脾虚湿阻；或湿郁化热，羁留不解，则脾虚湿热内蕴；或痰阻血瘀，则脾虚痰瘀互结，或肝肾阴虚，水不涵木，肝失疏泄，肝脾不调，脾虚湿阻，最终致痰湿瘀阻滞于肝而发为本病。肝癖的病位在肝，主要与脾肾相关。

2 理化检查

　　（1）病理检查：是诊断脂肪肝的金标准，是区分 NAFL 与 NASH 以及判断 NAFLD 分级和分期的唯一方法。

　　（2）B 超、CT 和 MRI 检查：有助于脂肪肝的诊断及判断肝脂肪变的严重程度。

　　（3）其他检查：肝功能有助于反映肝脏损伤及储备情况；血脂有助于反映体内脂肪代谢情况；根据空腹血糖和

胰岛素计算稳态模型可以评估 IR 指数（homeostatic model assessment，HOMA-IR），根据糖耐量试验有助于判断餐后血糖调节能力和胰岛素敏感性。

临床诊断

1 中医诊断

1.1 中医病名诊断

《诸病源候论·癖病诸候》谓："癖者，谓癖侧在于两胁之间，有时而痛是也。""肝癖"是因肝失疏泄，脾失健运，痰浊淤积于肝脏，以胁胀或痛，右胁下肿块为主要表现的疾病。

1.2 中医证候诊断

1.2.1 常见证候分型

总结临床实践经验，探索专病中医证候分布规律，是确定中医证型的有效途径。指南开发小组结合现有共识和标准，采用定量的文献统计方法，对临床常用的相对单一证候进行统计，确定常见证候群为肝郁、脾虚、痰湿、血瘀、湿热、阴虚和阳虚等，上述证候群可单独出现，也可相兼出现，临床应在辨别单一证候的基础上辨别相兼证候。常见的相兼证候可归纳为肝郁脾虚、脾虚痰湿、痰瘀互结、湿热内蕴、肝肾亏虚、脾肾阳虚等。同时，随着病情的发展变化，证候也呈现动态变化的过程，临床需认真甄别。

1.2.2 证候诊断标准

证候诊断参照相关文献研究、《中药新药临床指导原则》、国家中医药管理局《中医病证诊断疗效标准》、中华人民共和国中医药行业标准《中医证候诊断标准》及中华中医药学会《病毒性肝炎中医辨证标准》及各层次中医学教材的标准等综合讨论拟定。

1.2.2.1 肝郁脾虚：胁肋胀满或走窜作痛，每因烦恼郁怒诱发，抑郁烦闷，时欲太息，腹胀便溏，腹痛欲泻，倦怠乏力，舌淡红边有齿痕，苔薄白或腻，脉弦或弦细。

1.2.2.2 脾虚痰湿：胁肋不适或胀闷，形体肥胖，周身困重，倦怠乏力，胸脘痞闷，头晕恶心，食欲不振，便溏，舌淡红边有齿痕，苔白腻，脉细滑。

1.2.2.3 痰瘀互结：胁下痞块，右胁肋刺痛，纳呆厌油，胸脘痞闷，面色晦滞，舌淡黯有瘀斑，苔腻，脉弦滑或涩。

1.2.2.4 湿热内蕴：胁肋胀痛，胸脘痞满，周身困重，食少纳呆，口黏口苦，小便黄赤、大便不爽，舌质红，苔黄腻，脉濡数或滑数。

1.2.2.5 肝肾亏虚：胁肋隐痛，遇劳加重，腰膝酸软，四肢拘急，筋惕肉瞤，头晕目眩，耳鸣耳聋，口燥咽干，失眠多梦，潮热或五心烦热，男子遗精，女子经少经闭，舌体瘦，舌质红，少津，有裂纹，剥苔、少苔或光红无苔，脉细数。

1.2.2.6 脾肾阳虚：畏寒喜暖，四肢不温，精神疲惫，少腹腰膝冷痛，食少脘痞，腹胀便溏，或晨泻，完谷不化，甚则滑泄失禁，小便不利或余沥不尽或尿频失禁，下肢或全身水肿，阴囊湿冷或阳痿，舌质暗淡胖，有齿痕，苔白或腻或滑，脉沉细弱或沉迟。

1.2.3 辨证的问诊要素

问诊是中医四诊中的重要组成部分，对肝癖的证型的判别有重要的意义，下列问题可能会对证候的甄别起到一定的简化作用：

1.2.3.1 主症的特点：胁肋以胀痛为主，走窜不定的多属气滞；刺痛为主，固定不移的多属血瘀；隐痛为主，其痛绵绵的多属阴虚；疼痛较剧，口苦苔黄的多属于湿热内蕴；闷胀为主，头身困重的多属痰湿。

1.2.3.2 诱发、加重及缓解的因素：因情志因素加重的多为气滞；入夜尤甚的多为血瘀；劳累加重的多属虚证；与饮食有关的多属湿热。

1.2.3.3 病程的长短：病程短者多属实证；病程长者多属虚证或者虚实夹杂，往往伴有血瘀。

1.2.3.4 整体精神状态与体力：平时精神倦怠，体力不足者多属虚证；畏寒怕冷者多属寒证；烦热口渴者多属热证；肢体困重者多属湿证。

1.2.3.5 食欲、饮食嗜好：纳呆者多属于虚证或湿证；喜热食者多为寒证；喜冷食者多为热证。

1.2.3.6 二便情况：大便溏薄、小便清长者多为虚证、寒证；大便干硬，小便赤涩者多为热证；大便黏滞者多为湿证。

2 西医诊断

肝癖需要明确原发病因。对于原发病的检查主要考虑非酒精性脂肪肝和酒精性脂肪肝。在肝癖的诊断过程中，可根据报警症状的有无来决定检查的缓急主次，尽量避免贻误重要的器质性疾病。

2.1 报警症状

肝癖患者伴有长期发热、贫血、消瘦、大便发黑或便血、呕血、伴肝区疼痛且疼痛性质突然发生改变、腹部膨大等情况时，有必要尽快到医院行腹部增强 CT、肿瘤指标、血常规或其他相关检查，明确病因。

2.2 常见疾病的诊断要点

NAFLD 是一种与胰岛素抵抗（insulin resistance，IR）和遗传易感密切相关的代谢应激性肝脏损伤。其诊断要点包括临床诊断、病理学诊断和影像学诊断。

2.2.1 临床诊断

明确 NAFLD 的诊断需符合以下 3 项条：①无饮酒史或饮酒折合乙醇量小于 140g/周（女性＜70g/周）；②除外病毒性肝炎、药物性肝病、全胃肠外营养、肝豆状核变性、自身免疫性肝病等可导致脂肪肝的特定疾病；③肝活检组织学改变符合脂肪性肝病的病理学诊断标准。鉴于肝组织学诊断难以获得，NAFLD 工作定义为：①肝脏影像学表现符合弥漫性脂肪肝的诊断标准且无其他原因可供解释；②有代谢综合征相关组分的患者出现不明原因的血清 ALT 和（或）AST、GGT 持续增高半年以上。减肥和改善 IR 后，异常酶谱和影像学脂肪肝改善甚至恢复正常者可明确 NAFLD 的诊断。

2.2.2 病理学诊断

NAFLD 病理特征为肝腺泡 3 区大泡性或以大泡为主的混合性肝细胞脂肪变，不伴有肝细胞气球样变、小叶内混合性炎症细胞浸润及窦周纤维化。规定不伴有小叶内炎症、气球样变和纤维化但肝脂肪变＞33% 者为 NAFL，脂肪变达

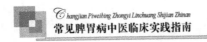
不到此程度者仅称为肝细胞脂肪变。

2.2.3 影像学诊断

规定具备以下 3 项腹部超声表现中的两项者为弥漫性脂肪肝：①肝脏近场回声弥漫性增强（"明亮肝"），回声强于肾脏；②肝内管道结构显示不清；③肝脏远场回声逐渐衰减。CT 诊断脂肪肝的依据为肝脏密度普遍降低，肝／脾 CT 值之比＜ 1.0。其中，肝／脾 CT 比值＜ 1.0 但＞ 0.7 者为轻度，≤ 0.7 但＞ 0.5 者为中度，≤ 0.5 者为重度脂肪肝。

干预与管理

1 干预

肝癖的中医干预方法包括中药内治和中医综合外治，由于专业的不同，所采用的方法上可能各有侧重。一般而言，本病的治疗应基于健康宣传教育的基础上。通过健康宣教纠正不良生活方式和行为。具体可参照代谢综合征的治疗意见，推荐中等程度的热量限制，肥胖成人每日热量摄入需减少 2092 ～ 4184kJ（500 ～ 1000kcal）；改变饮食组分，建议低糖低脂的平衡膳食，减少含蔗糖饮料以及饱和脂肪和反式脂肪的摄入并增加膳食纤维含量；中等量有氧运动，每周 4 次以上，累计锻炼时间至少 150 分钟。通常需要有一定程度的体重下降才能有益于包括 NAFLD 在内的代谢综合征组分的康复。

2 管理

2.1 药物治疗

中医从整体出发，从病因、病机、病性、病程、症状、体质和证候等多维角度对本病进行立法遣方用药，并根据患者病情发展变化进行动态辨治，形成比较独特的"精准医学"模式，使得中医中药成为肝癖治疗的重要选择。肝癖的中医干预流程见图1。

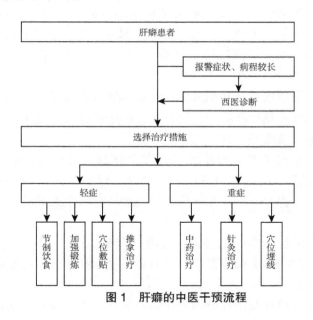

图 1 肝癖的中医干预流程

各证候采用的方剂由临床证据决定，并参考了现有的共识或标准。由于现有的部分中医证据级别较低，因此，部分推荐建议的级别不高，但低级别的推荐建议并不意味着临床重要性的下降。另外，专家临床实践经验及部分在临床常用但缺乏临床对照研究或病例系列研究的方剂等，将以专家共识意见的形式给出。（用 ※ 注明，推荐强度为 C 级，证据级别 Ⅳ）

2.1.1 辨证论治

2.1.1.1 肝郁脾虚证

病机：肝气郁结，脾气亏虚，肝强脾弱。

治法：疏肝健脾。

推荐方药：

逍遥散加减（《太平惠民和剂局方》）。柴胡、当归、白芍、白术、山楂、丹参、茯苓、薄荷、炙甘草。水煎服，日一剂，分二次服用。（※ 推荐强度：A\C，证据级别：Ib\ Ⅳ）

采用逍遥散及其加减方治疗肝郁脾虚型肝癖，可以改善患者证候表现和肝功能，但在改善血脂和肝脏 B 超表现方面两个研究结论不一致。

在基础治疗同时给予逍遥散合保和丸可以减轻临床症状，改善 ALT、AST 和 GGT 水平，缓解肝脏 B 超表现。总有效率为 78.8%，优于熊去氧胆酸片合维生素 E 软胶囊对照组。

逍遥散合当归芍药散，能有效降低 ALT、AST、TC、TG，改善 BMI 和腰臀比。总有效率为 89.09%，优于胆维他对照组。

非酒精性脂肪性肝病中医诊疗共识意见也支持逍遥散辨治肝郁脾虚型非酒精性脂肪肝。

2.1.1.2 脾虚痰湿证

病机：脾气亏虚，痰湿内蕴。

治法：健脾化湿。

推荐方药：

（1）香砂六君子汤加减（《古今名医方论》）。党参、茯苓、白术、炙甘草、木香、陈皮、砂仁、厚朴、苍术、葛根、半夏、生姜。水煎服，日一剂，分二次服用。（※推荐强度：A／B，证据级别：Ib／Ⅲb）

（2）香砂六君子汤能显著降低 TG、TC、LDL-C、ALT、AST、GGT，升高 HDL-C。总有效率92.5%，优于用宝肝泰片对照组。

2.1.1.3 痰瘀互结证

病机：痰湿蕴结，瘀阻血脉。

治法：祛痰化瘀。

推荐方药：

（1）血府逐瘀汤加减（《医林改错》）合二陈汤加减（《太平惠民和剂局方》）。血府逐瘀汤组成桃仁、红花、当归、生地黄、牛膝、川芎、桔梗、赤芍、枳壳、甘草、柴胡。二陈汤组成半夏、陈皮、乌梅、生姜、茯苓、炙甘草。水煎服，日一剂，分二次服用。（※推荐强度：C，证据级别：Ⅳ）

（2）二陈汤合桃红四物汤加减（《医宗金鉴》）。桃红四物汤组成当归、白芍、熟地黄、川芎、桃仁、红花。水煎服，日一剂，分二次服用。（※推荐强度：A，证据级别：Ⅰb）

非酒精性脂肪性肝病中医诊疗共识意见支持血府逐瘀汤合二陈汤辨治痰瘀互结型非酒精性脂肪肝。

在一般治疗基础上加二陈汤合桃红四物汤较在一般治疗基础上加易善复胶囊对照组，能显著提高痰浊瘀阻型 NAFLD 患者血清 APN 水平，且能降低 TG、TC、LDL-C，升高 HDL-C，改善 ALT、GGT 水平。总有效率为86.0%，优于对照组。

2.1.1.4 湿热内蕴证

病机：湿浊中阻，蕴而化热。

治法：清热化湿。

推荐方药：

（1）茵陈蒿汤加减（《伤寒论》）。茵陈、栀子、大黄。水煎服，日一剂，分二次服用。（※ 推荐强度：A，证据级别：Ⅰa）

（2）三仁汤加减（《温病条辨》）合茵陈五苓散加减（《金匮要略》）。三仁汤组成：杏仁，白蔻仁，薏苡仁，半夏，厚朴，滑石，通草，竹叶。茵陈五苓散组成：赤茯苓、泽泻、猪苓、肉桂、炒白术。水煎服，日一剂，分二次服用。（※ 推荐强度：B，证据级别：Ⅲb）

（3）黄连温胆汤加减（《六因条辨》）。半夏、陈皮、竹茹、枳实、茯苓、炙甘草、大枣、黄连。水煎服，日一剂，分二次服用。（※ 推荐强度：A，证据级别：Ⅰb）

（4）小陷胸汤加减（《伤寒论》）。黄连、法半夏、瓜蒌仁、楤木、姜黄。水煎服，日一剂，分二次服用。（※ 推荐强度：A，证据级别：Ⅰb）

有研究对从建库至 2013 年 12 月茵陈蒿汤治疗非酒精性脂肪肝随机对照试验进行了 Meta 分析，结果显示茵陈蒿汤加减治疗非酒精性脂肪肝在证候总积分、TC、TG、LDL、AST、ALT、GGT 指标方面优于对照组，纳入的研究未报道不良反应。

有研究采用三仁汤合茵陈五苓散加减治疗湿热蕴结证非酒精性脂肪肝，总有效率为 90.1%，优于东宝肝泰对照组。非酒精性脂肪性肝病中医诊疗共识意见也支持三仁汤合茵陈五苓散辨治湿热蕴结型非酒精性脂肪肝。

加味黄连温胆汤相较于辛伐他汀组，可以显著降低血脂和改善肝功能，总有效率为 90%。需要注意的是刚开始服用时，患者大便次数可能会明显增多，个别身体虚弱患者，可予参苓白术散调理而善其后。

小陷胸汤加味相较于血脂康组，可显著降低 ALT、AST、TG 和 TC，改善肝脏 B 超表现。

2.1.1.5 肝肾亏虚证

病机：肾阴亏虚，水不涵木。

治法：滋补肝肾。

推荐方药：

六味地黄丸加减（《小儿药证直诀》）。熟地黄、山萸肉、山药、泽泻、丹皮、茯苓。水煎服，日一剂，分二次服用。（※ 推荐强度：B，证据级别：Ⅰb）

六味地黄丸可以改善 B 超肝脏脂肪浸润的程度，降低 TG、TC、LDL-C，在肝功能方面，两组无统计学差异。

2.1.1.6 脾肾阳虚证

病机：脾肾阳虚，痰饮内停。

治法：温补脾肾。

推荐方药：

（1）苓桂术甘汤加减（《金匮要略》）。茯苓、桂枝、白术、甘草。水煎服，日一剂，分二次服用。（※ 推荐强度：A，证据级别：Ⅰb）

（2）附子理中汤加减（《三因极一病证方论》）。人参、白术、干姜（炮）、附子（炮）。水煎服，日一剂，分二次服用。（※ 推荐强度：C，证据级别：Ⅴ）

加味苓桂术甘汤治疗组与多烯磷脂酸胆碱胶囊对照组比较，能显著提高血清一氧化氮水平、增加肝脾 CT 值，降低 TG、TC、AST、ALT，改善脂代谢，保护肝功能。总有效率为 91.7%。

附子理中汤能有效促进非酒精性脂肪肝细胞的增殖并抑制其凋亡。

2.1.1.7 证候相兼

由于肝癖在临床上多表现为证候相兼夹，故治疗时选择相应的单一证候的主方，组成合方，进行化裁。

2.1.2 辨病论治

NAFLD 的病位在肝，主要与脾肾相关。脾虚是本病的基础病机，贯穿于疾病的始终。病理表现多为本虚标实，虚实夹杂，以脾虚为本，痰、湿、郁、瘀等邪实为标。

2.1.3 对症治疗

肝癖症状的发生可能同时伴有其他临床表现，可在辨证、辨病论治的基础上配合对症治疗，改善患者的生活质量。湿热偏盛者，可加茵陈、黄连；潮热烦躁者，加银柴胡、地骨皮、丹皮；肝区痛甚者，可加郁金、元胡；乏力气短者，加黄芪、太子参、炒白术；食少纳呆者，加山楂、鸡内金、炒谷麦芽；口干，舌红少津者，加葛根、玄参、石斛等。（※ 推荐强度：C，证据级别：Ⅳ）

2.1.4 名医经验

名医经验在中医药的学术传承中发挥了重要的作用，总结名医的临床实践经验，有助于临床疗效的提高。以下列出部分近代名医（大于 70 岁）治疗非酒精性脂肪肝的经验，供参考使用。（※ 推荐强度：C，证据级别：Ⅳ）

2.1.4.1 谢兆丰

（1）病因病机：主要病机为肝失疏泄，脾失健运，痰瘀内阻。

（2）治则治法：重视调理气机，化痰祛瘀贯始终。

（3）基本处方：散积消脂汤（山楂、鸡内金、决明子、赤芍、丹参、红花、半夏、白术、郁金、槟榔、柴胡、木香）。

（4）随症加减：若肝胆湿热较盛者，加龙胆草、栀子等；心悸、失眠多梦者加酸枣仁、夜交藤、合欢皮、远志等；肝脾受损日久及肾，小便短少者加生白术、仙灵脾等；情志抑郁者加香附、合欢花等；胸闷加薤白、瓜蒌等；腹胀纳差加大腹皮、陈皮、炒莱菔子、炒谷麦芽、神曲等；腰膝酸软加桑寄生、杜仲、川断等；服药后泛酸者减少山楂用量或加乌贼骨、煅牡蛎；胃失和降而呕逆者加赭石、旋覆花等；嗳气频作加竹茹、旋覆花等；恶心加竹茹等；便秘者加郁李仁等；舌苔白厚腻者加藿香、佩兰等；舌边齿痕者加白术、党参、茯苓等。

2.1.4.2 张云鹏

（1）病因病机：其病机多为湿阻热蕴，食积痰凝，气滞血瘀，肝胆失于条达，肝络受损。

（2）治则治法：抓住痰瘀互结关键，治宜化痰清源，活血化瘀，降脂理肝。

（3）基本处方：降脂理肝汤（泽泻、三七粉、荷叶、海藻、丹参、莪术、决明子、生大黄）。

（4）随症加减：若胆红素升高，加茵陈、金钱草、黄芩等；谷丙转氨酶升高属于湿热证候用垂盆草、六月雪、水牛角粉清热凉血；属于气滞证候用郁金、八月扎、生山楂解郁消滞；属于血瘀用地鳖虫、石见穿、山甲片化瘀软坚。气血两亏加太子参、生黄芪、当归；脾肾两虚用河车粉、乌鸡白凤丸、女贞子；阴虚选枸杞子、生地、黄精。

2.1.4.3 杨震

（1）病因病机：认为其主要病因在于痰、湿、瘀、积等病理产物共同损伤肝脾，脾失健运，湿浊内生；肝失疏泄，郁久化热结于肝络而发病。病机特点为肝经郁热，痰瘀阻络。

（2）治则治法：主张清肝化郁法贯穿疾病始终。

（3）基本处方：桑明合剂（桑叶、菊花、决明子、山楂、夏枯草、怀牛膝）。

（4）随症加减：根据辨证常加减四逆散（《伤寒论》）或疏肝化瘀汤（《医林改错》）。

2.1.4.4 李今垣

（1）病因病机：认为病机与痰涎有关。病因约略有六：高盐高脂饮食；嗜酒留湿、留痰；七情怫郁；脾肾亏虚；形体肥胖；遗传因素。

（2）治则治法：主张从痰涎论治。痰湿内蕴型治疗上应化痰除湿为主，辅以理气活血之法。痰热内扰型故当以清热利湿，化痰熄风为正治。

（3）基本处方：痰湿内蕴型：涤痰汤（白芥子、胆南星、柴胡、延胡索、清半夏、水蛭、木香、莪术、枳壳、山楂、青皮、泽泻）；痰热内扰型：伏痰方（白芥子、胆南星、磁石、煅金礞石、沉香、柴胡、水蛭、茺蔚子、葛根、半夏、龙胆、大黄、泽泻）。

2.1.4.5 李金生

（1）病因病机：认为本病乃因酒食不节，过食肥甘，脾失健运，水湿内停而成湿困，久则痰浊内生而成痰阻；或因情志不遂，以致肝失疏泄而成肝郁；土壅木郁，进而血瘀成瘀血。正是由于痰阻、肝郁、血瘀单个或多个相互为患，诱发气滞脂停，久则形成脂肪肝。

（2）治则治法：应病证合参，辨证求因，虚实兼顾。

（3）基本处方：健脾疏肝降脂汤（党参、白术、山楂、柴胡、枳实、白芍、草决明、茵陈、泽泻、丹参、瓜蒌皮、陈皮）。

2.1.4.6 金实

（1）病因病机：肝病理关键在于痰湿，其非清气，亦非水谷精微，是机体代谢的病理产物。

（2）治则治法：化痰祛浊以祛邪，及调理脾胃以扶正是治疗非酒精性脂肪肝的关键。

（3）基本处方：《金匮要略》泽泻汤（泽泻、白术）合小柴胡汤（柴胡、黄芩、人参、半夏、炙甘草）。佐加白茯苓、茵陈、陈皮、姜半夏、荷叶、山楂、丹参、制首乌。

（4）随症加减：形体肥胖者可佐加海藻、昆布、决明子等祛痰散结之品，以调整脂肪代谢，降低肝内脂肪；胃强脾弱者加滋胃阴抑胃火、健脾助化之品，如生薏仁、天麦冬、石斛、砂仁等；脾胃虚弱者应健脾益胃，和中化湿，如炒党参、炒白术、茯苓、砂仁、陈皮、焦楂曲等；湿象重，苔白厚腻者选加藿香、草豆蔻、苍术、厚朴、陈皮等；纳差者选加神曲、山楂、谷芽、麦芽、鸡内金等；胃脘胀闷选加枳壳、陈皮、厚朴等。

2.1.4.7 康良石

（1）病因病机：主要为肝脾肾三脏的升降变化功能障碍，虚实夹杂，以虚为主，临床表现有轻有重。病情轻者脾气虚为主，或为肝肾阴虚。病情较重者，则肝脾肾俱虚。

（2）治则治法：气虚运化失调证：益气健脾、疏肝解郁；阴虚散输失职证：滋水涵木、调和肝脾；虚滞变化失司证：益气健脾，疏肝活血。

（3）基本处方：气虚运化失调证：益气芪术汤（漂白术、生北芪、白茯苓、四陈皮、鸡内金、薏苡仁、升麻、北柴胡、佛手柑、黄郁金、绿枳实、焦楂肉、佛藿香、醋鳖甲、炙甘草）；阴虚散输失职证：加减滋水涵木汤（生白芍、女贞子、枸杞子、何首乌、金石斛、草决明、绿升麻、北柴胡、白扁豆、鸡内金、醋鳖甲、炙甘草）；虚滞变化失司证：益气活血汤（生黄芪、漂白术、红丹参、赤芍、北柴胡、醋鳖甲、鸡内金、佛手柑、四陈皮、姜半夏、白茯苓、川黄连、川厚朴、焦山楂）。

2.1.4.8 李则藩

（1）病因病机：认为由于饮食失常，恣食肥甘，或嗜酒积湿，脾气不能输布而致过多的脂肪在肝内沉积。其标属实，其本初则为实，久则延虚。

（2）治则治法：以健脾益气、化痰泄浊为原则。

（3）基本处方：常用中药太子参、白术、茯苓、鸡内金、扁豆、陈皮、法半夏、薏苡仁、白芥子等。

（4）随症加减：根据现代药理实验选用降脂泄浊之品：如草决明、山楂、泽泻等。对抗组织纤维化加活血通络之剂川芎。

2.1.4.9 张学文

（1）病因病机：肝经郁热、气滞血阻、瘀血内结是重要病机，其病位主要在肝，涉及脾胃。

（2）治则治法：以清肝解郁、活血凉血、疏肝理气、化瘀散结为主。

（3）基本处方：清肝活血饮（决明子、柴胡、山楂、赤芍、川楝子、鳖甲等）。

（4）随症加减：湿热较重者，可酌加茵陈、虎杖、大黄等；痰湿重者加陈皮、法半夏、通草等；肝郁明显可加延胡索、乌药、荔枝核等；肝热甚加夏枯草、羚羊骨；脾胃气滞加砂仁、白豆蔻；脾气虚加黄芪、党参、太子参等；肾虚加桑寄生、续断、杜仲等；瘀血重者加桃仁、红花、莪术等，或虫类药如土鳖虫、乌梢蛇等逐络脉瘀血的药物。结合现代药理学研究成果加用降血脂的中药：如泽泻、姜黄、绞股蓝、何首乌、山楂、郁金、荷叶等。

2.1.4.10 关茂桧

（1）病因病机：最常见的原因为饮食不节，过食肥甘厚味，恣意饮酒，情志刺激；而肥胖、消渴等疾患，以及药物、毒物损伤亦为常见原因。本病病机特点为肝失疏泄、脾失运化、肾虚气化不及，而致痰浊内生，气、血、痰、瘀相互搏结，瘀阻肝络。病理变化与气滞、痰湿、血瘀三者密切有关，同时与正气的强弱亦有密切关系，属虚实夹杂之证，以邪实为主。

（2）治则治法：常以疏肝健脾、化痰祛湿、通络化瘀消积为法。

（3）基本处方：姜半夏、茯苓、制苍术、陈皮、厚朴、生山楂、制首乌、泽泻、丹参、海藻、生黄芪。

（4）随症加减：中湿不化，脘闷少食，舌苔白厚腻者，加白蔻仁、佩兰、焦三仙；气血阻滞，胁痛明显者，加醋元胡、皂刺、山甲珠；肝胆湿热较盛，口苦、尿黄、目赤者，加炒栀子、龙胆草；肝热扰心、心悸、失眠多梦者，加炙鳖甲、远志；胁下痞闷，肝脾肿大明显者，加三棱、莪术、生牡蛎、炙鳖甲；肝脾受损日久及肾，脾湿不化而致腹部坠胀，小便短少，加生白术、仙灵脾、炒水红花子、大腹皮；情志抑郁者，加合欢花、制香附；胃失和降而呕逆便秘者，加生赭石、旋覆花、柿蒂、生大黄；兼有胆结石或黄疸者，加金钱草、郁金、炒鸡内金等。

2.1.4.11 伊春锦

（1）病因病机：主要是因饮食不节、年老体弱、七情内伤、服用肝损伤药物等导致肝失条达，气郁血瘀，脾失健运，湿痰内生；肾失气化，浊邪不泄，致使瘀血、湿痰、浊邪蓄积于肝，形成本病。病位在肝，涉及脾、胃、肾等脏腑，证属本虚标实，脾肾亏虚为本，痰浊血瘀为标。

（2）治则治法：调肝运脾，祛痰化瘀。

（3）基本处方：用法半夏、陈皮、茯苓、延胡索、赤芍、丹参、山楂等。

（4）随症加减：如因饮食、酗酒所致，加葛花、葛根、黄芩等；如因病毒性肝炎所致，可加用白花蛇舌草、半枝莲等；如因药物损害引起可加入金银花、栀子、连翘等；如伴转氨酶升高的，可加白毛藤、蒲公英、白花蛇舌草、五味子等。

2.1.4.12 王国三

（1）病因病机：肝郁脾虚为本，兼痰瘀交阻为标。

（2）治则治法：疏肝健脾、化痰祛瘀。

（3）基本处方：消脂合剂（绞股蓝、郁金、枳壳、白术、泽泻、丹参、生山楂、麦芽、赤芍药、葛根、桑寄生、乌药）。

（4）随症加减：胁痛加延胡索、川楝子；口干苦，大便秘结加生大黄、瓜蒌；腹胀、便溏，完谷不化，乏力甚加茯苓、党参、砂仁；不寐加炒酸枣仁、合欢花；嗜睡多梦加石菖蒲；下肢水肿加益母草、冬瓜皮。

2.1.5 临证要点

对于特定的患者而言，强调天人相应，进行个体化治疗。所以，开具临床处方时宜将病、证、症三方面的情况进行综合考虑。如分型治疗时可以在该型代表方的基础上，兼顾本病的病机及患者具体的临床表现进行中药加减。如辨病治疗时，可选用多个病机兼顾的专病专方，随患者具体病机的侧重，随证和症进行加减化裁。对症治疗时可以采用药对的形式进行中药选用。还可以根据实验室和辅助检查结果，参考现代中药药理研究结果，酌情加用有助于降低血脂、保肝降酶、改善胰岛素抵抗或者抑制炎症反应的中药。

药物在煎煮前宜用水浸泡20～30分钟，用砂锅煎煮。每日1剂，每剂煎煮2次，两次药汁混合，分2次服用，服药时间宜根据病情及症状特点餐前或餐后服用。（※ 推荐强度：C，证据级别：Ⅳ）

2.2 针灸治疗

以下针灸的处方根据临床文献整理总结，根据病者的情况，采取不同手法及方式，或补或泻，或针或灸，或采用其他穴位刺激法。（推荐强度：C，证据级别：Ⅳ）

2.2.1 辨病论治

非酒精性脂肪肝取穴：（1）中脘 RN12、天枢 ST25、大横 SP15、带脉 GB26、章门 LR13、丰隆 ST40、阴陵泉 SP9等；（2）主穴：章门 LR13、期门 LR14、日月 GB24；配穴：足三里 ST36、神阙 RN8、关元 RN4。

2.2.2 临证要点

2.2.2.1 针刺操作方法：选用 0.30mm×50mm 一次性针灸针，针刺得气后选用提插补泻的手法进行行针，以患者出现酸胀沉麻触电感为佳，有针感时停止行针。在配对穴位：中脘－天枢、大横－带脉、丰隆－阴陵泉等3组穴位上接上 G6805-2A 型电针仪，选用疏密波，刺激强度以患者忍受度为宜，通电留50分钟，腹部抖动感比较强为宜，隔日1次，15 次为1个疗程，共治疗3个疗程。

2.2.2.2 艾灸操作方法：在穴位上面放置姜片一枚，

姜片上放置圆锥形艾炷，点燃艾炷后让其充分燃烧。每日1次，每次灸治 3 ～ 5 壮，艾灸期间生姜片不更换。10 次为1疗程。

2.3 穴位埋线

穴位埋线治疗的处方根据临床文献整理总结。（推荐强度：C，证据级别：Ⅳ）

2.3.1 辨病论治

非酒精性脂肪肝取穴：（1）以健脾补肝益肾为治则，选取背俞穴：脾俞 BL20、肝俞 BL18、肾俞 BL23 进行穴位埋线；（2）天枢 ST25、梁门 ST21、脾俞 BL20、气海 RN6、足三里 ST36、阴陵泉 SP9、肝俞 BL18、肾俞 BL23、丰隆 ST40、血海 SP10；（3）中脘 RN12、天枢 ST25、丰隆 ST40、阴陵泉 SP9、阳陵泉 GB34、带脉 GB26；（4）肝俞 BL18、太冲 LR3、丰隆 ST40、足三里 ST36、三阴交 SP6；（5）中脘 RN12、气海 RN6、天枢 ST25、脾俞 BL20。

2.3.2 器具

（1）埋植用羊肠线：00 号 /03 号 /4-0 号医用羊肠线，存放于 75% 酒精内浸泡备用。

（2）其他器材：2.5% 碘酒、75% 酒精、2% 利多卡因、5ml 一次性注射器、6 号一次性注射针头、胶布、血管钳、剪刀、消毒纱布、腰盘、医用手套、无菌敷料等。

2.3.3 操作

常规皮肤消毒，将羊肠线剪成 0.8 ～ 1.2cm 等长线段，置 75% 酒精中浸泡 30 分钟备用，取羊肠线穿进 7 号注射针头内，将针头刺入穴位，直刺 0.5 ～ 1.2cm，提插得气后，用针芯抵住羊肠线，缓缓退出针管，将羊肠线留在穴内，敷无菌棉球以胶布固定。治疗后 3 天内每日用碘伏消毒穴位针眼处 1 次。

2.3.4 疗程

1 ~ 2 周 1 次，3 个月 1 个疗程。

2.4 穴位敷贴

穴位敷贴治疗的处方根据临床文献整理总结。（推荐强度：C，证据级别：Ⅳ）

2.4.1 取穴

（1）胆俞 BL19；（2）神阙 RN8。

2.4.2 器具

（1）XTS－35 钕铁硼稀土磁片，规格：直径 5.0mm×1.5mm，表面镀锌，磁感强度为 0.13T；（2）自制"降脂膏"（石菖蒲、茵陈、丹参、吴茱萸与枳实）。

2.4.3 操作

（1）将永磁片 4 块分别用胶布固定于受试者的胆俞穴，NS 极基本对置并接触皮肤，昼夜连续贴敷；（2）"降脂膏"的制备为取以上五味中药的免煎颗粒，均匀混合，取约 0.05m l 白酒调匀，搅拌为浓稠糊状，治疗前用 75% 酒精消毒神阙穴，取适量团成药饼后置于穴位敷贴敷料的挡药环之内，后将敷料贴于患者脐部。每贴 8 ~ 10 小时后取下，每日敷脐 1 次。

2.4.4 疗程

（1）磁片贴敷 30 天为 1 个疗程；（2）膏药敷贴 3 个月 1 个疗程。

2.5 推拿

推拿治疗的处方根据临床文献整理总结。（推荐强度：C，证据级别：Ⅳ）

2.5.1 指压法

2.5.1.1 取穴：（1）天枢 ST25、大横 SP15；章门 LR13、期门 LR14；关元 RN4，五枢 GB27、维道 GB28；神阙 RN8；丰隆 ST40、公孙 SP4、三阴交 SP6；肝俞 BL18、脾俞 BL20、三焦俞 BL22；（2）肝俞 BL18、胆俞 BL19、脾俞 BL20、命门 DU4、筋缩 DU8、三焦俞 BL22；期门 LR14、日月 GB24、章门 LR13、阿是穴。

2.5.1.2 操作手法：（1）①顺逆时针掌揉全腹，点按天枢 ST25、大横 SP15；②分推肋弓，提拿肋缘，点按章门 LR13、期门 LR14；③掌揉关元 RN4，提拿腹肌，点按五枢 GB27、维道 GB28；④团摩脐周，掌心震颤神阙 RN8，透热为度；⑤直推双侧胁肋部，点按丰隆 ST40、公孙 SP4、三阴交 SP6；⑥点按肝俞 BL18、脾俞 BL20、三焦俞 BL22，横擦腰骶；（2）①背部推拿：沿膀胱经从上至下推按，弹拨膀胱经，整脊、理脊。重点穴位：肝俞 BL18、胆俞 BL19、脾俞 BL20、命门 DU4、筋缩 DU8、三焦俞 BL22。②胸腹按摩：点压重点穴位期门 LR14、日月 GB24、章门 LR13，点按阿是穴，双掌搓热，捂于肝区，顺逆时针转。

2.5.1.3 疗程：（1）每次 30 分钟，隔日 1 次，每周 3 次，10 次 1 个疗程；（2）每天 1 次，每次 30 分钟，30 天 1 个疗程，共 3 个疗程。

2.5.2 按摩法

2.5.2.1 取穴：（1）中脘 RN12、关元 RN4、水分 RN9、

天枢 ST25；（2）中脘 RN12。

2.5.2.2 操作手法：（1）腹部推拿中脘、关元、水分、天枢；（2）用拱手状双手的掌面重叠扣放在中脘穴上，使右手掌大鱼际重叠在左手拇指的背侧面，左手拇指悬空不接触腹部，通过腕关节婉转回环的绕动，使右手掌小鱼际的尺侧、小指的尺侧、小指的指面、无名指的指面、中指的指面、示指的指面，顺沿至左手示指的指面、中指的指面、无名指的指面、小指的指面、小指的尺侧、小鱼际的尺侧，直至左手掌腕部、右手掌腕部依次接触腹部 此为双掌揉法一次揉动的完整动作。而后，再顺沿至右手掌小鱼际的尺侧，周而复始地操作，并以中脘 RN12 为圆心在腹部逆时针方向旋转揉动。

2.5.2.3 疗程：（1）每日 1 次，每次 20～ 30 分钟，30 天 1 个疗程；（2）20～30 次／分钟，治疗时间约 15 分钟。每周治疗 5 次，3 个月 1 个疗程。

2.6 调摄护理

（1）健康宣教：①帮助患者建立自我防护相关的健康理念，提高患者对疾病的知晓率。通过询问饮食、运动、生活习惯、不良嗜好和服药等情况，充分评估患者病情，为其制定个体化的健康宣教方案，及早防治，延缓病情发展。②运用养生理论进行中医特色的健康宣教，将"顺应四时、天人合一"的理念贯穿于始终。

（2）心理调摄：帮助患者克服负面情绪，减轻心理压力，保持心态平衡，增强治疗的依从性，提高疗效。

（3）节制饮食：纠正高热量饮食、饮食不规律、宵夜、饮酒等不良习惯。倡导均衡饮食：优先保证优质蛋白质食物及新鲜绿叶蔬菜；控制各种甜食及高热能食物；少食或不食煎炸等油类含量高的食品；限制食用胆固醇含量高的食品；适当选用含甲硫氨基酸高的食物；宜选择有助于降脂的食物，如燕麦、海带、大蒜、洋葱、山楂等；充分合理饮水。

（4）加强锻炼：因人而异采用太极拳、慢跑、快走、登山、跳绳、游泳、打球等运动方式，循序渐进、持之以恒。

2.7 随访

NAFLD 进展缓慢，可经历数年或数十年，但经历不同分期的 NAFLD，其预后并不相同。单纯性脂肪肝患者在许多年内可能病情稳定，很少会进展为终末期肝病或肝癌，而在 NASH 相关肝硬化患者中，肝病引起的死亡率很高。在一项关于非酒精性脂肪肝疾病自然史的基于大样本人群队列研究中，发现社区诊断为 NAFLD 患者死亡率要比普通人群高，并与高龄、空腹血糖过高及肝纤维化有关。

通过研究还发现，基线 NAFLD 是新发糖尿病的独立危险因素，NAFLD 会增加 T2DM 的发病风。NAFLD 患者也为发生代谢综合征的高危人群，提前干预 NAFLD 有利于减少代谢综合征的发生及心血管相关死亡率。

基于"治未病"思想，采用家庭医生制服务模式对社区非酒精性脂肪肝患者建立疾病管理模式。基本管理包括评估和治疗，收集患者基本资料包括姓名、性别、年龄、文化水平、职业、联系方式以及饮食、生活起居、家族史、合并疾病等情况，建立健康档案，动态随访患者病情变化，以及时调整防治策略。

参考文献

[1] 黎英贤，梁宏才，池晓玲，等．脂肪肝中医证候及证素的文献研究 [J]．新中医，2017，49（7）：168-170．

[2] 中华医学会肝病学分会脂肪肝和酒精性肝病学组．非酒精性脂肪性肝病诊疗指南（2010年修订版）[J]．胃肠病学和肝病学杂志，2010，19（6）：483-487．

[3] 中华医学会肝病学分会脂肪肝和酒精性肝病学组．中国非酒精性脂肪性肝病诊疗指南（2010年修订版）[J]．中国医学前沿杂志（电子版），2012，4（7）：4-10．

[4] 沈峰，范建高．2012年美国非酒精性脂肪性肝病诊疗指南解读 [J]．中国实用内科杂志，2012，32（9）：676-679．

[5] 沈峰，丁晓东，范建高．美国非酒精性脂肪性肝病诊疗指南简介 [J]．实用肝脏病杂志，2012，15（4）：362-363．

[6] 范建高．国内外非酒精性脂肪性肝病诊疗指南的异同 [J]．临床肝胆病杂志，2012，28（7）：493-495．

[7] 丁雯瑾，范建高．世界胃肠病组织非酒精性脂肪性肝病诊疗指南简介 [J]．实用肝脏病杂志，2014，17（5）：I-V．

[8] 信丰智，范建高．欧洲非酒精性脂肪性肝病诊疗指南简介 [J]．实用肝脏病杂志，2016，19（4）：VII-VIII．

[9] 中华中医药学会脾胃病分会．非酒精性脂肪性肝病中医诊疗共识意见（2009深圳）[J]．中国中西医结合消化杂志，2010，18（4）：276-279．

[10] 乔成安．逍遥散加减治疗非酒精性脂肪肝30例 [J]．陕西中医，2010，31（9）：1118-1119．

[11] 何召叶．逍遥散加味治疗脂肪肝86例 [J]．环球中医药，2012，5（9）：702-704．

[12] 罗蕾蕾，邵建国，孙源源．逍遥丸联合保和丸治疗非酒精性脂肪肝病52例 [J]．江西中医药，2014，10（45）：48-50．

[13] 范震．逍遥散合当归芍药散治疗非酒精性脂肪肝临床观察 [J]．

亚太传统医药，2017，13（4）：139-140.

[14] 中华中医药学会脾胃病分会.非酒精性脂肪性肝病中医诊疗共识意见[J].北京中医药，2011，30（2）：83-86.

[15] 中华中医药学会脾胃病分会.非酒精性脂肪性肝病中医诊疗共识意见（2009，深圳）[J].中国中西医结合消化杂志，2010，18（4）：276-279.

[16] 王晖，杨玉龙.香砂六君子汤治疗非酒精性脂肪肝临床观察[J].山西中医，2013，29（7）：13-14.

[17] 廖承建，王海燕，杨清，等.二陈汤合桃红四物汤加减对痰浊瘀阻型非酒精性脂肪肝患者血清脂联素变化的影响[J].新中医，2012，44（8）：30-31.

[18] 张良登，魏玮，孙晓红，等.茵陈蒿汤加减治疗非酒精性脂肪肝的随机对照试验系统评价与 Meta 分析[J].世界华人消化杂志，2014，（16）：2327-2337.

[19] 代三红.中医辨证治疗非酒精性脂肪肝 516 例[J].陕西中医，2011，32（11）：1478-1479.

[20] 黄云声，徐凯，华兰英.加味黄连温胆汤治疗非酒精性脂肪肝 30 例总结[J].湖南中医杂志，2012，28（5）：26-28.

[21] 聂丹丽，杨成志，崔大江，等.小陷胸汤化裁治疗非酒精性脂肪肝临床研究[J].中国中医急症，2005，14（2）：116，119.

[22] 肖建珍，龙湘珍，冯会明，等.六味地黄汤加减治疗脂肪肝 67 例[J].中国实验方剂学杂志，2002，8（4）：51-52.

[23] 宋清武，李慧臻.加味苓桂术甘汤对非酒精性脂肪肝患者血清 NO 水平的干预研究[J].内蒙古中医药，2014，（10）：3-4.

[24] 杨家耀，陶冬青，刘嵩，等.3 种温阳健脾汤药对非酒精性脂肪肝细胞增殖与凋亡的影响[J].中国中药杂志，2017，42（8）：1591-1596.

[25] 魏华凤，柳涛，邢练军，等.793 例脂肪肝患者证候分布规律[J].中西医结合学报，2009，7（5）：411-417.

[26] 俞芹，谢兆丰，薛博瑜.谢兆丰教授治疗非酒精性脂肪肝经

验 [J]. 四川中医，2016，34（7）：23-24.

[27] 徐燎宇，周晴，余恒先，等. 基于知识发现的张云鹏治疗非酒精性脂肪肝的组方规律研究 [J]. 世界科学技术——中医药现代化，2016，18（6）：1046-1050.

[28] 杨悦娅. 张云鹏治疗脂肪肝的思路与临证经验 [J]. 山西中医，2006，22（6）：5-7.

[29] 周琴花，花根才. 张云鹏治疗脂肪肝经验举要 [J]. 中医函授通讯，1997，16（5）：11-12.

[30] 黄欣，王海洋，孙玉英. 杨震教授应用清肝化郁法治疗非酒精性脂肪肝 2 则 [J]. 陕西中医，2016，37（1）：119.

[31] 刘海晔，周洁. 李今垣从痰涎论治脂肪肝经验拾零 [J]. 辽宁中医杂志，2015，42（10）：1864-1865.

[32] 郭义然，杨小莲，李金生. 李金生运用中药治疗脂肪肝的经验 [J]. 环球中医药，2014，7（S1）：56-57.

[33] 许雪莲，孙丽霞. 金实治疗非酒精性脂肪肝经验 [J]. 河南中医，2013，33（11）：1893-1894.

[34] 章亭，康旻睿，张如棉，等. 康良石教授治疗非酒精性脂肪肝经验 [J]. 光明中医，2013，28（9）：1806-1807.

[35] 张定国. 李则藩治疗脂肪肝经验 [J]. 长春中医药大学学报，2010，26（3）：350.

[36] 汪晓军. 张学文教授清肝活血法辨治脂肪肝经验介绍 [J]. 新中医，2003，35（2）：12-14.

[37] 张谷运. 关茂桧辨治脂肪肝的经验 [J]. 中西医结合肝病杂志，2003，13（2）：108-109.

[38] 邱志洁，马坤，伊春锦. 伊春锦老中医治疗脂肪肝的经验述要 [J]. 光明中医，2016，31（1）：32-34.

[39] 曹自新，蔡春江，梁凤兰，等. 王国三论治脂肪肝临床经验 [J]. 河北中医，2011，33（2）：169.

[40] 顾亚娇，赵文霞. 电针疗法对肥胖型非酒精性单纯性脂肪肝患者体重指数的影响 [J]. 中西医结合肝病杂志，2014，24（6）：338-

339，346.

[41] 缪锋，沈毅．隔姜灸治疗非酒精性脂肪肝 27 例疗效观察 [J].
浙江中医杂志，2012，47（6）：444.

[42] 周晓玲，谢胜，侯秋科．背俞穴穴位埋线对非酒精性脂肪
肝血清瘦素水平及胰岛素抵抗指数的影响 [J]. 辽宁中医药大学学报，
2012，14（2）：58-59.

[43] 周晓玲，谢胜，侯秋科．穴位埋线对非酒精性脂肪肝足三阴
经穴位皮温的影响 [J]. 实用临床医药杂志，2011，15（19）：40-42.

[44] 杨凯，陈欣，孙树香，等．穴位埋线治疗单纯性脂肪肝及其
影像学改变 [J]. 中国中医基础医学杂志，2013，19（5）：558，564.

[45] 黄振，宋双临．穴位埋线治疗非酒精性脂肪肝 60 例临床观
察 [J]. 山东中医药大学学报，2012，36（3）：211-212.

[46] 龚秀杭．穴位埋线治疗非酒精性脂肪肝的临床研究 [J]. 实用
医学杂志，2012，28（11）：1902-1904.

[47] 李树钢，秦中兴，倪琼，等．穴位贴磁对脂肪肝患者胆囊排
空功能的影响 [J]. 中华理疗杂志，1998，21（6）：346-348.

[48] 董宏强，赵玉清，康静．"降脂膏"贴脐治疗非酒精性单纯性
脂肪肝的疗效观察 [J]. 中医临床研究，2014，6（1）：92-94.

[49] 王海龙．按摩治疗脂肪肝疗效观察及机理探讨 [J]. 辽宁中医
药大学学报，2012，14（2）：152-153.

[50] 王海龙，许丽萍．推拿治疗非酒精性脂肪肝 40 例 [J]. 武警医
学，2016，27（8）：853-854.

[51] 侯翠敏，陈建权，刘建平，等．腹部推拿对非酒精性脂肪肝
病患者肝脾 CT 值的影响 [J]. 四川中医，2014，32（2）：154-155.

[52] 侯翠敏，李娜，陈建权，等．腹部推拿对非酒精性脂肪肝病
患者血清瘦素及肿瘤坏死因子 -α 的影响[J]. 四川中医，2014，32（4）：
170-171.

[53] 陈建权，刘建平，刘彦岭，等．腹部推拿对非酒精性脂肪肝
病患者脂联素及肿瘤坏死因子 -α 的影响 [J]. 河北中医药学报，2011，
26（4）38-39.

[54] 荣英蕊，刘建，陈建权，等．腹部推拿对非酒精性脂肪肝患者同型半胱氨酸及相关细胞因子影响的研究 [J]．四川中医，2013，31（12）：139-140．

[55] 陈建权，王倩，刘建平，等．腹部推拿治疗非酒精性脂肪肝疗效分析 [J]．四川中医，2014，32（6）：162-163．

[56] 张玮，李华南，海兴华，等．揉腹法治疗非酒精性脂肪肝的疗效研究 [J]．辽宁中医杂志，2016，43（2）：286-288．

[57] 边全之，吴群峰，边玮．推拿治疗脂肪肝、酒精肝各 10 例 [J]．中国民间疗法，2013，21（11）：28-29．

[58] 张鹏飞，武海宁，王娟．个性化健康干预对轻中度非酒精性脂肪肝患者效果的研究 [J]．中国疗养医学，2017，26（2）：166-168．

[59] 姜杰瑜，陈程，郝眸嘉，等．中医"治未病"思想防治非酒精性脂肪肝研究进展 [J]．亚太传统医药，2015，11（20）：40-41．

[60] 刘文华，汤宇．治未病思想指导脂肪肝高危人群的防治 [J]．辽宁中医杂志，2014，41（12）：2523-2526．

[61] 经升琴，周青，徐君凤，等．脂肪肝患者中医体质分布及生活方式调查 [J]．护理研究 2016，30（9）：3167-3169．

[62] 田春萍，李玲，王彦．非酒精性脂肪肝辨证调护机要 [J]．中国中医药现代远程教育，2014，12（8）：120-121．

[63] 崔翔，华鹏，王振东，等．基于"治未病"思想的脂肪肝中西医结合健康管理模式的建立 [J]．中医临床研究，2013，5（22）：89-91．

[64] 梁宏才，池晓玲，施梅姐，等．二十四节气养生教育改善脂肪肝患者生活方式研究 [J]．辽宁中医药大学学报，2013，15（12）：214-216．

[65] 厉有名．非酒精性脂肪性肝病的流行病学和自然史特征 [J]．内科理论与实践，2008，3（1）：8-12．

[66] 非酒精性脂肪肝疾病自然史：一项基于大样本人群队列研究 [J]．胃肠病学，2005，1（12）：27-28．

[67] 李卫东，傅坤发，连燕舒，等．成人非酒精性脂肪肝与 2 型

糖尿病发病关系的前瞻性队列研究 [J]. 中国全科医学，2015，18（28）：3426-3429.

[68] 朱峰，季春鹏，王来明，等 . 非酒精性脂肪肝对新发糖尿病的影响 [J]. 解放军医学杂志，2015，40（9）：745-749.

[69] 苟渊，黄杰，张新春，等 . 代谢综合征与非酒精性脂肪肝的相关性研究 [J]. 热带医学杂志，2015，15（1）：62-65.

[70] 邝海东，王晓燕，王戈 . 家庭医生制服务对非酒精性脂肪肝患者家庭管理的效果评价 [J]. 慢性病学杂志，2017，18（3）：249-252.

1. 项目编写委员会

项目组长：唐旭东

副组长：温艳东、王凤云

项目秘书：吕林、赵迎盼

2. 指南编写小组

季光、魏华凤、邢练军、柳涛、张莉、张柯培

3. 主审专家

蒋健

4. 指南德尔菲法函审专家（按姓氏笔画排列）

王凤云、王垂杰、王宪波、王捷虹、毛宇湘、甘淳、白光、朱生樑、朱莹、刘凤斌、苏娟萍、李志、李保双、李振华、李健、杨少军、杨国红、杨强、时昭红、汶明琦、沈洪、张声生、赵文霞、柯晓、钦丹萍、徐进康、凌江红、郭朋、梁健、琚坚、董明国、曾斌芳、温艳东、谢晶日、蔡敏、廖小林、颜勤、潘洋、魏玮

5. 指南会审专家（按姓氏笔画排列）

王凤云、王垂杰、王彦刚、王宪波、王敏、王捷虹、叶松、冯培民、朱莹、任顺平、刘力、刘凤斌、刘启泉、李军祥、李保双、李振华、李慧臻、杨胜兰、杨倩、时昭红、沈洪、张声生、张学智、陈苏宁、陈涤平、季光、周正华、鱼涛、孟立娜、赵文霞、胡玲、柯晓、钦丹萍、徐进康、郭朋、郭绍举、唐旭东、黄绍刚、黄恒青、黄穗平、蒋健、舒劲、温艳东、谢胜、魏玮

《常见脾胃病中医临床实践指南》

黄 疸

世界中医药学会联合会消化病专业委员会

编写单位：首都医科大学附属北京地坛医院

要点说明

本指南主要根据中华人民共和国境内黄疸相关疾病的中医药临床研究成果并结合专家的经验制定，目的是为了对中医学治疗黄疸的方法与措施加以总结并进行合理的评价，以期加以推广，为具有中医学职业资格的医生提供指导，同时也为社会医疗决策者及患者提供有益的参考。本指南的主要适应人群是由肝胆系统本身病变引起的黄疸成人患者。

需要说明的是，本指南并不是医疗行为的标准或规范，而仅仅是根据现有的研究证据依据特定方法制作出的一个文本。随着临床实践的发展，新证据的不断产生，指南所提供的建议亦会随之不断的修正。采用指南推荐的方法并不能保证所有人都能获得理想的临床疗效。同时，就指南本身而言，并不能包括所有有效的疗法，也并不排斥其他有效的疗法。最终临床治疗措施的选择需要卫生从业者根据临床的具体情况，结合自身的经验及患者的意愿做出。

目　录

背景介绍

黄疸（jaundice）是指由于血中胆红素浓度增高（＞34.2μmol/L 或 ＞2mg/dl）沉积于组织中，引起巩膜、皮肤、黏膜以及其他组织和体液发生黄染的现象。当胆红素超过正常值但 ＜34.2μmol/L 时无肉眼黄疸，称隐性或亚临床黄疸。中医所述黄疸与西医黄疸意义相同，是指外感湿邪疫毒，内伤饮食、劳倦或病后，导致的湿邪困遏脾胃，壅塞肝胆，疏泄失常，胆汁泛溢，或血败不华于色，引发以目黄、身黄、小便黄为主症的一种病证。

历代医家对黄疸均很重视，春秋战国时期即有关于黄疸病名和主要症状的记载。如《素问·平人气象论》云："溺黄赤，安卧者，黄疸……目黄者曰黄疸。"《灵枢·论疾诊尺》云"身痛面色微黄，齿垢黄，爪甲上黄，黄疸也。"东汉张仲景在《金匮要略·黄疸病脉证并治》中将黄疸分为黄疸、谷疸、酒疸、女劳疸、黑疸五种。隋代巢元方《诸病源候论·黄病诸候》提出了一种卒然发黄，命在顷刻的"急黄"。宋代韩祗和《伤寒微旨论·阴黄证》除论述了黄疸的"阳证"外，详述了阴黄的辩证思想。元代罗天益所著《卫生宝鉴·发黄》总结了前人的经验，进一步明确湿从热化为阳黄，湿从寒化为阴黄，将阳黄和阴黄的辨证论治系统化。明代张介宾《景岳全书·黄疸》提出了"胆黄"病名，认为"胆伤则胆气败，而胆液泄，故为此证"。清代沈金鳌《沈氏尊生书·黄疸》有"天行疫疠，以致发黄者，俗谓之瘟黄，杀人最急"的记载，对黄疸可有传染性及不良预后转归有所认识。

本病证可涉及西医学中肝细胞性黄疸、胆汁淤积性黄疸、溶血性黄疸和先天性非溶血性黄疸。临床常见的急慢性肝炎、肝硬化、胆囊炎、胆石症、钩端螺旋体病、蚕豆黄及某些消化系统肿瘤等疾病，凡出现黄疸者，均可参照本指南论治。

目前关于黄疸的中医药治疗指南相对较少，中华中医药学会内科分会于 2008 年出版的《中医内科常见病诊疗指南·中医病证部分》中《黄疸》一节，对黄疸的中医药诊治发挥了指导作用。本指南制订小组遵循循证医学的理念，在系统分析国内外指南制作方法和指南评价方法的基础上，将其与中医学的特点相结合，通过文献预调查、临床问题的分解与定义、文献检索、文献评价与证据形成、证据评价与推荐建议形成、指南草案书写、专家评审、草案修改等步骤，完成了本指南的开发工作，以期对近几十年来中医、中西医结合的研究成果加以总结规范，提高中医药治疗黄疸的疗效。

临床特点

1 概述

黄疸是以目黄、身黄、尿黄为主要表现的常见肝胆系统病证，其中以目睛黄染为主要特征。黄疸并非西医学中的独立疾病，而是一种体征，能够引起体内胆红素代谢异常的疾病几乎都可以引起黄疸。中医学中，黄疸为一独立病名。黄疸主要病因病机是外感湿热疫毒，内为饮食所伤，体内瘀血或砂石阻络，导致肝胆气机受阻，疏泄失常，胆汁外溢。黄疸的病理因素有湿邪、热邪、寒邪、疫毒、气滞、瘀血六种，其中湿邪为主要病理因素，《金匮要略·黄疸病》"黄家所得，从湿得之"，由于湿阻中焦，脾胃升降功能失常，影响肝胆的疏泄，以致胆汁不循常道，渗入血液，溢于肌肤，

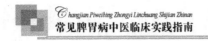
而发生黄疸。病变主要涉及脾胃肝胆脏腑。

2 理化检查

(1) 肝脏生化指标：包括谷丙转氨酶（ALT）、谷草转氨酶（AST）、总胆红素（TBIL）、间接胆红素（IBIL）、直接胆红素（DBIL）、白蛋白（ALB）、碱性磷酸酶（ALP）与 γ-谷氨酰转肽酶（GGT）等；

(2) 血常规、尿常规、粪便常规，病毒性肝炎相关标记物，自身免疫性肝病相关抗体，特种蛋白，铁代谢相关指标，凝血酶原活动度（PTA），肿瘤标记物等；

(3) 肝脏影像学检查：包括腹部 B 超、腹部 CT 或 MRI、MRCP 等。

(4) 肝组织活检：必要时可在超声引导下进行肝组织活检，对疾病诊断有重要价值。

临床诊断

1 中医诊断

1.1 中医病名诊断

黄疸是以目黄、身黄、小便黄为主症的一种病证，其中目睛黄染为本病的主要特征。

1.2 中医证候诊断

1.2.1 常见证候分型

黄疸辨证，应以阴阳为纲，阳黄以湿热疫毒为主，阴黄寒湿血瘀为主。指南制订小组结合现有指南及文献，采用定量的文献统计方法，对临床常见的证候进行统计，确定常见证候为阳黄三型，分别为肝胆湿热证、疫毒炽盛证、胆腑郁热证；阴黄两型，分别为瘀血内结证、寒湿阻遏证。上述证候可单独出现，也可相兼出现，临床应在辨别单一证候的基础上辨别相兼证候。同时，随着病情的进展，证候也呈现动态变化过程，临床上需认真观察并鉴别。

1.2.2 证候诊断标准

证候诊断参照相关文献研究、《中药新药临床指导原则》、国家中医药管理局《中医病证诊断疗效标准》、中华人民共和国中医药行业标准《中医证候诊断标准》及各层次中医学教材的标准等综合讨论拟定。

1.2.2.1 阳黄

（1）肝胆湿热证：目睛黄染，继之全身发黄，其色鲜明如橘子色。湿重于热者，头身困重，大便溏薄，腹胀脘闷，口淡不渴，苔薄白或白腻，脉濡数；热重于湿者，发热，烦渴，尿少，便结，苔黄腻，脉弦数。

（2）疫毒炽盛证：身目俱黄，黄疸迅速加深，甚则其色如金，腹满而痛，或见高热烦渴，神昏谵语，吐血便血，肌肤瘀斑，舌质红绛，苔黄干燥，脉弦数或弦细数。

（3）胆腑郁热证：身目发黄，黄色鲜明，上腹部或右胁胀闷疼痛，牵及背部，寒战身热，或寒热往来，口苦咽干，恶心呕吐，大便秘结或呈陶土色，小便黄赤，舌红苔黄，脉弦滑数。

1.2.2.2 阴黄

（1）瘀血内结证：身目发黄，其色晦暗，甚则面色黧黑，胁下或有癥块，皮肤可见蛛丝纹缕，或见手掌赤痕，舌质紫暗或有瘀斑，脉弦涩。

（2）寒湿阻遏证：身目发黄，黄色晦暗，脘腹痞胀，食欲不振，神疲乏力，大便溏薄，口淡不渴，舌质淡胖，苔薄白或腻，脉濡缓。

1.2.3 辨证的望诊要素

望诊在中医四诊中具有重要的临床意义，通过观察患者面目皮肤黄疸颜色能够对黄疸的证型进行初步分类：

面目全身发黄，颜色鲜明如橘皮色，多为肝胆湿热证热重于湿；颜色不甚鲜明，多为肝胆湿热证湿重于热；颜色鲜明如金，可见于疫毒炽盛证；黄疸其色晦暗，或如烟熏，多为寒湿阻遏证；黄疸身目发黄，甚则面色黧黑，多见于瘀血内结证。

1.2.4 辨证的问诊要素

问诊对黄疸的证型和病因鉴别有重要的临床意义，以下问诊要点对黄疸证候判断可起到提纲挈领的作用：

1.2.4.1 基础疾病：具有急慢性病毒性肝炎、自身免疫性肝病、肝衰竭、肝癌基础疾病，则可见肝胆湿热证、疫毒炽盛证、瘀血内结证以及寒湿阻遏证；药物及化学、物理因素等引起肝损伤，多见肝胆湿热证、疫毒炽盛证；胆石症、胆囊癌、胰腺癌，以胆腑郁热证多见。

1.2.4.2 病程的长短：病程短者，多见肝胆湿热证、疫毒炽盛证；病程长者，多见瘀血内结证和寒湿阻遏证。

1.2.4.3 大便的质地、色泽、气味、频次：大便溏薄者多为湿重；大便干结者多为热重；大便有黏液且气味臭秽者多属湿热证；大便呈陶土色，多属胆郁证；大便发黑者多兼血瘀证。

1.2.4.4 伴随症状：伴有低热、乏力、厌油腻、恶心呕吐多为肝胆湿热证；伴有腹胀腹痛，高热口渴，甚或烦躁易怒，神志不清，齿鼻衄血，皮肤瘀斑多为疫毒炽盛证；伴有发热、右上腹痛、牵及肩背，或大便呈陶土色，消瘦需考虑胆腑郁热证；伴有胁肋痞块，身体消瘦，午后低热，齿鼻衄血等多为瘀血内结证；伴腹胀脘闷，乏力便溏，神疲畏寒等多为寒湿阻遏证。

通过询问上述问题，收集临床辨证信息，并结合其他诊疗方法，有助于综合判断患者的证候类型。

2 西医诊断

黄疸是指由于体内胆红素代谢异常导致血中胆红素浓度增高（＞ 34.2μmol/L 或＞ 2mg/dl），引起巩膜、皮肤、黏膜及其他组织和体液发生黄染的临床体征。

2.1 报警症状

黄疸进行性加重，并伴有高度乏力、纳差、腹胀痛或出现皮肤瘀斑、神昏谵语等症状时，需警惕急黄（肝衰竭）；黄疸伴有消瘦、肝区痛等症状时，应警惕肝癌等恶性疾病，黄疸伴有发热、腹痛等，需警惕胆系结石、感染所致的肝外梗阻性黄疸，需要尽快完善相关检查，明确诊断。

2.2 常见疾病的诊断要点

2.2.1 肝细胞性黄疸

由于肝细胞广泛受损，对胆红素摄取、结合和排泄功能发生障碍，以致有相当量的非结合胆红素潴留于血中，同时因肝细胞损害和肝小叶结构破坏，致使结合胆红素不能正常地排入细小胆管而反流入血，发生黄疸。其诊断要点如下：

（1）症状与体征：急性肝炎患者，可见发热、乏力、食欲缺乏、肝区疼痛等；慢性肝病患者，可有肝掌、蜘蛛痣、脾肿大或腹水等；皮肤和巩膜呈浅黄至金黄色，皮肤偶有瘙痒。

（2）辅助检查：可见血清总胆红素升高，以结合胆红素升高为主。肝功能检测可见转氨酶升高，严重肝病可见凝血酶原时间异常、胆固醇、胆碱酯酶、血清白蛋白水平下降等。尿中胆红素阳性，尿胆原增加。病毒性肝炎可见血中肝炎病毒标记物阳性，原发性胆汁性肝硬化可见线粒体抗体阳性，血清甲胎蛋白对原发性肝细胞癌诊断有参考价值。B超、CT或MRI、肝组织活检对诊断有重要价值。

2.2.2 胆汁郁积性黄疸

胆汁淤积可分为肝内性与肝外性，肝外胆汁淤积即原来所称的梗阻性黄疸，可由于胆总管结石、狭窄、炎症水肿、肿瘤或蛔虫等阻塞胆总管所致；肝内胆汁淤积主要见于毛细胆管型病毒性肝炎、药物性胆汁淤积、原发性胆汁性肝硬化、妊娠期复发性黄疸等。其诊断要点如下：

（1）症状与体征：肝外梗阻患者，常见的胆石症、胆管炎常有发热、腹痛、呕吐等症状。胰头癌及壶腹周围癌可有乏力、食欲缺乏、消瘦等症状。无论肝外还是肝内胆汁淤积，均可见肤色暗黄、黄绿或绿褐色，甚至黑色；皮肤瘙痒显著，还可有心动过缓、腹胀、脂肪泻、乏力、精神萎靡等症状出现。

（2）辅助检查：实验室检查可见血胆红素浓度逐渐升高，一般 > 171μmol/L，以结合胆红素升高为主。尿胆红素阳性，尿胆原减少或消失，粪便呈浅灰色或陶土色。肝功能检查可见碱性磷酸酶、γ-谷氨酰转肽酶明显升高，长时期梗阻可导致血清转氨酶升高、白蛋白下降以及因维生素 K 缺乏导致凝血酶原时间延长。B 超、CT 或 MRI、ERCP、PTC、胆道造影均有助于诊断，CEA、CA19-9 等也有助于诊断。

2.2.3 溶血性黄疸

由于大量红细胞的破坏，形成过多的非结合胆红素，超过肝细胞的摄取、结合及排泄能力，使非结合胆红素在血中潴留，超过正常的水平而出现黄疸。其诊断要点如下：

（1）可有与溶血相关的病史：如输血、特殊药物、感染及溶血家族病史；

（2）症状与体征：急性溶血或溶血危象时起病急，出现剧烈溶血反应，如寒战、高热、呕吐、腰背酸痛、全身不适等。慢性溶血症状轻微，但可有面色苍白。巩膜见轻度黄疸，呈浅柠檬色。皮肤无瘙痒。可有肝脾肿大，特别是慢性溶血者。

（3）辅助检查：有骨髓增生活跃表现；血清总胆红素升高，除溶血危象外，血清胆红素一般不超过 85μmol/L（5mg/dl），其中以非结合胆红素升高为主，占 80% 以上。尿中尿胆原增加而无胆红素，急性发作时可有血红蛋白尿，呈酱油色。慢性溶血者尿内含铁血黄素增加。遗传性球形红细胞增多时红细胞脆性增加，地中海贫血时脆性降低，自身免疫性溶血时 Coombs 试验阳性。

2.2.4 先天性非溶血性黄疸

由于先天性酶缺陷所致肝细胞对胆红素的摄取、结合及排泄障碍，临床少见，大多于小儿和青年期发病，有家族史，其中 Gilbert 综合征、Crigler-Najjar 综合征以非结合胆红素升高为主，Dubin-Johnson 综合征、Rotor 综合征以结

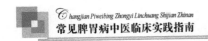

合胆红素升高为主。国内以 Gilbert 综合征报道较为多见，除极少数外，多数健康状况良好。

干预与管理

1 干预

尽早明确黄疸病因以制订相应治疗方案，同时根据病情缓急、病势轻重，采取不同的中医干预措施。黄疸的干预包括：

（1）起居有常，不妄作劳，顺应四时变化，以免正气损伤、体质虚弱，邪气乘袭；

（2）传染性黄疸病流行期间，可预防服药；

（3）慢性及久病患者，适当锻炼，保持心情愉悦，有助于病情康复；

（4）对于反复发作的黄疸，明确其病因，采取汤药、代茶饮、针灸等方法，减少黄疸的发作次数。

黄疸的中医干预流程见图 1。

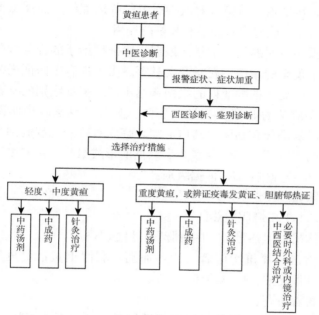

图 1　黄疸中医干预流程

2 管理

2.1 药物治疗

2.1.1 辨证论治

　　辨证论治是依据中医理论对患者的症状、舌象、脉象等病理信息进行综合分析判断，确定病机，针对病机确立相应的治疗方法，并选方用药。药物治疗则是在辨证的基础上选择相应的药物进行治疗。

　　黄疸对应的西医疾病有很多种，因疾病不同，其治疗方法略有不同，但基本治疗原则都是采用辨证论治。综合文献表明，辨证治疗黄疸，对改善患者的临床症状，提高患者的生存质量，改善患者预后有较好的作用。

需要说明的是，本指南根据临床证型给予的推荐方药，参考了现有的指南、教材及文献等。由于现有中医证据级别较低，因此，推荐建议的级别普遍不高，但低级别的推荐建议并不意味着临床重要性的下降。另外，专家临床实践经验，以及部分在临床上常用但缺乏临床对照研究或病例系列研究的方剂等，将以专家共识意见的形式给出（用"※"注明。（推荐强度：C，证据级别：Ⅳ）

阳黄

2.1.1.1 肝胆湿热证

病机：湿热熏蒸，困阻脾胃，肝胆不利。

治法：热重于湿者，清热通腑，利湿退黄；湿重于热者，利湿化浊，佐以清热。

推荐方药：

（1）热重于湿者：茵陈蒿汤加减（《金匮要略》）。茵陈、栀子、大黄等；水煎服；先煮茵陈，后纳入栀子、大黄同煎。（推荐强度：B，证据级别：Ⅱa/Ⅲb）

（2）湿重于热者：茵陈五苓散（《金匮要略》）合甘露消毒丹（《医效秘传》）加减。前方由茵陈、桂枝、猪苓、泽泻、白术、茯苓组成；后方由飞滑石、淡黄芩、绵茵陈、石菖蒲、川贝母、木通、藿香、连翘、白蔻仁、薄荷、射干组成。（推荐强度：B，证据级别：Ⅱa/Ⅲb）

对黄疸肝胆湿热证，在西医常规治疗的基础上，给予中药茵陈蒿汤加减，有助于患者肝功能的改善和黄疸的消退，能够有效地提高临床疗效。

以茵陈五苓散为基础方加味治疗甲型急性黄疸型肝炎、慢性乙型肝炎黄疸患者，具有退黄快、疗效显著、临床症状缓解快的特点，是一种行之有效的治疗方法。

2.1.1.2 疫毒炽盛证（急黄）

病机：疫毒热炽，邪入营血，迫血妄行。

治法：清热解毒，凉血开窍。

推荐方药：

犀角散加减（《太平圣惠方》）。犀角用水牛角代替。先煎水牛角、黄连、升麻、栀子、大黄、生地黄、牡丹皮、赤芍、紫草等共煎，后入茵陈。（推荐强度：C，证据级别：Ⅳ）

采用犀角散加减治疗急黄证有一定的疗效，临床可酌情使用。

2.1.1.3 胆腑郁热证

病机：湿热虫石郁阻，肝胆不疏，脾胃失和。

治法：疏肝利胆，泄热退黄。

推荐方药：

大柴胡汤加减（《伤寒论》）。柴胡，黄芩，芍药，半夏，生姜，枳实，大枣，大黄，等同煎。（推荐强度：B，证据级别：Ⅱa/Ⅲb）

大柴胡汤具有涤荡湿热，疏肝健脾，利胆退黄作用，对急性胆囊炎、肝癌合并阻塞性黄疸以及梗阻性黄疸术后辨证属胆腑郁热证者，采用大柴胡汤加减治疗，临床效果明显，可促进肝功能好转，黄疸消退，对梗黄术后患者，还可改善患者凝血功能。

阴黄

2.1.1.4 瘀血内结证

病机：病程日久，瘀血阻络，胆汁外溢，阻滞气机，消灼真阴，迫血妄行。

治法：活血化瘀，疏肝解郁。

推荐方药：

血府逐瘀汤加减（《医林改错》）。当归，生地黄，桃仁，红花，枳壳，赤芍，柴胡，甘草，川芎，大黄等。（推荐强度：B，证据级别：Ⅱa/Ⅲb）

运用血府逐瘀汤治疗黄疸瘀血内结证，效果良好，治疗期间无严重不良事件发生。治疗肝炎残留黄疸28例，总有效率可达89.3%。

2.1.1.5 寒湿阻遏证

病机：脾阳不振，寒湿阻遏，肝胆失疏，胆汁外溢。

治法：温化寒湿，健脾和胃。

推荐方药：

茵陈术附汤（《医学心悟》）。茵陈（后下），附子（先煎），干姜，白术，甘草，茯苓，泽泻，车前子（包煎），猪苓等。（推荐强度：B，证据级别：Ⅱa/Ⅲb）

对于急性病毒性肝病、慢性淤胆型肝炎、慢性肝衰竭导致的黄疸寒湿阻遏证，采用茵陈术附汤或其加减方治疗，能够显著减少肝损伤、促进肝恢复，缓解临床症状，降低死亡率。

2.1.2 辨病论治

2.1.2.1 急性黄疸型肝炎：多属于阳黄肝胆湿热或湿热内蕴证。病因为湿热，一般有湿重于热、热重于湿或湿热并重之分。临床常选用清热利湿药，常用方剂有茵陈蒿汤、茵陈五苓散、栀子柏皮汤、甘露消毒丹、三仁汤等，兼表证者还可选用麻黄连翘赤小豆汤等，病毒性肝炎可酌加清热解毒类中药。

2.1.2.2 胆汁淤积性肝病：常见病因有病毒性肝炎、药物性肝炎、原发性胆汁性肝硬化等。属于中医学的"黄疸""胆胀"等范畴，病位主要在肝胆、脾胃，病久亦可及肾。湿毒瘀血是基本病机，兼见阳虚、阴虚、气阴两虚表现，初病多实，久则多见虚实夹杂。证型以肝胆湿热、瘀热互结、痰瘀阻络、寒湿内停、肝肾阴虚和气阴两虚为多见。

2.1.2.3 慢加急性肝衰竭：中医称急黄（或瘟黄），病机上多属于"正虚邪实"，以标实为主，本虚为次，实证中以毒、热、湿、瘀为主，虚证以阳虚、气虚、阴虚最为常见，其病势暴急凶险，面目、皮肤、小便骤然发黄，伴有极度乏力、恶心、呕吐等全身及消化道症状。常见证型有毒热瘀结证、湿热蕴结证、脾肾阳虚证、肝肾阴虚证等。

2.1.2.4 慢性肝病合并黄疸：慢性肝炎合并黄疸者阳黄和阴黄证均可见，以阴黄者居多，阳黄者居少，正虚为主要病机，兼夹湿、郁、瘀等，治疗重在调补肝脾肾，调和气血，退黄只是治"标"。乙肝肝硬化失代偿期黄疸病以肝气虚、水饮内停、血瘀证、肝胆湿热、脾气虚、肝肾阴虚、肾气虚等证为常见。

2.1.2.5 胆石症、胆囊癌、胰腺癌：胆石症黄疸多以阳黄胆腑郁热证出现，胆囊癌、胰腺癌黄疸初期多为阳黄胆腑郁热证为主，可兼有湿阻证、气滞血瘀证、邪毒炽盛证等，晚期多出现气血两虚、阴虚内热、气阴两虚、阴虚津亏等证。

2.1.2.6 溶血性黄疸：溶血性黄疸多见皮肤萎黄，气短乏力等症状，中医辨证为虚黄，治疗以补气养血，健脾柔肝为主，临床可采用小建中汤、人参养荣汤等辨证论治。

2.1.3 对症治疗：

黄疸发生可同时伴有其他症状，在辨病、辨证论治的基础上配合对症治疗，可提高疗效，改善患者生活质量。

伴发热、口渴者可加知母、黄芩、石膏、芦根等；伴恶心、呃逆者可加半夏、生姜、竹茹、旋覆花、代赭石等；伴食欲减退可加焦三仙、鸡内金等；伴口中粘腻者可加苍术、藿香等；伴脘腹胀满者可加枳实、厚朴等；伴便秘者可加大黄、当归、火麻仁等，严重者可配合大黄、枳实、厚朴、瓜蒌等灌肠治疗；伴大便溏泄者可加茯苓、炒白术、莲子、白扁豆等；伴皮肤瘙痒可加紫草、苦参等；伴齿鼻出血者可加生地、紫草，伴倦怠嗜卧者可加党参、黄芪等；伴胸胁刺痛者可加木瓜、元胡、郁金等；伴畏寒肢冷者可加附子、干姜；伴口干咽燥者可加麦冬、石斛、女贞子、旱莲草等；出现神志昏迷者可加安宫牛黄丸或至宝丹等（※ 推荐强度：C，证据级别：Ⅳ）

2.1.4 名医经验

名医经验在中医药的学术传承中发挥了重要的作用，总结名医的临床实践经验，有助于临床疗效的提高。以下列出部分近现代名医治疗黄疸的经验，供参考使用。（※ 推荐强度：C，证据级别：Ⅳ）

2.1.4.1 关幼波

（1）病因病机：黄疸或为外感湿热疫毒，或为湿热内蕴，日久酿毒，湿热夹毒胶固难解，瘀阻血脉而发病。湿热邪盛助其毒势，毒盛湿热鸱张，两者成为互助之势。毒邪不去，则湿热难解，黄疸难消。黄疸为湿热瘀阻血脉而成，病在血分。湿郁化热，热煎液成痰，痰阻血络，血液瘀滞，而致痰瘀互结，气机阻滞，脉道不通，使黄疸加重。

（2）治则治法："扶正祛邪贯始终""治黄必治血，血行黄易却""治黄需解毒，毒解黄易除""治黄需治痰，痰化黄易散"。

（3）基本处方：①阳黄常用药：茵陈、藿香、杏仁、橘红、赤芍、泽兰、草豆蔻、草河车、川黄连、酒黄芩、六一散、车前草；②阴黄常用药：茵陈、桂枝、茯苓、生芪、党参、干姜、泽兰、苍白术、泽泻、香附、当归、炮附子、车前子、赤白芍。

（4）随证加减：凉血活血可加生地、丹皮、白茅根、小蓟、藕节；养血活血可加丹参、益母草、红花、郁金等；化湿解毒可加薄荷、野菊花、佩兰等；通下解毒可加大黄、黄柏、败酱草、白头翁等。

2.1.4.2 汪承柏

（1）病因病机：黄疸多湿热，外感湿热疫毒或脾虚湿热酿生，熏蒸肝胆，肝胆疏泄失常，胆汁不循常道，溢于肌表而发黄。然湿热之邪，其始在气，继则入血，肝藏血又主疏泄，肝受邪日久，必致血瘀血热。临床见急、慢性重症淤胆型肝炎之病因病机多为瘀热胶结，其主证为血瘀血热。

（2）治则治法：提出"凉血活血重用赤芍治疗重症淤胆型肝炎"观点。

（3）基本处方：赤丹退黄颗粒，其组成为赤芍、丹参、葛根、瓜蒌。

（4）随证加减：胃有振水声，加桂枝、茯苓；兼气滞血瘀者加桃仁、红花、三棱、莪术；血分热明显加牡丹皮凉血，皮肤瘙痒者用紫草清热祛风止痒。另外，长期临床实践中发现茜草、豨莶草、秦艽对长期淤胆有较好的退黄作用。

2.1.4.3 姜春华

（1）病因病机：急性黄疸型肝炎辨证大致分为湿重，热重，湿热并重。宗吴又可之说，认为发黄乃由小便不利所致，小便不利因于小肠之火，小肠之火源于胃家移热，故以胃热为本，余均为标。

（2）治则治法：清热为主，利湿次之，酌加清利肝胆和清热解毒药物。

（3）基本处方：方用茵陈蒿汤、栀子柏皮汤、龙胆泻肝汤三方增减相合，常用药生大黄、黄柏、川连、龙胆草、山栀、丹皮、连翘、大青叶、田基黄、对坐叶等，方中喜用生大黄，而常不用茵陈，认为茵陈力薄效微，退黄作用不强。

（4）随证加减：体弱者，上方减量或加参、芪之品扶助正气；纳差者，可加豆蔻、砂仁、藿苏梗、生谷麦芽以醒脾健胃扶助后天；腹胀者加川朴、大腹子（皮）以疏畅气机；呕恶者，加半夏、竹茹和胃降逆；口渴者，加天花粉、石斛以生津养阴止渴。

2.1.4.4 周仲瑛

（1）病因病机：认为急黄的主要病因是感受湿热疫毒，一是湿热毒邪，内蕴肝脾，疏泄失常，二是疫毒入侵，内陷心肝，燔灼营血。认为急黄的基本病机是血分瘀热，火毒炽盛，初期邪毒由气入血，热燔阳明，瘀热内结；中期火、热、瘀、毒互结，营血热盛，络损血溢；晚期邪毒伤正，阴衰气虚，肝肾耗竭。急黄的病理特点是邪正剧争，多脏受累，变证叠起。

（2）治则治法：凉血解毒为基本治疗大法，清解热毒、活血退黄、凉血止血、祛瘀生新、救阴扶正。

（3）基本处方：犀角地黄汤合茵陈蒿汤，常用药水牛角、茵陈、大黄为君药，生地、赤芍、山栀共为臣药，丹皮、煅人中白是佐药。

（4）随证加减：湿热内蕴可加用茯苓、猪苓、车前子、虎杖；腑实壅结重用生大黄，加芒硝冲服；腹胀尿少者加泻下通瘀合剂，桃仁承气汤；昏迷者酌情选用安宫牛黄、醒脑静、紫雪丹或至宝丹；后期气阴虚者合增液汤。

2.1.4.5 罗凌介

（1）病因病机：黄疸主要是由湿热之毒侵犯人体所致。该病多缘于患者受疫毒、药毒、酒毒所伤，或失治、误治，或患者素体虚弱、嗜食肥甘厚味、情志所伤等，肝经湿热之邪是形成本病的主要原因，瘀和毒也是导致本病的主要病因，湿为阴邪，其性黏滞，故本病复杂多变，病程迁延。

（2）治则治法：分期辨治，灵活用药；内治外调，注重保养。

（3）基本处方：

①黄疸期：

急肝二方：绵茵陈、大黄、栀子、神曲、鸡内金、鸡骨草、田基黄、甘草等。

急肝三方：绵茵陈、白豆蔻、薏苡仁、杏仁、淡竹叶、茯苓、藿香、滑石、甘草等。

②恢复期：

慢迁肝方：柴胡、当归、白芍、丹参、党参、白术、茯苓、神曲、甘草等。

（4）随证加减：口干、小便量少，加蒲公英、半枝莲、半边莲；消化道反应明显，呕吐频繁、难以服用中药者，可改为灌肠剂；胸脘痞胀、口苦而渴或渴不多饮、大便溏滞不爽等湿重于热者，可酌减大黄去栀子，加入猪苓、茯苓、泽泻、薏苡仁。

2.1.4.6 潘澄濂

（1）病因病机：阳明为主的热重于湿证、太阴为主的湿重于热证、及湿热炽盛之急黄。

（2）治则治法：清解湿毒，疏肝运脾。

（3）基本处方：山栀、郁金、茵陈为基本方，热重于湿证加黄柏、半枝莲或大黄，湿重于热证合胃苓汤；湿热炽盛者加黄连、黄柏、大黄。

（4）随证加减：恶心呕吐明显，舌苔黄腻或黄浊，脉象弦滑，合小陷胸汤，或加鸡内金、麦芽。

2.1.5 药对

（1）茵陈、赤小豆：茵陈内泄湿热而荡浊，能清肝胆、泻脾胃、消壅滞、调气机、利水湿、祛瘀热，为除湿退黄之要药，赤小豆能除水湿、通小便、消肿满，兼有益脾胃之力，还兼入血分，行血中瘀滞，清血中热毒，为补利兼施之渗湿品。两者共进利水湿、退黄疸之功。（王文正经验）

（2）龙胆草、败酱草：龙胆草大苦大寒，气味厚重，走上彻下，主守行内，能清肝火、泻胆热、除胃热，清肝利胆之功胜于黄芩、黄连，燥湿之力不逊于黄柏。败酱草辛散苦降，能解毒、排脓、祛瘀。两药相伍，相得益彰，有很好的保肝降酶作用。（王文正经验）

（3）茵陈、六月雪：茵陈长于清利湿热，利胆退黄，六月雪善清热利湿，兼疏风解表，可助茵陈引湿热从小便而去。二者并用清热利湿共进。（陈建杰经验）

（4）柴胡、郁金、丹参：柴胡能疏肝解郁，郁金活血行气、清利肝胆湿热，丹参活血祛瘀，三药共同可奏疏肝理气、活血养血、解毒退黄之功效。（卢秉久经验）

（5）刘寄奴、豨莶草：治瘀黄专药，两药合用，具有直入至阴，导其湿热，平肝化瘀，通其脉络，有解毒活血之功。（朱良春经验）

（6）大黄、赤芍：具有清热解毒、活血化瘀之效，能清气分郁热、除血分瘀毒，用于急黄。（毛德文经验）

2.1.6 临证要点

黄疸的治疗应采用辨病与辨证结合，辨证应以阴阳为纲，阳黄以湿热疫毒为主，阴黄以寒湿瘀血为主。黄疸的治疗大法，主要是祛化湿邪，通利小便。正如《金匮要略》所言"诸病黄家，但利其小便。"阳黄证无论湿热之轻重，苦寒攻下法有利于黄疸之消退，但谨记中病即止。湿热发黄者，治宜清化湿热，必要时通利腑气，促使湿热下泄；疫毒炽盛发黄者，主要以清热解毒凉血为主，并随病情变化，选用攻下、开窍之法，鉴于该病证病势险重，应尽快采取中西医结合方法积极救治。阴黄证根据寒湿或血瘀的病机特征，分别应用温化寒湿、祛瘀退黄的方法。至于胆郁、虫石为患者，治当疏肝利胆、化石散结。（※ 推荐强度：C，证据级别：Ⅳ）

2.2 针灸治疗

针灸辨证论治的处方根据采取针灸辨证论治方法干预黄疸的临床文献整理而来。（推荐强度：C，证据级别：Ⅳ）

2.2.1 辨证论治

2.2.1.1 阳黄证

取穴：肝俞、胆俞、阳陵泉、阴陵泉、内庭、太冲。

配穴：胸闷呕恶取内关、公孙；腹胀、便秘取大肠俞、天枢。

以上针刺均用泻法。

2.2.1.2 阴黄证

取穴至阳、脾俞、胆俞、中脘、足三里、三阴交。

配穴：神疲畏寒取命门、气海，大便溏薄取天枢、关元。

以上针刺均用平补平泻，并用灸法。

2.2.2 辨病论治

2.2.2.1 急性黄疸型病毒性肝炎

取穴：主穴：足三里 ST36、阳陵泉 GB34、行间 LR2。

配穴：发热（38℃以上）者加外关 SJ5、曲池 LI11。湿浊甚者加三阴交 SP6 或阴陵泉 SP9。黄疸甚者加胆俞 BL19、阳纲 BL48。胁痛甚者加期门 LR14、支沟 SJ6。恶心呕吐者加内关 PC6、内庭 ST44。

2.2.2.2 梗阻性黄疸

以子午流注针法治疗：在每日辰时（7～9时）治疗，先针足阳明胃经本穴——足三里，次针阳陵泉、太冲。针刺得气后行提插捻转之平补平泻手法，每隔 10 分钟行针 1 次，留针 30 分钟，每日 1 次，10 次为 1 疗程。

2.2.2.3 胆管恶性梗阻

取穴：阳陵泉、足三里、日月、太冲（以上穴位均取双侧）、至阳。

操作方法：选 1～2 寸 30 号华佗牌针灸针，穴位局部常规消毒后，阳陵泉穴直刺，1.5 寸，足三里穴直刺 1.2 寸，日月穴沿肋间隙向外横 1 寸，太冲直刺 1 寸，至阳穴稍向上斜 0.8 寸。行中等强，度刺激，以患者能耐受为度。

2.3 调摄护理

本病除了药物治疗以外，精神调摄、饮食调养、生活起居、休息营养等对本病有着重要的辅助治疗意义。

由于本病较为特殊的临床表现，患病后容易精神焦虑，忧郁善怒，致使病情加重。宜使患者正确认识与对待疾病，树立乐观精神，而不为某些症状惶惶不安，忧虑不宁。

避免使用肝损药物。禁食酒类、生冷、油腻、辛辣、坚硬的食物，宜进食富于营养而易消化的饮食，如高蛋白、富含维生素、低脂肪的食物，以保证营养供应，但注意要适量，不可过偏。黄疸患者在恢复期，更忌暴饮暴食，以防重伤脾胃，使病情加重。

病后机体功能紊乱，往往易于疲劳，故在急性期或慢性活动期应适当卧床休息，有利于整体功能的恢复。急性后期，根据患者体力情况，适当参加体育锻炼，如太极拳、气功之类。

2.4 随访

引起黄疸的病因不同，随访的时间和频次也不同。急性病毒性肝炎引起者，一般每个月随访一次，可以随访三次至肝功恢复正常。慢性病毒性肝炎、脂肪肝、自身免疫性肝病以及遗传代谢性肝病引起者，病情稳定后，每三个月随访一次，需要指出的是，在随访过程中影像学的检查非常重要，根据病情建议每 3 ～ 6 个月进行一次超声等检查。

参考文献

[1] 陈灏珠，林果为，王吉耀 . 实用内科学 [M]. 北京：人民卫生出版社，2013：1881-1888.

[2] 吴勉华，王新月 . 中医内科学 [M]. 北京：中国中医药出版社，2012：250-258.

[3] 中华中医药学会 . 中医内科常见病诊疗指南（中医证候部分）[M]. 北京：中国中医药出版社，2008：91-95.

[4] 张伯礼 . 吴勉华 . 中医内科学 [M]. 北京：中国中医药出版社，2017：220-228.

[5] 周仲瑛 . 中医内科学 [M]. 北京：中国中医药出版社，2007：264-2733.

[6] 李秀惠，杨华升，李丰衣，等 . 病毒性肝炎中医辨证标准 [J]. 临床肝胆病杂志，2017，33（10）：1839-1846.

[7] 林路平，佘世锋，张铮铮，等 . 基于现代医案多元统计分析黄疸病证治规律的研究 [J]. 新中医，2014，46（11）：210-213.

[8] 张秋云，汪晓军，刘增利，等 . 慢乙肝、肝硬化、乙型慢重肝黄疸病的证候规律研究 [J]. 北京中医药，2009，28（12）：976-978.

[9] 杜宏波，李勇，刘铁军，等 .241 例急性病毒性肝炎患者临床特征及中医疗效观察 [J]. 北京中医药，2011，30（11）：810-812.

[10] 聂广，余绍勇，江福生，等 . 重型肝炎中医辨证分型标准的初步研究 [J]. 中国中西医结合急救杂志，2001，8（3）：172-176.

[11] 黎彦君，玉艳红，苏芮，等 . 中医分期辨证治疗急性黄疸型甲型病毒性肝炎疗效分析 [J]. 环球中医药，2012，5（5）：375-377.

[12] 张琴，刘平 . 肝硬化黄疸中医证型研究 [J]. 中西医结合肝病杂志，2001，11（3）：139-141.

[13] 孙钧，安江，徐彦斌 . 肝性黄疸的中医证型标准及其与化验指标的相关性研究报告 [J]. 中医研究，2000，13（5）：30-32.

[14] 杨丽容，陈强，王泽君 . 茵陈蒿汤治疗黄疸型肝炎（湿热蕴结证）83 例随机平行对照研究 [J]. 内蒙古中医药，2014，33（22）：3-4.

[15] 邵靓杰 . 茵陈蒿汤治疗急性黄疸型肝炎 78 例 [J]. 中国中医急症，2012，21（3）：489.

[16] 覃晓雾，卢杰夫，田惠芳 . 茵陈蒿汤治疗急性黄疸型肝炎的 Meta 分析 [J]. 湖南中医杂志，2016，32（7）：162-164.

[17] 李绍佐，徐方明，李世波 . 茵陈蒿汤加减治疗黄疸型病毒性肝炎 120 例疗效观察 [J]. 浙江中医药大学学报，2012，36（3）：267-269.

[18] 符建新 . 茵陈蒿汤加减治疗甲型肝炎 78 例 [J]. 河北中医，2003，25（7）：523.

[19] 夏本林 . 加味茵陈五苓散治疗甲型急性黄疸型肝炎的临床疗效分析 [J]. 实用中西医结合临床，2010，10（2）：31-32.

[20] 段元志，余桂枝 . 茵陈五苓散化裁治疗慢性乙型肝炎黄疸 63 例 [J]. 江西中医药，2013，44（11）：26-28.

[21] 周仲瑛 . 重症肝炎辨治述要 [J]. 新中医，2002，34（3）：3-6.

[22] 朱爱军，覃文珍. 中西医结合治疗亚急性重型肝炎 30 例观察 [J]. 实用中医药杂志，2001，17（5）：26-27.

[23] 封素青，张家亮. 犀角散为主治愈急性肝坏死伴昏迷 8 天一例 [J]. 河南中医药学刊，1994，9（4）：60.

[24] 郑帅，李忠廉. 大柴胡汤对梗阻性黄疸患者术后血清 TBIL，ALT，AST 的影响 [J]. 中国实验方剂学杂志，2011，17（23）：231-233.

[25] 冷静，李忠廉. 大柴胡汤加减方对梗阻性黄疸术后肝功和凝血机制的作用 [J]. 新中医，2015，47（10）：53-54.

[26] 费国新. 加味大柴胡汤辅助治疗原发性肝癌合并阻塞性黄疸的临床观察 [J]. 湖北中医杂志，2010，32（09）：36-37.

[27] 于晓军. 中西医结合治疗急性胆囊炎 36 例 [J]. 中国民族民间医药，2009，18（20）：100-101.

[28] 陈建华，沈振华，季晓亮，等. 加味大柴胡汤治疗胰胆管造影术后黄疸疗效观察 [J]. 浙江中西医结合杂志，2015，25（11）：1025-1026.

[29] 姜申元. 血府逐瘀汤治疗高黄疸临床体会 [J]. 辽宁中医药大学学报，2015，17（3）：170-171.

[30] 赵勇，刘际平. 血府逐瘀汤药理研究进展 [J]. 黑龙江医药，2003，16（5）：471.

[31] 刘志民，陈洁，王昕升. 血府逐瘀汤加减治疗肝炎残留黄疸 28 例 [J]. 河北中医，1997，19（5）：32.

[32] 阮金兰，赵钟祥，曾庆忠，等. 赤芍化学成分和药理作用的研究进展 [J]. 中国药理学通报，2003，19（9）：965-970.

[33] 李智，刘靖. 加味茵陈术附汤治疗慢性淤胆型肝炎疗效观察 [J]. 四川中医，2009，27（3）：75-76.

[34] 贵襄平. 茵陈术附汤加减治疗重度黄疸 32 例 [J]. 中国中医药信息杂志，2004，11（3）：243-244.

[35] 蔡行平，林秉滔. 茵陈术附汤加味治疗阴黄证 38 例 [J]. 中医杂志，2010，51（s1）：157-158.

[36] 曲长江，吴谙诏，王文丽，等．茵陈术附汤对中医阴黄证黄疸动物模型影响的实验研究 [J]．辽宁中医药大学学报，2006，8（1）：89-90.

[37] 张建军，张赤志，张茂林．温阳活血退黄方对阴黄证大鼠肝功能肝组织病理及超微结构的影响 [J]．中西医结合肝病杂志，2003，13（2）：95-97.

[38] 张建军，何敢想，张赤志．茵陈术附汤对阴黄证大鼠肝细胞凋亡及 Bcl-2 和 Bax 表达的影响 [J]．结合医学学报（英文），2003，1（2）：116-118.

[39] 杨雪山，曲长江．茵陈术附汤对阴黄证黄疸动物模型 β-葡萄糖醛酸酶含量 UDPGT 活性的影响 [J]．辽宁中医杂志，2007，34（5）：688-689.

[40] 姜春华．我治急性肝炎 [J]．上海中医药杂志，1981，（6）：12.

[41] 关幼波，钱英．传染性肝炎治验分析 [J]．赤脚医生杂志，1973，（2）：36-37.

[42] 中华中医药学会．中医内科常见病诊疗指南（西医疾病部分）[M]．北京：中国中医药出版社，2008：145-148.

[43] 杜宏波，江宇泳，薛亚春，等．96 例原发性胆汁性肝硬化患者中医证候调查 [J]．中医杂志，2017，58（07）：575-578.

[44] 庞浩龙，贡联兵．胆汁淤积性肝病中成药的合理应用 [J]．人民军医，2017，60（09）：938-940.

[45] 王立福，李筠，李丰衣，等．中医辨证联合西药治疗慢加急性（亚急性）肝衰竭多中心随机对照研究 [J]．中医杂志，2013，54（22）：1922-1925.

[46] Xiaoyu Hu, Yang Zhang, GuoChen, etc.Distribution of Traditional Chinese Medicine patterns in 324Cases With hepatitis B-related acute-on-chronic liver failure：a prospective, cross-sectional survey [J] .J Tradit Chin Med, 2012, 32（4）：538-544.

[47] 徐立华，谭善忠，赵磊，等．乙肝病毒相关慢加急性肝衰竭中医证候分布特点的临床研究 [J].江苏中医药，2013，45（12）：22-23.

[48] 卢卫强．慢性肝炎残余黄疸的辨治思路 [J].中医药信息，2006，23（4）：48-49.

[49] 汪承柏，贺江平．慢性高黄疸肝炎特殊见症——头汗 124 例治疗报告 [J].中医杂志，1996，37（9）：539-541，516.

[50] 秦智中，秦铭．慢性黄疸型肝炎的辨证治疗 [J].湖南中医杂志，1993，9（3）：10-12.

[51] 罗生强，靳雪源．活血化瘀法治疗慢性肝炎重度黄疸 45 例 [J].浙江中医学院学报，2002，22（2）：37.

[52] 曲霈，吴煜．大柴胡汤加减治疗肿瘤梗阻性黄疸 [J].中医杂志，2017，58（9）：800-801.

[53] 唐乾利．胆石症中医治疗近况及展望 [J].广西中医药，2001，24（6）：9-12.

[54] 张中建．胰腺癌中西药结合治疗分析 [J].临床合理用药杂志，2012，5（16）：35.

[55] 张娟，王鹏，刘鲁明．胰腺癌中医证候分析 [J].中华中医药杂志，2012，27（3）：579-581.

[56] 靳丽庆，冯幸莲．人参养荣汤加减治疗溶血性黄疸 1 例 [J].山西中医，1989，（5）：54.

[57] 关幼波．黄疸证的辨证施治 [J].中医药研究杂志，1986，（3）：2-3.

[58] 李鸿钧．关幼波治黄三法举隅 [J].北京中医杂志，1991，（5）：3-4.

[59] 李杰，徐春军．关幼波治疗肝病常用对药应用辨析 [J].北京中医药，2016，35（4）：318-319.

[60] 关幼波，齐京．慢性病毒性肝炎的中医药治疗体会 [J].华人消化杂志，1998（S2）：58-59.

[61] 汪承柏．高胆红素血症的中医治疗 [J].辽宁医学杂志，1995，

9（1）：22－23．

[62] 朱云，李庆虹．汪承柏教授应用葛根治疗肝病的经验介绍 [J]. 世界中医药，2013，8（5）：542．

[63] 朱云．汪承柏诊治黄疸思路与方法 [J]. 中医杂志，2012，53（18）：1546－1547．

[64] 韩晋，刘西秦，李庆虹．赤丹退黄颗粒 [J]. 中药新药与临床药理，2002，13（5）：320－321．

[65] 朱云，汪承柏．汪承柏诊治重症淤胆型肝炎验案 2 则 [J]. 中医杂志，2010，51（7）：590－591．

[66] 姜春华．大黄草药主清利醒脾健胃兼顾之 [J]. 中国社区医师，1999，（9）：47．

[67] 姜春华．肝病治案（附说）[J]. 实用中医内科杂志，1990，4（3）：1－3．

[68] 姜春华．我治急性肝炎 [J]. 上海中医药杂志，1981，（6）：12．

[69] 姜春华．胆黄病的探讨 [J]. 江西中医药，1955，（02）：27－28．

[70] 金妙文，周仲瑛，薛博瑜，等．凉血解毒法治疗重型病毒性肝炎的临床研究 [J]. 南京中医药大学学报，1996，12（4）：15－17，64．

[71] 陶夏平，周仲瑛，姚乃礼．重型肝炎瘀热相搏证治探讨 [J]. 中国中医基础医学杂志，2004，10（1）：51－52．

[72] 陈四清，郭立中．周仲瑛从瘀热论治重型肝炎临证经验——周仲瑛瘀热论学术思想临证应用之一 [J]. 江苏中医药，2009，41（06）：1－4．

[73] 樊蓥．周仲瑛教授治疗重型肝炎经验 [J]. 中国中医急症，1997，6（4）：165－166．

[74] 罗凌介．病毒性肝炎的中医治疗 [J]. 海南卫生，1979，（00）：51－56．

[75] 蔡媛媛，程亚伟，杨永和．罗凌介辨证治疗黄疸七法 [J]. 环球中医药，2016，9（6）：758－760．

[76] 蔡媛媛，程亚伟，蔡敏．罗凌介分期辨治黄疸经验 [J]. 中华中

医药杂志，2017，32（2）：628-630.

[77] 杨永和，程亚伟，蔡媛媛，等. 罗凌介教授调护肝病经验介绍 [J]. 新中医，2010，42（9）：144-146.

[78] 潘澄濂. 传染性肝炎辨证和治疗的体会 [J]. 新医药学杂志，1978（01）：10-13.

[79] 潘澄濂. 危重传染性肝炎辨证论治的探讨 [J]. 中医杂志，1963（12）：1-4.

[80] 潘澄濂. 对胆囊炎辨证论治的探讨 [J]. 江苏中医，1963（03）：41.

[81] 张文海，韩福祥. 王文正治肝胆病药对应用经验 [J]. 山东中医杂志，2001，20（7）：431.

[82] 鲁冰洁，董亚男，侯志君，等. 陈建杰治疗低病毒载量慢性乙型肝炎常用药对拾贝 [J]. 辽宁中医药大学学报，2017，19（06）：67-69.

[83] 徐成振，卢秉久. 卢秉久教授治疗肝病常用药对举隅 [J]. 湖南中医杂志，2013，29（02）：19-20.

[84] 邱志济，朱建平. 朱良春治疗难治性黄疸用药经验和特色——著名老中医学家朱良春临床经验系列之十五 [J]. 辽宁中医杂志，2001，（03）：136-137.

[85] 龙富立，王明刚，袁果. 毛德文教授治疗肝衰竭临证药对探微 [J]. 新中医，2012，44（11）：150-151.

[86] 陈兰，钱玉平. 针灸结合西医综合疗法治疗乙型肝炎合并肝内胆汁淤积 40 例——附西医综合疗法治疗 40 例对照 [J]. 浙江中医杂志，2005，（11）：494.

[87] 邱茂良，陶明忠，汪君梅，等. 针刺治疗急性病毒性肝炎 111 例的临床分析 [J]. 上海针灸杂志，1983，2：1-6.

[88] 罗国礼，张健. 子午流注针法治疗梗阻性黄疸 40 例 [J]. 陕西中医，1995，16（7）：315.

[89] 柳玉均，熊涛，袁军发. 胆道引流术配合针灸治疗胆管恶性梗阻 [J]. 湖北中医杂志，2000，22（1）：23-24.

1. 项目编写委员会

项目组长：唐旭东

副组长：温艳东、王凤云

项目秘书：吕林、赵迎盼

2. 指南编写小组

王宪波、王晓静、孙乐

3. 主审专家

黄恒青

4. 指南德尔菲法函审专家（按姓氏笔画排列）

王凤云、王垂杰、王宪波、王捷虹、毛宇湘、甘淳、白光、朱生樑、朱莹、刘凤斌、苏娟萍、李志、李保双、李振华、李健、杨少军、杨国红、杨强、时昭红、汶明琦、沈洪、张声生、赵文霞、柯晓、钦丹萍、徐进康、凌江红、郭朋、梁健、琚坚、董明国、曾斌芳、温艳东、谢晶日、蔡敏、廖小林、颜勤、潘洋、魏玮

5. 指南会审专家（按姓氏笔画排列）

王凤云、王垂杰、王彦刚、王宪波、王敏、王婕虹、叶松、冯培民、朱莹、任顺平、刘力、刘凤斌、刘启泉、李军祥、李保双、李振华、李慧臻、杨胜兰、杨倩、时昭红、沈洪、张声生、张学智、陈苏宁、陈涤平、季光、周正华、鱼涛、孟立娜、赵文霞、胡玲、柯晓、钦丹萍、徐进康、郭朋、郭绍举、唐旭东、黄绍刚、黄恒青、黄穗平、蒋健、舒劲、温艳东、谢胜、魏玮

《常见脾胃病中医临床实践指南》

腹 痛

世界中医药学会联合会消化病专业委员会

编写单位：广州中医药大学第一附属医院

要点说明

　　本指南主要根据现有国内中医药临床研究成果及专家经验制订，目的是为了对中医学治疗腹痛的方法与措施加以总结并进行合理评价，以期进行推广，为具有中医执业资格的医生提供指导，也为社会医疗决策者及患者提供有益的参考。本指南的主要适应人群是由胃肠系统本身病变引起的腹痛成人患者。

　　需要说明的是，本指南并不是医疗行为的标准或者规范，而仅仅是根据现有的研究证据依据特定方法制作出的一个文本。随着临床实践的发展，新证据的不断产生，指南所提供的建议亦会随之不断地修正。采用指南推荐的方法并不能保证所有人都能获得理想的临床疗效。同时，就指南本身而言，并不能包括所有有效的疗法，也并不排斥其他有效的疗法。最终临床治疗措施的选择需要卫生从业者根据临床的具体情况，结合自身的经验及患者的意愿做出。

目 录

背景介绍

腹痛是一种临床常见症状，主要表现为胃脘以下，耻骨毛际以上的部位发生疼痛不适的病证。腹痛可因消化系统病变引起，也可涉及全身多个系统。临床上引起腹痛的病症很多，其中不乏急危重症，需要临床医生小心加以鉴别。常见引起腹痛的病因包括胃炎、胰腺炎、胆囊炎、腹膜炎、阑尾炎、肠梗阻、结肠炎、肠易激综合征等，其他血管性疾病、感染性疾病、风湿免疫性疾病均可引起腹痛，甚至心脏疾患、中毒、肿瘤等疾病都可以腹痛为主要症状。本指南适合胃肠本身病变引起的内科腹痛。

目前国内外对腹痛的诊疗指南较少，2008年中华中医药学会内科分会发布了《内科常见疾病诊疗指南》，为腹痛的辨证论治提供参考。本指南参考具体疾病的中医诊疗指南文献，如《肠易激综合征中医诊疗共识意见》《急性胰腺炎中医诊疗专家共识意见》《胆囊炎中医诊疗专家共识意见》等，经过文献检索、文献评价、证据分级、草案书写、专家评审、草案修改等步骤，以期对近期中医药治疗腹痛的研究成果加以总结，发挥中医药预防、治病、调护的优势，提高患者的生存质量。

临床特点

1 概述

腹痛是指胃脘以下，耻骨毛际以上的部位发生疼痛为主要表现的一种病证，多由于脏腑气机不利，经脉气血阻滞而成。腹痛是临床常见症状，可出现在西医的急慢性胰腺炎、胃肠痉挛、肠易激综合征、功能性消化不良、腹膜炎、腹型过敏性紫癜、不完全性肠梗阻、输尿管结石等疾病中。本指南主要讨论内科腹痛，外科、妇科腹痛不包括于内。

引起腹痛的常见病因包括外感时邪、饮食不节、情志失调、阳气素虚等，其病机可归纳为脏腑气机阻滞，气血运行不畅，脉络闭阻，不通则痛；或脏腑经脉失养，气血运行无力，不荣则痛。腹痛的病位在腹，有脐腹、胁腹、小腹、少腹之分，病变脏腑与肝、胆、脾、肾、膀胱、大小肠相关。

2 理化检查

对于腹痛患者，早期判断病位、病情及预后十分重要。应尽早鉴别外科腹痛、妇科腹痛及内科腹痛并予相应的处理。常需进行的理化检查包括：

（1）影像学检查：包括腹部 X 线检查、腹部 CT 检查，以明确胃肠穿孔、肠梗阻、胰腺炎、肿瘤等病症。腹部 CTA 检查有助于排除主动脉夹层疾病。腹部 B 超检查有助于诊断肝、胆、脾、胰、肾、输尿管、阑尾等引起的腹痛病症，也有助于排除子宫、卵巢病变所致的妇科疾病。

（2）血液分析、血液生化检查：有助于排除感染性疾病、急性胰腺炎等疾病。

（3）消化内镜检查：胃镜可协助诊断十二指肠降部以上部位病变引起腹痛的疾病；结肠镜可协助诊断结肠病变原因。必要时行胶囊内镜、小肠镜、ERCP 等检查以进一步明确病因。

（4）其他：心电图有助于排除心血管系统疾病引起的腹痛；尿液分析组合可协助诊断泌尿系统疾病；大便检查可协

助诊断消化系统疾病。此外详细询问病史、认真查体，有利于鉴别带状疱疹、腹型紫癜、重金属中毒等非常见疾病引起的腹痛。

临床诊断

1 中医诊断

1.1 中医病名诊断

腹痛是指胃脘以下、耻骨毛际以上范围发生疼痛为主要临床表现的一种病证。文献中"脐腹痛""小腹痛""少腹痛""绕脐痛"均属本病范畴。

1.2 中医证候诊断

1.2.1 常见证候分型

通过文献检索及统计分析，确定腹痛的常用证候包括寒邪内阻、脾胃湿热、腑实热结、中虚脏寒、饮食停滞、气机郁滞、瘀血阻滞。上述证候可单独出现，也可相兼出现。常见的相兼证候包括脾虚湿阻、肝郁脾虚、肝胆湿热、瘀热互结、腑实热结、寒热错杂、脾肾阳虚等。

1.2.2 证候诊断标准

证候诊断标准参照相关文献研究、相关疾病的中医诊疗指南或专家共识如《肠易激综合征中西医结合诊疗共识方案（草案）》《急性胰腺炎中医诊疗专家共识意见》等及中医学教材的标准综合拟定。

1.2.2.1 寒邪内阻证：腹痛急迫，剧烈拘急，得温痛减，遇寒尤甚。手足不温，口淡不渴，小便清长。舌淡红，苔白厚，脉沉紧。

1.2.2.2 脾胃湿热证：腹痛拒按，大便溏滞不爽，肛门灼热。胸闷不舒，渴不喜饮，身热自汗，小便短赤。舌质红，苔黄厚或黄腻，脉滑数。

1.2.2.3 腑实热结证：腹痛剧烈，痞满拒按，大便秘结，矢气频转。恶心呕吐，日晡潮热，口渴引饮。舌质红，苔黄厚腻或燥，脉洪大或滑数。

1.2.2.4 中虚脏寒证：腹痛绵绵，时作时止，喜温恶寒，痛时喜按。神疲乏力，气短懒言，形寒肢冷，饥饿劳累后腹痛症状加重。舌质淡，苔薄白，脉沉细。

1.2.2.5 饮食停滞证：腹部胀满，疼痛拒按，嗳腐吞酸。腹痛则泻，泻后痛减，泻下臭秽或大便秘结，不思饮食。舌质红，苔厚腻，脉滑。

1.2.2.6 气机郁滞证：腹部疼痛，胀满不舒，攻窜两胁。痛引少腹，时聚时散，嗳气或矢气则舒，忧思恼怒加重。舌质红，苔薄白，脉弦。

1.2.2.7 瘀血阻滞证：腹部疼痛，痛势较剧，痛如针刺。甚则腹部有包块，经久不愈。舌质紫暗，脉细涩。

1.2.3 辨证要素

腹痛的性质与疾病证型密切相关，对主症、次症及起病相关因素的问诊，有助于增强疾病病因病势的判别及临床辨证的准确性。

1.2.3.1 首辨虚实：实痛一般病势急剧，痛时拒按，痛而有形，痛势不减，得食则甚。虚痛一般痛势绵绵，喜揉喜按，时缓时急，痛而无形，饥而痛增。

1.2.3.2 辨病性及病理因素：疼痛拘急，遇冷痛剧，得热痛减者为寒痛。痛处灼热，腹胀便秘，得凉痛减为热痛。腹痛胀满，痛处走窜，攻撑作痛为气滞痛。腹部刺痛，痛处不移，痛处拒按，入夜尤甚，为血瘀痛。脘腹胀满，嗳腐吞酸，不思饮食，痛则泻下为伤食痛。

1.2.3.3　辨腹痛病位：大腹疼痛，多为脾胃、大小肠受病；脐腹疼痛，多为虫积，胁腹、少腹疼痛，多为厥阴肝经肝胆受病；小腹疼痛，多为膀胱病变。

1.2.3.4　精神体力、食欲、二便等情况：精神倦怠、体力不足多为虚证；喜温恶寒、手足不温多为寒证；肢体困重多为湿阻；食欲不振、口淡乏味、大便稀溏无臭多为虚证、寒证；不思饮食、嗳腐吞酸多为伤食；大便臭秽不爽多为湿热；大便秘结多为实热或阴虚。

2　西医诊断

腹痛涉及多个系统多种脏器，因此临床上以腹痛为主症的疾病很多，需要加以鉴别。内科腹痛需要与外科腹痛、妇科腹痛相鉴别。内科腹痛常先发热后腹痛，疼痛不剧烈、压痛不明显，腹部柔软、痛无定处；外科腹痛多先腹痛后发热，疼痛剧烈，痛有定处，压痛明显，伴有肌紧张和反跳痛；妇科腹痛多见小腹疼痛，与经、带、胎、产有关。

2.1　报警征象

对于腹痛患者，若出现以下报警征象，需针对性选择进一步检查以排除器质性疾病：（1）年龄＞40岁；（2）便血、粪便隐血试验阳性；（3）贫血；（4）腹部包块；（5）腹水；（6）发热；（7）体重减轻；（8）结直肠癌家族史。

2.2 常见疾病的诊断要点

2.2.1 急性胰腺炎

急性胰腺炎是多种病因引起的胰酶激活，继以胰腺局部炎症反应为主要特征，临床以急性上腹痛、恶心、呕吐、发热和血淀粉酶升高为主要特点，伴或不伴有其他器官功能改变的疾病。凡是符合以下 3 项特征中的 2 项即可诊断为急性胰腺炎：（1）与胰腺炎相符合的腹痛（急性、突发、持续、剧烈的上腹部疼痛，常向背部放射）；（2）血清淀粉酶和（或）脂肪酶活性至少＞ 3 倍正常上限值；（3）增强 CT 或 MRI 或腹部超声呈急性胰腺炎影像学改变。临床上根据患者有无局部或全身并发症、有无器官功能衰竭，将急性胰腺炎分为轻度急性胰腺炎、中度急性胰腺炎和重度急性胰腺炎。

2.2.2 肠易激综合征

肠易激综合征是一种以长期或反复发作的腹痛、腹胀，伴排便习惯和大便性状异常而又缺乏形态学、细菌学和生化学指标异常的肠功能障碍综合征。根据罗马 IV 标准诊断肠易激综合征主要基于患者的症状，即反复发作的腹痛或不适，最近 3 个月内平均发作至少 1 日／周，合并以下的 2 条或多条（1）腹痛和排便相关；（2）发作时伴有排便频率改变；（3）发作时伴有大便性状或外观的改变。同时要求诊断前症状出现至少 6 个月，近 3 个月符合以上诊断标准。

2.2.3 粘连性肠梗阻

粘连性肠梗阻是肠梗阻最常见的一种类型，多继发于手术粘连，或者炎症后粘连。主要症状为阵发性腹痛、腹胀、恶心、呕吐、停止排气排便。查体是可以观察到肠型和蠕动波，有时在梗阻部位可有压痛。肠鸣音亢进。梗阻早期，患者生命体征平稳，随着疾病进展，患者可出现脱水甚至休克表现。

2.2.4 炎症性肠病

炎症性肠病是一组病因尚未完全明确的慢性非特异性肠道炎症性疾病，包括溃疡性结肠炎和克罗恩病，最常发生于青壮年。溃疡性结肠炎临床表现为持续或反复发作的腹泻、黏液脓血便伴腹痛、里急后重和不同程度的全身症状，可有皮肤、黏膜、关节、眼等肠外表现。克罗恩病可有多样化的临床表现，包括消化道表现腹泻、腹痛、血便等，全身表现则为体重减轻、发热、食欲不振、疲劳、贫血等，并发症可见瘘管、肠狭窄、肠梗阻、肛周病变等。

2.2.5 其他疾病

此外可引起腹痛的疾病包括胰腺癌、胰腺囊肿、腹膜炎、痢疾、寄生虫感染、过敏性紫癜、系统性红斑狼疮等，可根据病史、伴随症状、体格检查及辅助检查结果以明确病因。

干预与管理

1 干预

应尽早明确腹痛病因以制订相应治疗方案，同时根据病情缓急、病势轻重、病性虚实采用不同的中医干预手段。对于发作次数较少、病程较短、病情较轻者，可采取药膳、按摩等方法缓解症状；对于持续发作、病程较长、病情缠绵者，在明确病因的前提下，采取中药、针灸等方法治疗。

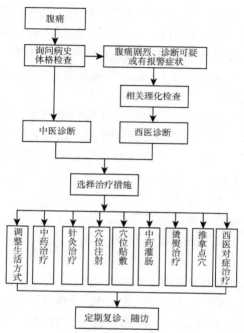

图 1 腹痛中医干预流程

2 管理

2.1 药物治疗

2.1.1 辨证论治

2.1.1.1 寒邪内阻证

病机：寒邪入侵，阻遏阳气。

治法：温中散寒，行气止痛。

推荐方药：（1）良附丸加减（《良方集腋》）。高良姜、香附。（推荐强度 C，证据级别：Ⅳ）

（2）正气天香散加减（《刘河间方》）。乌药、陈皮、干姜、香附、苏叶等。（推荐强度 C，证据级别：Ⅳ）

以良附丸加味治疗 22 例腹腔术后肠粘连腹痛患者，用药 2 个疗程（每个疗程 15 天，中间间隔 1 周），随诊 2 年观察患者腹痛情况，总有效率为 72.7%。

应用正气天香散加味治疗小儿肠痉挛腹痛，辨证为寒邪外袭、腹部中寒者，并以西药阿托品、山莨菪碱等对症治疗为对照组进行对比，5～10 天后观察疗程，以正气天香散治疗的效果优于西药治疗。

2.1.1.2 脾胃湿热证

病机：湿热内蕴，阻遏气机。

治法：清热利湿，理气和中。

推荐方药：

连朴饮加减（《霍乱论》）。厚朴、黄连、法夏、石菖蒲、芦根、栀子、豆豉。（推荐强度：B，证据级别：Ⅲ b）

以主症为脘腹痞满或疼痛、舌苔黄厚腻的 20 例功能性消化不良的患者为治疗组，予连朴饮加减治疗；对比对照组以莫沙必利治疗，安慰剂组以安慰剂口服，4 周疗程后观察三组的主要症状评分改变，提示治疗组上腹痛症状评分优于对照组和安慰剂组。

2.1.1.3 腑实热结证

病机：中焦热结，腑气不通。

治法：清热通腑，内泄热结。

推荐方药：

（1）大承气汤加减（《伤寒论》）。大黄、枳实、厚朴、芒硝等。先煮厚朴、枳实，再加大黄，取汁，芒硝冲服。（推荐强度：B，证据级别：Ⅲ b）

（2）大柴胡汤（《伤寒论》）。柴胡、黄芩、大黄、枳实、半夏、白芍、大枣、生姜。

一项有关大承气汤治疗急性重症胰腺炎效果的 meta 分析，纳入国内 16 项研究，以常规治疗合用大承气汤对比常规治疗，结果显示大承气汤组的腹痛消失时间短于对照组（$P < 0.00001$）。以加味大承气汤治疗功能性消化不良患者，30 天后观察患者上腹痛、嗳气、早饱等症状缓解情况，与多潘立酮对照，总有效率达 97.92%，症状改善情况优于对照组（$P < 0.001$）。采用生大黄粉加温水灌肠联合大承气汤灌肠，可缓解急性胰腺炎患者便秘、腹痛、恶心呕吐症状。

一项随机对照实验将 56 例患者分为对照组和观察组，对照组予常规治疗，观察组在此基础上加用大承气汤合大柴胡汤，结果显示观察组患者腹痛缓解时间、体温恢复正常、首次排便及血液淀粉酶恢复正常时间均明显提前，观察组疗效优于对照组（$P < 0.05$）。以大柴胡汤为基本方治疗粘连性肠梗阻，口服或配合灌肠，40 例患者痊愈 32 例，好转 7 例，总有效率为 97.5%。

2.1.1.4 中虚脏寒证

病机：脾阳受损，腹失温养。

治法：温中补虚，和里缓急。

推荐方药：

（1）小建中汤（《伤寒论》）加减。桂枝、白芍、甘草、生姜、大枣等。（推荐强度 B，证据级别：Ⅲ b）

（2）理中汤（《伤寒论》）加减。干姜、人参、白术、甘草。（推荐强度 B，证据级别：Ⅲ b）

（3）桂枝加桂汤（《伤寒论》）加减。桂枝、白芍、甘草、生姜、大枣等。（推荐强度 C，证据级别：Ⅴ）

对小儿功能性再发性腹痛辨证属脾胃虚寒者，以小建中汤合并小儿推拿治疗，并以远红外治疗仪治疗为对照，连续治疗 15 天后，随访 3 个月，观察疗效。治疗组总有效率为 83.9%，对照组总有效率为 50.0%，两组比较差异有统计学意义（$P=0.0044$）。应用小建中汤合理中丸加减治疗小儿脾胃虚寒型腹痛患者，有效率达 95.96%。采用小建中汤和理中汤治疗脾胃虚寒型小儿肠系膜淋巴结炎，并以西药常规治疗为对照组，总有效率治疗组为 93.02%，对照组为 74.42%，治疗组疗效优于对照组（$P < 0.05$）；随访半年治疗组复发率为 15.0%，对照组为 44.8%，治疗组复发率小于对照组（$P < 0.01$）。

采用桂枝加桂汤治疗虚寒性腹痛 50 例，每日 1 剂，6 日为 1 疗程，共 1 ～ 3 疗程，临床有效 29 例，显效 18 例，无效 3 例，总有效率 94%。

2.1.1.5 饮食停滞证

病机：宿食停滞，腑气不通。

治法：消食导滞，行气止痛。

推荐方药：保和丸（《丹溪心法》）加减。神曲、山楂、茯苓、半夏、陈皮、连翘、莱菔子等。（推荐强度 C，证据级别：V）

以保和丸内服加用三香散外敷脐部治疗儿童功能性腹痛，对比肠胃康颗粒口服，近期疗效及远期疗效均高于对照组（$P < 0.05$）。

2.1.1.6 气机郁滞证

病机：肝失调达，气郁阻络。

治法：舒肝解郁，理气止痛。

推荐方药：柴胡疏肝散（《景岳全书》）加减。柴胡、枳壳、陈皮、白芍、香附、甘草等。（推荐强度：B，证据级别：IV）

将慢性胰腺炎患者随机分为治疗组和对照组，治疗组以柴胡疏肝散治疗，对照组以多潘立酮片、米曲菌胰酶片治疗，4周后观察治疗组有效率明显高于对照组，血清胆囊收缩素水平明显低于对照组（$P < 0.05$），推测柴胡舒肝散可能通过降低血清胆囊收缩素水平，从而改善慢性胰腺炎患者胰腺外分泌功能。

以柴胡疏肝散加味联合熊去氧胆酸治疗急性结石性胆囊炎患者，并设立对照组，单独采用熊去氧胆酸治疗。观察两组临床疗效，发现治疗组总有效率明显高于对照组（$P < 0.01$），现有疼痛强度、疼痛分级指数及目测类比定级法评分均明显低于对照组（$P < 0.01$）。

2.1.1.7 瘀血阻滞证

病机：血脉瘀滞，不通则痛。

治法：活血化瘀，行气止痛。

推荐方药：（1）少腹逐瘀汤（《医林改错》）加减。当归、赤芍、五灵脂、延胡索、干姜、没药、蒲黄、川芎、肉桂等。（推荐强度：B，证据级别：Ⅳ）

（2）失笑散（《太平惠民和剂局方》）加减。蒲黄、五灵脂。（推荐强度：B，证据级别：Ⅳ）

采用少腹逐瘀汤联合柳氮磺吡啶口服、康复新液灌肠治疗溃疡性结肠炎4周，对比单用柳氮磺吡啶口服治疗，主要症状积分及黏膜病变活动指数积分均明显少于对照组（$P < 0.01$）；总有效率为93.18%，明显高于对照组75%（$P < 0.05$）。

以失笑散加味保留灌肠治疗溃疡性结肠炎患者，总有效率达92.00%，相较于口服柳氮磺吡啶患者，疗效显著（$P < 0.05$）。

2.1.2 对症治疗

对于痉挛性腹痛包括胃肠道、胆囊疾病，可选用桂枝加芍药汤、芍药甘草汤。芍药甘草汤对躯干平滑肌及脏器平滑肌都能缓解其挛急而止痛，其中芍药的镇痛作用以中枢性为主，甘草能抑制末梢神经。

凡属梗阻性疼痛，且属不完全性低位肠梗阻者，有胀痛明显，可采用承气汤类方。

凡痛涉及肝胆区及其经络分野，如胆囊炎、胆石症、胰腺炎、阑尾炎，可选用大柴胡汤加减。

对于食积腹痛者，可采用木香槟榔丸。

腹部时有气体隆起，可选用大建中汤。（心胸中大寒痛，呕不能饮食，腹中寒，上冲皮起出见有头足，上下痛而不可触近，大建中汤主之）

2.1.3 随证加减

肛门时有坠胀感，予桔梗；中焦虚寒较重，脘腹冷痛，喜揉按者，加干姜、吴茱萸；脘腹痛甚者，加金铃子、徐长卿；反酸吐酸者，加乌贼骨、煅瓦楞子；肝气郁滞，痛引两胁者，加青皮、木蝴蝶；饮食积滞，嗳腐吞酸者，加神曲、鸡内金；胃气上逆，恶心呕吐较重者，加竹茹、姜半夏。（推荐强度：C，证据级别：Ⅳ）

2.1.4 名医经验

2.1.4.1 路志正

（1）病因病机：腹痛多为里证，但有在气在血、在脏在腑，是否兼有表证之别。腹痛归因脏病者，多以虚损，如脾气虚弱、脾阳不足、肾阳虚损等；归因腑病者，多以邪实，如饮食停滞、阳明腑实、湿邪壅滞等。病变初起，正虚邪侵，表里俱见；病情日久，由虚致实，可见食滞、痰浊、瘀血甚至癥瘕积聚。

（2）治则治法：谨守病机，治以温振中阳、培土疏木，配合通泄法、祛寒法、理血法。

（3）基本处方：以痛泻要方止腹痛（白术、芍药、防风、陈皮）。

（4）随证加减：气虚加黄芪、五爪龙、党参、太子参等，阳虚加干姜、伏龙肝等，湿盛加佩兰、草豆蔻等，气滞加生麦芽、八月札等。

2.1.4.2 张文焕

（1）病因病机：脾胃肠腑气滞，不通则痛，不荣则痛。

（2）治则治法：注重小儿娇嫩容易发病、病后易于传变的规律，同时兼顾脏气清灵，易趋康复的特点。做到寒温得宜，攻补适时。针对寒热虚实不同病理因素，以健脾祛湿、消食导滞、理气和胃为法。

（3）基本处方：对于感受外邪者，以加味平胃散或柴葛平胃散加味治疗；食积气滞者，以香砂平胃散或保和丸加味。脾胃虚弱者，以健脾丸或枳实消痞丸加减。以益气活血方为主（由黄芪建中汤合失笑散加减而成）。炙黄芪30g、铁树叶30g、炒白芍20g、川桂枝10g、生蒲黄10g、五灵脂10g、制乳香3g、炙甘草6g。

（4）随证加减：呕吐者加半夏，泄泻者加肉豆蔻，腹胀者加砂仁、枳壳，有疳热或湿热者加胡黄连、银柴胡，食积蕴郁化热、大便秘结不通或泻下不畅者加大黄、黄芩、黄连，饮食不洁、虫积腹痛或积滞泻痢者加槟榔、使君子，情志不畅、气机郁滞者加香附、枳壳、厚朴、木香、莱菔子。

2.1.4.3 葛惠男

（1）病因病机：主要病机特点为气虚血瘀，各种内外病因可单独或合并侵袭脾胃或腹部络脉影响气血的运化及气机的畅达发生腹痛。顽固性腹痛多虚实夹杂，本虚标实，本则为脾胃气血虚损，实则为病久瘀血内生痹阻络脉。

（2）治则治法：治以益气活血通络法，健脾益气与活血化瘀合用，以达扶正祛邪、标本兼治、气血双调。

（3）基本处方：以益气活血方为主（由黄芪建中汤合失笑散加减而成）。炙黄芪30g、铁树叶30g、炒白芍20g、川桂枝10g、生蒲黄10g、五灵脂10g、制乳香3g、炙甘草6g。

（4）随证加减：中焦虚寒较重，脘腹冷痛，喜揉按者，加干姜5g、吴茱萸3g；脘腹痛甚者，加金铃子散10g、徐长卿10g；泛酸吐酸者，加乌贼骨30g、煅瓦楞子10g；肝气郁滞，痛引两胁者，加青皮10g、木蝴蝶10g；饮食积滞，嗳腐吞酸者，加焦六曲10g、鸡内金10g；胃气上逆，恶心呕吐较重者，加竹茹10g、姜半夏10g。气虚血瘀证明显，且病程较久者，加用地鳖虫及地龙。

2.1.4.4　颜正华

（1）病因病机：主要病机特点为"不通则痛"，或因邪滞而不通，或由正虚运行迟缓而不通。由外邪侵袭、饮食不节、情志失调、外伤虫积等因素导致脏腑气机瘀滞、行血受阻或腹部经脉受病邪所滞，络脉痹阻，发为腹痛者，多为实证。因素体阳虚，气血不足，脏腑失养所致腹痛者，多为虚证。

（2）治则治法：多用理气止痛、柔肝止痛、祛瘀止痛等法。

（3）基本处方：治疗气滞食积兼瘀血之腹痛，用木香、炒谷芽、焦楂炭、赤芍；治疗气虚兼瘀血腹痛，用党参、炙甘草、怀牛膝、赤芍、郁金。

2.1.5　药对

黄连配吴茱萸，一寒一温，辛开苦降，肝胃同治。

高良姜配香附，温中散寒、理气止痛甚效，用于治疗寒凝气滞之脘腹冷痛。

苏梗配佛手，调畅气机，理气、宽胸、止痛。用于治疗肝气郁结之胃脘、胸膈胀痛。

白芍配枳实，二药一散一敛，相反相成，有行气和血、破积止痛的功效，用于治疗气血积滞的腹部胀痛、闷痛。

白芍配甘草，二药伍用，酸甘化阴，和逆补脾，肝脾同治，气血双调，共奏缓肝和脾，养血益阴，缓急止痛之功。

枳实配槟榔，加强消积、导滞、破气的功效，用于治疗食积气滞之腹部胀痛、钝痛伴便秘或排便不畅者。

蒲黄配五灵脂，通利血脉、活血散瘀、消肿止痛，治疗腹痛属气滞血瘀者。

三棱配莪术，活血化瘀、行气止痛、化积消块，常用于治疗气滞血瘀兼食积之腹部胀痛、刺痛、剧痛者。

2.2 针灸治疗

2.2.1 针灸辨证论治

（推荐强度：C，证据级别：Ⅴ）

2.2.1.1 寒邪内阻证：温中散寒止痛。

取穴：公孙（SP4）、内关（PC6）、中脘（RN12）、天枢（ST25）、气海（RN6）、足三里（ST36）、灸神阙（RN8）。

2.2.1.2 脾胃湿热证：清泄邪热，通调腑气。

取穴：足三里（ST36）、阴陵泉（SP9）、内庭（ST44）。

2.2.1.3 中虚脏寒证：温中补虚，缓急止痛。

取穴：脾肾（BL20）、胃俞（BL21）、足三里（ST36）、三阴交（SP6）、中脘（RN12）、天枢（ST25）。灸神阙（RN8）、关元（BL26）、气海（BL24）。

2.2.1.4 饮食停滞证：消食导滞止痛。

取穴：足三里（ST36）、手三里（LI10）、内关（PC6）、

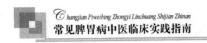

内庭（ST44）。

2.2.1.5　肝郁气滞证：舒肝理气止痛。

取穴：肝俞（BL18）、胃俞（BL21）、阳陵泉（GB34）、合谷（LI14）、足三里（ST36）、支沟（SJ6）。

2.2.2 对症取穴

（推荐强度：C，证据级别：Ⅴ）

食积加针建里、内庭；呕吐、胃肠神经官能症加针内关；过敏性腹痛加血海、合谷；胆道蛔虫加迎香透四白；急性阑尾炎加阑尾穴；胆绞痛取胆囊穴、胆俞、至阳、太冲、郄门及中渚穴附近敏感点；肾绞痛可取穴太溪、足三里、涌泉、肾俞；肠易激综合征可选取足三里、天枢、大肠俞、脾俞、中脘、上巨虚、关元、肝俞、胃俞、三阴交。

2.2.3 名医经验

（推荐强度：C，证据级别：Ⅴ）

素髎穴缓解疼痛较快，直刺 5 ～ 8mm，不捻转，可立即缓解疼痛。（吴旭经验）

针刺天枢、上巨虚穴位，可以调肠和胃，用于治疗腹泻性肠易激综合征可以明显改善腹痛、腹泻症状。（王威经验）

2.2.4 临证要点

临证时可将辨病取穴、辨证取穴及对症取穴三者相互参照，可联合针刺、艾灸、电针、针刀等手段。（推荐强度：C，证据级别：Ⅳ）

2.2.4.1　艾灸神阙：取清艾条，4 ～ 5cm 为一段，点燃后放入艾灸箱内固定针上，放置腹部神阙穴上施灸 30 分钟，以局部温热而无烫感为度，2 天／次，10 天为一疗程。

2.2.4.2　隔姜灸：将艾绒捏紧成多个半枣核大小的艾

炷，将生姜切成直径 2 ～ 3cm，厚 2 ～ 3mm 的薄片，用针在姜片上刺数孔。嘱患者仰卧，将姜片置于关元穴、神阙穴，上置艾炷，点燃艾炷，待艾炷燃尽后可换炷再灸，直至皮肤出现红晕、不起泡为度。一天灸 2 次，3 ～ 5 次为一疗程。

2.3 穴位注射

（推荐强度：C，证据级别：Ⅳ）

取阿托品注射液 0.5mL（用生理盐水稀释至 20 ～ 30mL），或维生素 K3 注射液 5mL，或山莨菪碱 5mg，常规皮肤消毒后，用 7 号针头刺入足三里穴，当患者有酸、麻、胀、抽等针感时缓慢注药。胆源性腹痛可选用胆囊穴、阳陵泉，脐以上腹痛可选内关，脐以下腹痛可选阑尾穴、三阴交。

2.4 穴位贴敷

（推荐强度：C，证据级别：Ⅳ）

将莱菔子、焦三仙、佛手、干姜等药按一定比例研磨为粉，烘干后加用适量蜂蜜调制成每丸重 7g 左右的深褐色药丸，压扁贴于中脘穴，胶布固定，6 小时后揭下。隔日贴 1 次，每星期治疗 3 次，两星期为 1 疗程。

2.5 中药灌肠

（推荐强度：C，证据级别：Ⅳ）

嘱患者左侧卧位，臀部抬高 10cm；将尿管（或胃管）充分润滑后，经肛门插入深度 20 ～ 30cm。将 100 mL 中药倒入无菌输液瓶内，温度维持在 37 ～ 39℃，连接一次性输液器，连接导尿管，速度 40 ～ 60 滴／分钟（或者连接注射器缓慢低压注入，注入时间不少于 10 分钟），滴完后让患者右侧卧位，保留药液 20 ～ 30 分钟。

2.6 烫熨治疗

（推荐强度：C，证据级别：IV）

将中药（可予吴茱萸400g、附子100g，或自拟方药）研成细粉，用少许白酒或食醋搅拌均匀后，取适量装入布袋内微波炉加热至70℃左右，用大毛巾保温。在腹痛部位涂抹凡士林后，将药包放置于疼痛部位，来回推熨或回旋运转。每次约20分钟，每日1次，2周为1疗程。（皮肤破损早期，如溃疡、炎症、水疱者禁用；腹部包块性质未明者禁用）。

2.7 推拿及点穴法

（推荐强度：C，证据级别：IV）

（1）患者俯卧位，先用拇指沿脊柱两侧足太阳膀胱经由下而上推按，并点压脏腑疾病相关的穴位，如胃俞、脾俞、胆俞等，如找到明显背部压痛点及条索状结节时，遂用双手拇指重压反应点，手指上下滑动，使其产生酸胀感为度，可持续2～3分钟。

（2）取华佗夹脊穴，医师以双手拇指指腹分别点按在夹脊穴上，由上而下点按，力度以患者能忍受为宜。若有明显压痛处需停留按压2分钟，然后重复以上手法，直至疼痛消失。

（3）点按足三里穴，医者右手拇指尖端在穴位处向内上方按摩，以患者感到酸胀麻为度，继续在原穴位处做逆时针按摩，尤以酸胀感向膝部及腹部放射为佳，持续按摩2～3分钟，并嘱患者做深呼吸以配合。

（4）患者取屈膝平卧位，选择大横穴即平脐前正中线双侧旁开4寸处大筋，用双手拇指与食指、中指指腹或拇指与其余四指相对拿捏所选部位的肌肉。进行3～5分钟，提捏20次／分钟。

2.8 调摄护理

（1）心理调摄

腹痛患者应保持情志平和、心情愉悦，因为过度劳累、过度紧张、精神压力大、焦虑及抑郁均可影响胃肠蠕动功能。《景岳全书》"若思郁不解致病者，非得情舒愿遂，多难取效"，指导患者劳逸结合，通过适当的娱乐活动调畅情志，对症状的缓解有一定作用。

（2）饮食调护

饮食上要摄入高营养、易消化、少刺激的食物，避免油腻、生冷、辛辣食物。饮食清洁、有节制，不吸烟，不嗜酒。在医生指导下进行辨证护理，配合食疗方法，如饮食积滞者，生姜 10g、焦山楂 10g，水煎后加红糖 30g，顿服，日2～3次。虚寒腹痛者，可予干姜、肉桂、杏仁、甘草，水煎后加红糖为饮。或者丁香酒蒸热，顿服、当归生姜羊肉汤温服。

（3）起居调理

《素问·调经论》曰"人之血气者，喜温而恶寒，寒则涩而不能流，温则消而去之。"腹部是太阴经走行之处，为人体的"阴中之阴"，更需要防寒保暖。另外，适当锻炼有助于气血流通，建议根据个人兴趣及体力情况选用太极拳、慢跑、登山等活动。

2.9 随访

腹痛在临床上见于多种急慢性疾病，其症状可反复或间断发作，一般预后良好；若症状持续不缓解或出现报警症状，应行相关检查（血液、粪便等生化检查、腹部 B 超、腹部 CT 等），排除其他器质性疾病。

参考文献

[1] 中华中医药学会.中医内科常见病诊疗指南.中医病症部分[M].北京:中国中医药出版社,2008.

[2] 张声生,魏玮,杨俭勤.肠易激综合征中医诊疗专家共识意见(2017)[J].中医杂志,2017,58(18):1614-1620.

[3] 张声生,李慧臻.急性胰腺炎中医诊疗专家共识意见(2017)[J].中华中医药杂志,2017,32(9):4085-4088.

[4] 张声生,赵文霞.胆囊炎中医诊疗专家共识意见(2017)[J].中国中西医结合消化杂志,2017,25(4):241-246.

[5] 陈治水,张万岱,危北海.肠易激综合征中西医结合诊治方案(草案)[J].中国中西医结合消化杂志,2005,13(1):65-67.

[6] 邱峰,邓祥雄,李玲.良附丸加味治疗腹腔术后肠粘连引起腹痛22例[J].吉林中医药,2000,22(4):41.

[7] 蔡寅寿.正气天香散加味治疗小儿原发性肠痉挛40例[J].中医研究,1995,8(6):60-61.

[8] 刘亚军,沈洪,崔月萍,等.辨证治疗功能性消化不良50例临床研究[J].江苏中医药,2015,47(10):41-43.

[9] 王学军,曾宪涛,韩斐,等.大承气汤治疗急性重症胰腺炎效果的Meta分析[J].世界华人消化杂志,2011,19(36):3705-3713.

[10] 王中生,穆绪超.加味大承气汤治疗功能性消化不良96例[J].河南中医,2003,23(8):8-9.

[11] 钦丹萍,周亨德,朱曙东,等.大黄对急性胰腺炎腹痛的止痛作用观察[J].中国中西医结合消化杂志,2002,10(1):56.

[12] 周寒冰,林睿,金为民,王冰洁.大承气汤合大柴胡汤治疗急性胰腺炎的临床观察[J].中国中医急症,2013,22(11):1938-1939.

[13] 朱奎华,汪雪晴,王宗涛.大柴胡汤治疗粘连性肠梗阻40例[J].时珍国医国药,2006,17(2):255-256.

[14] 张晓斌.推拿配合小建中汤治疗小儿脾胃虚寒型腹痛疗效观察[J].山西中医,2010,26(10):33-33.

[15] 赵一粒，韩玲，付建楠．小建中汤合理中丸加减治疗小儿脾胃虚寒性腹痛 68 例疗效观察 [J]．国医论坛，2015，30（06）：36．

[16] 何映，顾振鹏，韦性丽．小建中汤合理中汤治疗脾胃虚寒型小儿肠系膜淋巴结炎疗效观察 [J]．新中医，2015，47（01）：170-171．

[17] 王亚．桂枝加桂汤治疗虚寒型腹痛 50 例 [J]．现代中医药，2001，（6）：22-22．

[18] 袁洋，陈光明，李乃庚，等．中药内服外敷治疗小儿功能性腹痛疗效观察 [J]．实用中医药杂志，2015，31（9）：801-802．

[19] 刘健，赵战朝，薛承锐．柴胡疏肝散对慢性胰腺炎患者胰腺外分泌功能不全的治疗作用 [J]．中国中西医结合外科杂志，2010，16（3）：275-277．

[20] 杨振林，姚春和，傅金坤，等．柴胡疏肝散加味联合熊去氧胆酸治疗急性结石性胆囊炎患者的疗效观察 [J]．广西医科大学学报，2017，34（1）：77-79．

[21] 任建平．少腹逐瘀汤内服联合康复新液灌肠治疗血瘀肠络型溃疡性结肠炎临床研究 [J]．四川中医，2017，35（1）：75-77．

[22] 许凤莲．失笑散加味保留灌肠治疗溃疡性结肠炎急性期 50 例 [J]．中国中医急症，2013，22（4）：576-588．

[23] 彭程，刘建和．刘建和运用桂枝加芍药汤加减治疗腹痛经验 [J]．湖南中医杂志，2016，32（5）：28-29．

[24] 刘运耀．急症腹痛诊治述要 [J]．福建中医药，1988，33（3）：26-27．

[25] 崔杰．木香槟榔丸（汤）治疗积滞腹痛的体会 [J]．光明中医，2007，22（6）：35-36．

[26] 周育平，逯俭，荆鲁，等．国医大师路志正辨治腹痛经验 [J]．中华中医药杂志，2017，32（9）：4018-4020．

[27] 孙宇博，宋虎杰，冯涛珍，等．浅探西岐名医张文焕先生治疗小儿腹痛经验 [J]．中国中医急症，2016，25（10）：1884-1885，1890．

[28] 李传威，葛惠男．葛惠男教授治疗顽固性腹痛的经验 [J]．中国中医急症，2015，24（6）：1008-1009．

[29] 李传威，葛惠男．葛惠男运用益气活血通络法治疗脘腹痛经验[J]．中医药通报，2015，14（2）：32-33．

[30] 吴嘉瑞，张冰，杨冰，等．基于关联规则和复杂系统熵聚类的颜正华教授治疗腹痛用药规律研究[J]．中华中医药杂志，2013，28（10）：2884-2887．

[31] 王捷虹，秋增超．对药在治疗脘腹痛中的运用[J]．河南中医，2010，30（1）：88-89．

[32] 施小平．药对组方辨治腹痛临床体会[J]．中国中医急症，2004，13（1）：57-58．

[33] 吴李莉，樊玲．腹痛的中医辨证施护[J]．中国中医急症，2010，19（11）：2004-2005．

[34] 韩淑芹，魏永军．针灸治疗腹痛100例临床观察[J]．哈尔滨医药，2004，24（4）：46-47．

[35] 吕景山．腹痛[J]．山西中医，1990，6（6）：37-38．

[36] 梁文英．针刺足三里及天枢穴治疗急腹痛的体会[J]．现代中西医结合杂志，2003，12（6）：624-624．

[37] 熊峻，巫祖强．针灸辨病选穴治疗急性腹痛50例[J]．针灸临床杂志，1997，13（3）：19．

[38] 邱学梅，陈少宗．针灸治疗肠易激综合征的取穴组方规律与经验分析[J]．针灸临床杂志，2013，29（05）：48-50．

[39] 吴晓亮，陆斌，孙建华，等．吴旭教授针灸治疗急性上腹痛临证经验举隅[J]．中国针灸，2014，34（3）：289-291．

[40] 罗三娇，龙建华，黄鹏．艾灸结合得舒特治疗腹痛腹泻型肠易激综合症的疗效观察及护理[J]．井冈山医专学报，2008，15（4）：39-39．

[41] 徐珠英，骆洁莹．改良隔姜灸治疗腹痛96例[J]．现代中西医结合杂志，2009，18（29）：3651-3651．

[42] 宋国政．针刀联合浮针治疗腹痛临床分析[J]．光明中医，2015，30（4）：867-869．

[43] 孙泽辉．穴位注射治疗急性腹痛[J]．中国民间疗法，2008，16

（6）：10−10.

[44] 李益扬 . 穴位注射治疗胃肠痉挛性腹痛 42 例 [J]. 中国民间疗法，1999，7（2）：14−15.

[45] 黄正国 . 穴位注射维生素 K3 治疗急性腹痛 247 例 [J]. 中国针灸，2002，22（6）：394−394.

[46] 叶玉芳 . 穴位注射法治疗急诊腹痛体会 [J]. 邯郸医学高等专科学校学报，2003，16（3）：257−257.

[47] 刘静，许建军，李丽，等 . 穴位贴敷治疗功能性消化不良上腹痛等主症的疗效观察 [J]. 内蒙古中医药，2016，12（16）：38−39.

[48] 刘莹，甄文剑，王雅琼 . 增液承气汤加减保留灌肠佐治术后粘连性肠梗阻（气滞血瘀证）的疗效观察 [J]. 中国中医急症，2016，25（8）：1626−1628.

[49] 经文善，于庆生，潘晋方，等 . 中药灌肠治疗粘连性肠梗阻的临床观察 [J]. 河北中医，2016，38（2）：201−203.

[50] 郭丽燕 . 附子吴茱萸热熨联合穴位按摩对虚寒性腹痛的临床护理效果观察 [J]. 中国医药导报，2013，10（20）：117−119.

[51] 赵亮，张尚华 . 理肠止痛贴脐膏联合中药口服及烫熨治疗功能性腹痛综合征 53 例总结 [J]. 湖南中医杂志，2016，32（4）：13−14.

[52] 涂秋琼，谭利平，吴丽辉 . 中药烫熨治疗腹痛的护理效果观察 [J]. 四川中医，2016，34（11）：202−204.

[53] 陆正华 . 推拿按摩治疗急性腹痛 35 例 [J]. 河北中医，2003，25（12）：929−929.

[54] 张红宏 . 推拿背俞穴治疗腹痛 268 例体会 [J]. 光明中医，2007，22（8）：40−41.

[55] 龚小琦 . 推拿大横穴治疗内科腹痛的临床观察 [J]. 南方护理学报，2003，10（2）：53−54.

[56] 胡一平 . 中医推拿治疗急性腹痛 58 例 [J]. 四川中医，1996，15（2）：51.

[57] 尹玉美 . 浅谈腹痛的中医护理（优秀奖）[J]. 中医药导报，2004，10（3）：49−50.

[58] 孙忠慧 .140 例腹痛患者的辨证施护 [J]. 中国实用医药，2012，7（35）：233−234.

[59] 吴随记 . 大顺红糖饮治疗虚寒性腹痛 43 例 [J]. 河南中医，2001，21（5）：48−48.

1. 项目编写委员会

项目组长：唐旭东

副组长：温艳东、王凤云

项目秘书：吕林、赵迎盼

2. 指南编写小组

刘凤斌、陈卓群

3. 主审专家

胡玲、陈苏宁

4. 指南德尔菲法函审专家（按姓氏笔画排列）

王凤云、王垂杰、王宪波、王捷虹、毛宇湘、甘淳、白光、朱生樑、朱莹、刘凤斌、苏娟萍、李志、李保双、李振华、李健、杨少军、杨国红、杨强、时昭红、汶明琦、沈洪、张声生、赵文霞、柯晓、钦丹萍、徐进康、凌江红、郭朋、梁健、琚坚、董明国、曾斌芳、温艳东、谢晶日、蔡敏、廖小林、颜勤、潘洋、魏玮

5. 指南会审专家（按姓氏笔画排列）

王凤云、王垂杰、王彦刚、王宪波、王敏、王婕虹、叶松、冯培民、朱莹、任顺平、刘力、刘凤斌、刘启泉、李军祥、李保双、李振华、李慧臻、杨胜兰、杨倩、时昭红、沈洪、张声生、张学智、陈苏宁、陈涤平、季光、周正华、鱼涛、孟立娜、赵文霞、胡玲、柯晓、钦丹萍、徐进康、郭朋、郭绍举、唐旭东、黄绍刚、黄恒青、黄穗平、蒋健、舒劲、温艳东、谢胜、魏玮

《常见脾胃病中医临床实践指南》

腹　胀

世界中医药学会联合会消化病专业委员会

编写单位：广东省中医院

要点说明

本指南主要根据中华人民共和国境内腹胀相关疾病的中医药临床研究成果并结合专家的经验制定，目的是为了对中医学治疗腹胀的方法与措施加以总结并进行合理的评价，以期加以推广，为具有中医学执业资格的医生提供指导，同时也为社会医疗决策者及患者提供有益的参考。本指南的主要适应人群是由胃肠系统本身病变引起的腹胀成人患者。

需要说明的是，本指南并不是医疗行为的标准或者规范，而仅仅是根据现有的研究证据依据特定方法制作出的一个文本。随着临床实践的发展，新证据的不断产生，指南所提供的建议亦会随之不断的修正。采用指南推荐的方法并不能保证所有人都能获得理想的临床效果。同时，就指南本身而言，并不能包括所有有效的疗法，也并不排斥其他有效的疗法。最终临床治疗措施的选择需要卫生从业者根据临床的具体情况，结合自身的经验及患者的意愿做出。

目　录

背景介绍

腹胀是临床常见症状之一，主要表现为患者感觉腹部的一部分或全腹部胀满，或发现腹部一部分或全腹部膨隆。腹胀的发生多数由胃肠本身的病变引起，部分可由其他系统的病变引起，在临床诊疗方面具有一定的复杂性。常见引起腹胀的疾病有功能性腹胀、功能性消化不良、慢性胃炎、胃下垂、便秘、胃肠胀气、肠郁积、不全性肠梗阻、腹腔积液、腹腔巨大肿物等，其他疾病如肝脏、胆囊、胰腺等疾病也可引起的类似于腹胀的症状。本指南主要适用于胃肠本身病变引起的腹胀、慢性肝病、慢性胆囊炎、慢性胰腺炎等疾病引起的腹胀，可部分参照本指南论治。腹腔积液、腹腔巨大肿物等病变引起的腹胀不在本指南应用范围之内。

目前关于腹胀的中医药治疗指南尚未制定，国际上亦没有中医药治疗腹胀的循证临床实践指南。指南开发小组遵循循证医学的理念，在系统分析国外指南制作方法和指南评价方法的基础上，将其与中医学的特点相结合，通过文献预调查、临床问题的分解与定义、文献检索、文献评价与证据形成、证据评价与推荐建议形成、指南草案书写、专家评审、草案修改等步骤，完成了本指南的开发工作，以期对近几十年来中医、中西医结合的研究成果加以总结，对中医药治疗腹胀的临床操作方案进行规范，提高中医药治疗腹胀的疗效。

临床特点

1 概述

腹胀以腹部的一部分或全腹部胀满或发现腹部一部分或全腹部膨隆为主要临床表现，该症状的发生率目前尚不明确，但在消化系统疾病的门诊中占了较大部分。引起腹胀的常见疾病有功能性腹胀、功能性消化不良、慢性胃炎、消化性溃疡及胃癌等。尽管上述疾病易引起腹胀症状，但腹胀症状并不是上述疾病的必然表现，在上述疾病的诊断中也缺乏特异性。

引起腹胀常见的病因有感受外邪、饮食不节、情志失调、素体虚弱或及劳倦损伤引起等。从中医的角度而言，腹胀的基本病机分为虚实两端，虚者多为气虚、阳虚致水湿内蕴，气机停滞，还有阴津方虚，致肠道失润，腑气不通；实者多为湿热、寒湿、寒凝、气滞或血瘀致气机不和，通降失常；亦有虚实夹杂者，致脾胃失和，运化失司，气机升降失常。

腹胀的病位在大肠和小肠，主要与肝脾胃相关，可涉及胆肾。

2 理化检查

对于腹胀而言，明确原发病具有重要的意义。常见的检查包括：

（1）腹部 X 线平片、腹部 CT 检查：有助于肠郁积、肠梗阻的诊断。腹部 CT 检查还有助于排除腹腔积液、腹腔肿物引起的腹胀。

（2）B超检查：有助于诊断肝胆脾胰等器官疾病及排除腹腔积液及腹腔肿物引起的腹胀。

（3）内镜检查：是腹胀最重要的检查之一，有助于明确消化道疾病引起的腹胀，如慢性胃炎、肠道肿瘤等。

（4）上消化道X线钡餐造影检查：有助于诊断胃下垂引起的腹胀。

临床诊断

1 中医诊断

1.1 中医病名诊断

腹胀是感觉腹部的一部分或全腹部胀满，也可以是一种客观上的检查所见，发现腹部一部分或全腹部膨隆，又称腹胀满病。

1.2 中医证候诊断

1.2.1 常见证候分型

总结临床实践经验，探索专病中医证候分布规律，是确定中医证型的有效途径。指南开发小组结合现有共识和标准，采用定量的文献统计方法，对临床常用的相对单一证候进行统计，确定常用证候为肝郁气滞证、脾胃湿热证、寒热错杂证、脾虚湿阻证、中焦虚寒证。上述证候可单独出现，也可相兼出现，临床应在辨别单一证候的基础上辨别相兼证候。常见的相兼证候有肝郁脾虚证、脾虚湿阻化热证等。同时，随着病情的发展变化，证候也呈现动态变化的过程，临床需认真甄别。

1.2.2 证候诊断标准

证候诊断参照相关文献研究、相关疾病的专业指南如《中药新药用于功能性消化不良的临床研究指导原则》《功能性消化不良中医诊疗专家共识意见（2017）》《慢性胃炎中医诊疗专家共识意见（2017）》《胃下垂诊疗指南》《便秘中医诊疗专家共识意见（2017）》及各层次中医学教材的标准等综合讨论拟定。

1.2.2.1 肝郁气滞证：胁腹胀满，每于情志不畅时加重，善太息，胀满攻窜，病位不定，嗳气频作，舌淡红苔薄白，脉弦。

1.2.2.2 脾胃湿热证：脘腹胀闷，大便黏腻不爽，口干苦，口臭，肢体困重，渴不欲多饮，舌质红，苔黄腻，脉滑或数。

1.2.2.3 饮食停滞证：有暴饮暴食病史。脘腹胀满拒按，或呕吐不消化食物，吐后胀减，厌食欲呕，嗳腐酸臭，口苦不喜饮，不思饮食，大便臭秽不爽，得矢气及便后稍舒。舌淡红，苔厚腻，脉滑。

1.2.2.4 寒热错杂证：腹胀肠鸣、脘腹痞闷、心烦口苦，恶心，便溏，舌质淡红，苔腻而微黄，脉弱或沉。

1.2.2.5 脾虚湿阻证：脘腹胀满，食少纳呆，大便溏而黏滞不爽，肢体困倦，舌淡，苔白腻，脉滑或沉滑。

1.2.2.6 中焦虚寒证：腹部胀满，遇冷加重，喜热饮，喜热敷，得热则舒，四肢不温，小便清长，大便溏烂，舌体淡胖有齿痕，脉沉。

1.2.2.7 肠燥津亏证：腹部胀闷，大便燥如羊屎，艰涩难行，口干或口臭，喜饮，头晕。舌红少苔或黄燥，脉细数。

1.2.3 辨证的问诊要素

问诊是中医四诊中的重要组成部分，对腹胀的证型的判别有重要的意义，下列问题可能会对证候的甄别起到一定的简化作用：

1.2.3.1 主症的性质：腹胀急迫者多属实证；腹胀隐隐者多属虚证。

1.2.3.2 症状的诱发、加重和缓解因素：由情志因素引起的病位多在肝胃；劳累诱发或加重的多属虚证；拒按者多属实证；喜按者多属虚证。

1.2.3.3 病程的长短：病程短，病势急迫者多属实证或热证；病程较长者多虚证或虚实夹杂证。

1.2.3.4 整体精神状态与体力：平素精神倦怠，体力不足者多属虚证；畏寒，手足不温者多属寒证；肢体困倦感明显者多属湿困。

1.2.3.5 食欲、饮食喜好：食欲不振，口淡乏味者多属虚证、寒证；喜热食者多属寒证；喜冷食者多属热证。

1.2.3.6 大便的质地、色泽、气味、频次：大便溏薄者多属虚证；完谷不化者多属虚寒证；大便干者多属实热或阴津不足；大便不畅者多属气滞；大便有黏液且气味臭秽者多属湿热证。

通过询问上述问题，收集临床辨证信息，并结合其他诊疗方法，综合判断患者的证候类型。

2 西医诊断

腹胀的主要定位在剑突向下到耻骨联合、两侧腹腔壁以内的区域；胀指腹部内壁胀满感、压迫感和气体堵胀感等不舒服的感觉。

腹胀需要明确原发病因。对于原发病的检查主要考虑功能性腹胀、功能性消化不良、慢性胃炎、消化性溃疡、胃癌、慢性便秘及部分其他疾病等。在腹胀的诊断过程中，可适当根据报警症状的有无来决定检查的缓急主次，尽量避免贻误重要的器质性疾病。

2.1 报警症状

腹胀患者伴有长期发热、贫血、消瘦、呕吐、大便发黑或便血、腹胀且腹痛难忍等情况时，有必要尽快到专科医院检查，明确病因。

2.2 常见疾病的诊断要点

2.2.1 功能性腹胀

功能性腹胀是一种以反复出现的腹部胀满为主观感觉的胃肠道功能性疾病，临床特点是腹部胀满伴有腹部膨胀、隆起的慢性经过。但没有器质性胃肠道疾病的改变，也不符合功能性消化不良、肠易激综合征及其他功能性胃肠病的诊断。

功能性腹胀诊断要点：诊断需符合病程至少在 6 个月以上，近 3 个月内平均每周至少有 1 天反复出现以腹胀和（或）腹部膨胀较其他症状突出，且可伴有轻度腹痛及轻微排便异常，同时没有足够的证据诊断肠易激综合征、功能性便秘、功能性腹泻或餐后不适综合征等其他功能性胃肠疾病。

2.2.2 功能性消化不良

功能性消化不良是指是一种常见的功能性胃肠病，是一组综合征，常见上腹痛或不适，餐后饱胀、腹部胀气、早饱、嗳气、厌食、恶心、呕吐、烧心、反酸等症状，并且缺乏能解释这些症状的任何器质性、系统性或代谢性疾病。目前该病可分为两种类型，餐后不适综合征及上腹痛综合征。功能性消化不良的诊断要点：

（1）包括下列症状的 1 项或多项：餐后饱胀不适、早饱感、上腹痛及上腹部烧灼感；（2）无可以解释上述症状的器质性疾病的证据（包括胃镜检查）。同时要求诊断前症状出现至少 6 个月，近 3 个月符合以上诊断标准。

2.2.3 慢性胃炎

慢性胃炎是由多种原因引起的胃黏膜的慢性炎症。部分慢性胃炎患者可无明显临床症状，有症状者主要表现为非特异性消化不良，如上腹部不适、饱胀、疼痛、食欲不振、嗳气、反酸等，部分还可有健忘、焦虑、抑郁等精神心理症状。消化不良症状的有无及其严重程度与慢性胃炎的组织学所见和内镜分级无明显相关性。慢性胃炎的确诊主要依赖于内镜与病理检查，尤以后者的价值更大。对慢性胃炎的诊断应尽可能地明确病因，特殊类型胃炎的内镜诊断必须结合病因和病理。

2.2.4 胃下垂

胃下垂是指站立时胃的下缘达盆腔，胃小弯角切迹低于髂嵴连线的病症。多发生在瘦长体形、久病体弱、长期卧床少动者，常伴有其他脏器下垂。凡能造成膈肌下降的因素如膈肌活动力降低，腹腔压力降低，腹肌收缩力减弱，与胃连接的韧带过于松弛等均可导致胃下垂。本病一般预后较好，个别患者因体质、慢性疾病影响及治疗不及时可发生胃扩张、胃扭转等。轻度胃下垂多无明显症状。中度以上胃下垂患者则可表现为不同程度的上腹部饱胀感，食后尤甚，并可见嗳气、厌食、便秘、腹痛等症状。腹胀可于餐后、站立过久和劳累后加重，平卧时减轻。此外患者常有消瘦、乏力、低血压、心悸和眩晕等表现。诊断主要依靠 X 线钡餐造影检查。检查可见胃小弯角切迹、胃幽门管低于髂嵴连线水平；胃呈长钩形或无张力型，上窄下宽，胃体与胃窦靠近，胃角变锐。胃的位置及张力均低，整个胃几乎位于腹腔左侧。

2.2.5 便秘

便秘是由胃肠道疾病、累及胃肠道的系统性疾病、药物、不良的饮食和排便习惯以及精神等因素引起的一种排便障碍症状。便秘多由不良习惯引起，亦可因多种疾病而起，主要包括胃肠道疾病（肠道神经／肌肉病变、先天性巨结肠、肿瘤、炎症性肠病等）、累及胃肠道的系统性疾病（甲状腺功能减退症、糖尿病、结缔组织病、淀粉样变性、脊髓损伤、帕金森病等）等，不少药物（如阿片制剂、精神类药、抗惊厥药、钙通道拮抗剂、抗胆碱能药等）也可引起便秘。此外，精神或心理障碍（精神病、抑郁症、神经性厌食）亦可引起便秘。本指南包括便秘有关的功能性疾病包括功能性便秘、功能性排便障碍及便秘型肠易激综合征等。临床上以排便次数减少、粪便干硬和（或）排便困难为主要临床表现，常伴有腹胀、腹痛等症状。诊断主要依赖于临床表现、肠动力和直肠肛门功能检查、影像学及肠镜检查等明确。

2.2.6 不完全性肠梗阻

任何原因引起的肠内容物通过障碍统称肠梗阻，不完全性肠梗阻是指肠腔内容物尚可部分通过梗阻点，属于程度较轻的肠梗阻。主要症状有腹痛，腹胀，呈阵发性，还可伴有呕吐症状，以高位梗阻呕吐症状发生早，症状显著，低位者呕吐迟。腹胀，症状在低位梗阻或麻痹性梗阻中显著且范围广。体征可见肠型及蠕动波，肠鸣音亢进伴气过水声，腹膜炎、压痛及反跳痛为肠绞窄表现等。诊断主要依赖腹部立位X片及腹部CT，可见梗阻点上胀气的肠袢及多数气液平面，梗阻点以下肠腔内可显示少量积气和积液。

2.2.7 其他疾病

其他可引起腹胀的疾病常见的有慢性胰腺炎、急慢性胆囊炎、慢性病毒性肝炎、心功能不全等，可根据病史、相关血液检查、多导联心电图心脏彩超、胸片、腹部B超及腹部CT等检查做出诊断。

干预与管理

1 干预

腹胀的中医干预方法较多，由于专业的不同，在所采用的方法上可能各有侧重。一般而言，明确腹胀的病因具有重要的意义。在诊断明确后时行治疗有利于针对性的用药，并保障医疗安全。

腹胀的治疗要点有两方面：一是缓解腹胀症状；二是原发疾病的改善。对于偶然发作，病情较轻，有明确原因的腹胀（如受寒、饮食不节）等，可以采取药膳、按摩等简便方法缓解症状；对持续发作，病程较长的腹胀，在明确病因的前提下，采取汤方、针刺、推拿及烫熨等方法治疗。对某些疾病如胃癌等引起的腹胀，中医药可作为辅助治疗手段缓解其腹胀的发作。

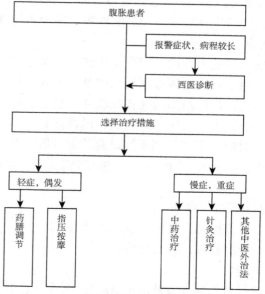

图 1　腹胀中医干预流程

2 管理

2.1 药物治疗

2.1.1 辨证论治

　　药物治疗是中医治疗最重要的组成部分。正确的辨证是处方的前提。简单而言，辨证论治就是依据中医基本理论对患者所表现出来的各种症状、舌象、脉象，进行综合分析判断，确定证候及其病机，选择相应的方药。

　　腹胀尽管其对应的西医诊断各不相同，但其基本治疗原则是一致的，采取的治疗方法都是辨证论治。

综合文献表明，辨证治疗腹胀，对改善患者的临床症状，提高患者的生存质量有较好的作用，不少方药具有改善原发病的作用。

各证候采用的方剂由临床证据决定，并参考了现有的共识或标准。由于现有中医证据级别较低，因此，推荐建议的级别普遍不高，但低级别的推荐建议并不意味着临床重要性的下降。另外，专家临床实践经验，以及部分在临床上常用但缺乏临床对照研究或病例系列研究的方剂等，将以专家共识意见的形式给出（用"※"注明，推荐强度：C，证据级别：Ⅳ）。

2.1.1.1 肝郁气滞证

病机：肝气郁结，气机失和，通降失常。

治法：疏肝解郁，行气导滞。

推荐方药：

木香顺气散加减（《景岳全书》）。木香（后下）、香附、槟榔、青皮、陈皮、枳壳、砂仁（后下）、厚朴、炙甘草等。（推荐强度：B，证据级别：Ⅱb）

研究显示，以木香顺气散化裁口服配合木香、大黄、乌药、枳壳、厚朴、莱菔子敷脐治疗功能性腹胀，总有效率达93.5%。

2.1.1.2 脾胃湿热证

病机：湿热内蕴，气机阻滞。

治法：清热祛湿，理气消滞。

推荐方药：

（1）大承气汤加减（《伤寒论》）。大黄（后下）、厚朴、枳实、芒硝（冲服）。（推荐强度：B，证据级别：Ⅲb）

（2）枳实导滞丸加减（《内外伤辨惑论》）。大黄（后下）、厚朴、枳实、黄连、黄芩、六神曲、白术、茯苓、泽泻等。

（推荐强度：C，证据级别：IV）

研究显示，应用大承气汤加味治疗粘连性不全性肠梗阻配合西医一般治疗及抗感染治疗，可有效缓解腹胀、腹痛、呕吐等症状，总有效率达 91.67%。

研究显示，应用枳实导滞汤治疗肠道湿热便秘型肠易激综合征，可明显改善患者腹胀症状。

2.1.1.3 饮食停滞证

病机：饮食停滞，胃失和降。

治法：消食和胃，理气化滞。

推荐方药：保和丸加减（《丹溪心法》）。山楂、半夏、茯苓、神曲、陈皮、连翘、莱菔子、厚朴、枳实等。（推荐强度：B，证据级别：Ⅲb）

研究显示，应用保和丸治疗食积停滞证证功能性消化不良的胃部饱胀、胀满或胀痛不适气等症状，总有效率达 90%。

2.1.1.4 寒热错杂证

病机：寒热互结，枢机不利，升降失常。

治法：平调寒热，消胀散痞。

推荐方药：

（1）半夏泻心汤加减（《伤寒论》）。半夏、黄连、黄芩、干姜、甘草、大枣、党参、厚朴、枳实等。（推荐强度：B，证据级别：Ⅲb）

（2）枳实消痞丸加减（《兰室秘藏》）。枳实、干姜、麦芽曲、茯苓、白术、半夏曲、党参、厚朴、黄连、甘草等。（推荐强度：B，证据级别：Ⅲb）

研究显示，采用半夏泻心汤加味治疗功能性腹胀，可以有效缓解腹部胀气症状，有效率达 91.9%。

研究显示，采用枳实消痞丸颗粒治疗功能性腹胀，总有效率达 88.5%。

2.1.1.5 脾虚湿阻证

病机：脾胃虚弱，中气不足，运化不利，气机阻滞。

治法：益气健脾，理气和中。

推荐方药：

（1）香砂六君子汤加减（《古今名医方论》）。党参、陈皮、法半夏、白术、茯苓、炙甘草、木香（后下）、砂仁（后下）、厚朴、枳实等。（推荐强度：B，证据级别：Ⅱb）

（2）补中益气汤加减（《内外伤辨惑论》）。黄芪、白术、陈皮、升麻、柴胡、人参、炙甘草、当归、厚朴、枳实等。（推荐强度：B，证据级别：Ⅱb）

研究显示，采用香砂六君子汤化裁治疗虚证功能性腹胀，可较好缓解腹胀症状，总有效率达 93.5%，还有研究显示，应用香砂六君子汤可改善脾胃虚弱型功能性消化不良患者腹部胀满不适等胃感觉过敏的临床症状，总有效率达 90.9%。

研究显示，采用补中益气汤加减治疗腹胀，对于久治不愈虚证腹胀疗效较好；采用补中益气汤加减治疗气虚型功能性腹胀获效率达 100%。

2.1.1.6 中焦虚寒证

病机：脾阳不足，阴寒内生，失于温运。

治法：温补脾阳，行气消胀。

推荐方药：理中汤合平胃散加减（《伤寒论》《太平惠民和剂局方》）。党参、干姜、白术、苍术、厚朴、枳实、陈皮、炙甘草等。（推荐强度：C，证据级别：Ⅳ）

研究显示，应用理中汤合平胃散加减治疗中焦虚寒夹湿型腹胀，可有效消除腹胀症状，具有较好的临床疗效，总有效率达 90.0%。

2.1.1.7 肠燥津亏证

病机：津液耗损，肠腑失润。

治法：增液养津，清热润燥。

推荐方药：

（1）麻子仁丸加减（《伤寒论》）。火麻仁（麻子仁）、芍药、大黄（后下）、枳实、厚朴、杏仁、玄参、生地、麦冬等。(推荐强度：C，证据级别：Ⅳ)

（2）增液承气汤加减（《温病条辨》）加减。大黄、枳实、厚朴、玄参、生地、麦冬等。(推荐强度：C，证据级别：Ⅳ)

研究显示，应用麻子仁丸加减治疗阴津亏虚引起的便秘、腹胀满症状，可有效消除腹胀症状，具有较好的临床疗效，总有效率达93.75%。

研究显示：应用增液承气汤加减治疗胸腰椎压缩性骨折后腹胀便秘，可有效改善患者腹胀、便秘症状，临床总有效率为91.0%，显著优于口服多潘立酮片的对照组；还有研究显示，应用增液承气汤治疗老年性肠梗阻可有效缓解患者腹胀腹痛，缩短治疗病程，降低相关并发症发生，降低手术率。

2.1.2 辨病论治

2.1.2.1 功能性腹胀：本病多与饮食不节、内伤七情、素体虚弱、劳倦损伤等因素有关，其病位在大肠，与脾、胃、肝、肾脏腑关系密切，其基本病机分为虚实两端，虚者多为气虚、阳虚致水湿内蕴，气机停滞；实者多为脾胃湿热或肝气郁结，气机不和，通降失常；亦有虚实夹杂的病机。

2.1.2.2 功能性消化不良：功能性消化不良病位在胃，与肝脾关系密切。脾虚气滞，胃失和降为基本病机，贯穿于疾病的始终。病理表现多为本虚标实，虚实夹杂，以脾虚为本，气滞、血瘀、食积、痰湿等邪实为标。

2.1.2.3 慢性胃炎：本病由于分类、伴随症状及病理组织学类型的不同，其中医证候及病机可能有相对特异性。下面根据现有证据，列出各类型的常见证候。慢性非萎缩性胃炎以脾胃虚弱，肝胃不和证多见；慢性萎缩性胃炎以脾胃虚弱，气滞血瘀证多见；慢性胃炎伴胆汁反流以肝胃不和证多见；伴癌前病变者以气阴两虚，气滞血瘀，湿热内阻证多见。

2.1.2.4 胃下垂：胃下垂病位主要在脾胃，涉及肝、肾两脏。其病证表现以虚证为多，或虚实夹杂，以脾胃虚弱、中气下陷为本，可兼夹食滞、饮停、气滞和血瘀等。

2.1.2.5 便秘：本病多与饮食不节、情志失调、素体虚弱、他病迁延、药物等因素有关。其病位在大肠，与肺、脾、肾、肝相关。基本病机分为虚实两端，虚者多为气虚、阳虚而致推动无力或阴虚致肠道失于濡润；实者多为肠胃积热或气机郁滞，通降失常。

2.1.2.6 不完全性肠梗阻：本病多与饮食不节、热邪郁闭、寒邪凝滞、湿邪中阻、气血淤滞、燥屎内结、虫团聚集等因素有关，其病位在大肠，与脾、胃相关。基本病机为上述各种病因导致肠腑传导失常，通降受阻，则气机痞结，水津潴留，闭阻于中。

2.1.3 对症治疗

腹胀可能同时伴有其他临床症状，可在辨证、辨病论治的基础上，配合对症治疗，改善患者生活质量。

腹胀属实证者可加枳壳、大腹皮、木香、厚朴等；便秘不畅者可加枳实、瓜蒌、决明子等；胃脘疼痛较剧者可加川楝子、元胡等；痞满、恶心、纳呆者可加佩兰、砂仁、神曲等；呕吐吞酸、嗳气频作，加旋覆花、代赭石等；饥嘈、反酸明显者可加左金丸、乌贼骨、煅瓦楞子、浙贝母等；脾虚便溏者可加炒白术、炒扁豆、炮姜炭、炒薏苡仁等。（※ 推荐强度：C，证据级别：Ⅳ）

2.1.4 名医经验

名医经验在中医药的学术传承中发挥了重要的作用，总结名医的临床实践经验，有助于临床疗效的提高。以下列出部分近现代名医治疗腹胀的经验，供参考使用。（※ 推荐强度：C，证据级别：Ⅳ）

2.1.4.1 董建华

（1）基本病机：脾虚运化无权，胃中水谷、水湿停滞不化，气机壅滞，升降失调而致腹胀。

（2）治则治法："升降并调""运脾即补"乃治疗之法。

（3）基本处方：对于脾虚运化无权，胃中水谷停滞不化，气机壅滞的形疲体虚、纳少腹胀，常用补中益气汤加枳壳、大腹皮、香橼皮、佛手，名加味补中益气汤。对于脾虚气滞腹胀，先用香附、苏梗、陈皮、香橼、佛手、枳壳、大腹皮理气通降，后酌加黄芪、党参、甘草顾本补虚；脾虚夹湿，总是用藿香、佩兰、川朴、半夏、茯苓、通草、滑石芳香化湿，配山药、扁豆、薏米健脾运中；脾虚挟食，则先用鸡内金、枳壳、陈皮、莱菔子、制大黄、谷麦芽、胡黄连消导化积，再加太子参、白术等补脾和中，补中兼通。

2.1.4.2 梁乃津

（1）基本病机：有形之邪或脾气虚衰，导致脾胃运化不利，气机不畅而致病。

（2）治则治法：分清虚实，实证者重在疏利兼扶脾；虚实夹杂者，则辛开苦降，补虚泄实、平调寒热；虚证者重在施以温补兼疏利之法。

（3）基本处方：有异功散、六君子汤、二陈汤、平胃散、枳术丸、半夏泻心汤、小柴胡汤、益胃汤等，常配伍药物有元胡、佛手、郁金、厚朴、枳实、木香、白芍、沙参、麦冬等。

2.1.4.3 冯五金

（1）病因病机：人体阳气不足，脏腑气机失调，即阳虚为本，胀满是标。

（2）治则治法：详审病机，温阳治本；明晰病症，通调治标。

（3）基本处方：有黄芪建中汤、良附丸、香砂六君汤、附子理中汤、二仙汤等，常配伍的药物有桂枝、附子、肉桂、干姜、小茴香、吴茱萸、木香、砂仁、乌药等。

2.1.4.4 金洪元

（1）病因病机：脏腑功能失调，气机运化失常。

（2）治则治法：辨明虚实，区分寒热；立足肝脾，重在气机；久病入络，气血同治。

（3）基本处方：有五味异功散、补中益气汤、平胃散、木香槟榔丸、大柴胡汤、失笑散等，常配伍药物有焦三仙、槟榔、鸡内金、柴胡、香附、枳实、厚朴、苍白术、半夏、青陈皮肉桂、补骨脂等。

2.1.4.5 陆干甫

（1）病因病机：脏寒或邪实致气机运化失常，则生满病。

（2）治则治法：分为实证腹满和虚证腹满两类。其实证、热证应归入阳明，虚证、寒证，归入太阴。实证腹满，多须下之；虚证腹满，当温运中阳。

（3）基本处方：有理中汤、良附丸、大建中汤、佛手散、大承气汤、大柴胡汤、大黄附子汤等，常配伍药物有桂枝、黄连、砂仁、白豆蔻、茵陈、龙胆草、川楝子等。

2.1.4.6 史载祥

（1）病因病机：脾阳不升，脾胃失和；瘀血留滞，胃络瘀阻；肺失宣发，肃降不能；沉寒痼冷，阳损寒凝；奇经受累，阴阳并损。

（2）治则治法：调和肝脾、理气除胀；久病顽病则温运脾胃，理气行滞，通利血脉，宣肃肺气。

（3）基本处方：有补中益气汤、膈下逐瘀汤、大黄䗪虫丸、温白丸、九转玉壶丹、肉苁蓉丸等，常配伍药物有麻黄、苦杏仁、全瓜蒌、决明子、巴豆、乌头、肉桂、干姜等。

2.1.4.7 谢晶日

（1）基本病机：无论寒热虚实，终因中焦气机不利而致病。

（2）治则治法：补虚泻实，通利中焦气机。可归纳为如下六法：益气健脾和胃；疏肝行气解郁；消积导滞降逆；理气化湿和中；养阴生津和胃；温阳化气利水。

（3）基本处方：有补中益气汤、异功散、逍遥散、保和丸、平胃散、益胃汤、沙参麦门冬汤、实脾饮等，常配伍药物有砂仁、陈皮、青皮、佛手、枳实、厚朴、槟榔、木香、干姜、肉桂、白芍、木瓜、火麻仁、郁李仁等。

2.1.5 药对

（1）枳壳、大腹皮：具有理气消胀的作用，适用于气滞型腹胀的治疗。（董建华经验）

（2）郁金、木香：具有行气理滞作用，适用于胸腹气滞胀满甚者的治疗。（金洪元经验）

（3）茵陈、山栀：具有清热化湿的作用，适用于胸腹气滞胀满而热重者。（金洪元经验）

（4）芍药、甘草：具有和阴柔肝的作用，适用于肝脾不和，气机郁滞，郁而化热之腹胀。（谢晶日经验）

2.1.6 单味药

（1）桂枝：具有健运中阳，温阳活血的功效，适用于中阳不运致腹胀满。（陆干甫经验）

（2）大黄：具有泻下攻积，清热泻火，凉血解毒，逐瘀通经的功效。适用于腑气不通，大便热结的腹胀。（陆干甫经验）

（3）生硫黄：具有温通逐寒、温里助阳的功效。适用于沉寒痼冷之顽固腹胀。可1g研末分次吞服。（史载祥经验）

（4）黄芪：具有补中益气固表的功效。适用于脾胃气虚之顽固腹胀，配小量升麻和柴胡可使清阳之气上升，脾胃功能强健。（史载祥经验）

2.1.7 临证要点

腹胀病理上有虚实之分，虚者多为脾胃虚弱，肠腑津亏；实者多为实邪内阻（气结、湿热、寒湿、食积、腑实），临床以实证或虚实夹杂之证为多见。关于其病机，无论寒热虚实，终因中焦气机不利而致本病，治疗上应以调理中焦气机为指导，根据其寒热虚实的不同进行辨证论治。

腹满分为实证腹满和虚证腹满两类。其实证、热证应归入阳明，虚证、寒证，归入太阴。

疏肝理气之药多辛香温燥，易耗气伤阴。用时宜选辛燥不峻之品，并配以芍药、甘草等和阴柔肝。勿见肝病患者即给予清热解毒之剂，这样会损伤脾胃之气，使肝郁更重。

2.2 针灸治疗

2.2.1 辨证论治

针灸辨证论治的处方根据采取针灸辨证论治方法干预腹胀的临床文献整理而来。(推荐强度：C，证据级别：Ⅳ)

2.2.1.1 肝郁气滞证：疏肝解郁，行气导滞

取穴：中脘 CV[RN]12、天枢 ST25、气海 CV[RN]6、足三里 ST36、三阴交 SP6、太冲 LR3、太白 SP3、天泉穴 PC2。采用泻法治疗。

2.2.1.2 脾胃湿热证：清热祛湿，理气消滞

取穴：中脘 CV[RN]12、阴陵泉 SP9、足三里 ST36、三阴交 SP6、丰隆 ST40。采用泻法治疗。

2.2.1.3 饮食停滞证：消食和胃，理气化滞

取穴：中脘 CV[RN]12、下脘 RN10、天枢 ST25、足三里 ST36、丰隆 ST40、梁门 ST21。采用泻法治疗。

2.2.1.4 寒热错杂证：平调寒热，消胀散痞

取穴：内关 PC6、中脘 CV[RN]12、脾俞 BL20、足三里 ST36、胃俞 BL21、阳陵泉 GB34、公孙 SP4、太冲 LR3、气海 CV[RN]6、三阴交 SP6、关元 BL26。采用先泻后补法治疗。

2.2.1.5 脾虚湿阻证：健脾和中，化湿理气

取穴：中脘 CV[RN]12、气海 CV[RN]6、太冲 LR3、内关 PC6、足三里 ST36、上巨虚 ST37、下巨虚 ST39。采用补法治疗。

2.2.1.6 中焦虚寒证：温补脾阳，行气消胀

取穴：足三里 ST36、内关 PC6、脾俞 BL20、肾俞 BL23、气海 CV[RN]6，加灸神阙 CV8。采用补法治疗。

2.2.1.7 肠燥津亏证：增液养津，清热润燥

取穴：足三里 ST36、复溜 KI7、内庭 ST44、中脘 CV[RN]12、太白 SP3、上巨虚 ST37、下巨虚 ST39。采用先补后泻法治疗。

2.2.2 辨病论治

针灸辨病治疗的处方根据针灸治疗专病的临床文献整理而来。（推荐强度：C，证据级别：Ⅳ）

2.2.2.1 功能性腹胀

取穴：太冲 LR3、气海 CV[RN]6、中脘 CV[RN]12、下巨虚 ST39、上巨虚 ST37、足三里 ST36、内关 PC6、天枢 ST25、三阴交 SP6、太冲 LR3、太白 SP3、天泉穴 PC2。

2.2.3 对症论治

取穴：气血不足者加脾俞 BL20、胃俞 BL21；兼有血瘀者加血海 SP10；肝郁脾虚加内关 PC6、合谷 LI4、太冲 LR3；痰湿甚者加巨阙 CV[RN]14、丰隆 ST40；寒热错杂加行间 LR2、内庭 ST44、三阴交 SP6；肝郁化热者加行间 LR2、期门 LR14；脾胃虚寒严重的患者，可在中脘 CV[RN]12、脾俞 BL20、胃俞 BL21，采用温针灸。大便溏者加命门 DU4；便秘者加上巨虚 ST37、天枢 ST25、太冲 LR3。

2.2.4 名医经验

2.2.4.1 隔盐葱灸治疗腹部术后腹胀（伍天民经验）：

（1）取穴：天枢（双）、上巨虚（双）、神阙穴。

（2）葱白 90g，生盐 30g，共捣烂。

（3）取捣烂之葱盐置穴位上，厚 0.5～0.8cm，点燃艾条两文，两穴同时灸治至穴位皮肤微红充血为度，每天 1～2 次，灸治次数，视病情而定。

（4）注意事项：因天枢穴系双侧同时灸治，因此病例选择应以切口不经天枢穴之部位为宜，对于经天枢穴部位之手术切口不宜应用本法。此外灸治时应注意火候，不宜过热，以免熨伤皮肤加感染机会。

2.2.5 临证要点

2.2.5.1 临证时可以将辨证取穴、辨病取穴及对症取穴三者相互参照，拟订方案。

2.2.5.2 操作方法：以毫针为主，可单独应用，也可配合艾灸、电针、火针等使用。

2.2.5.3 温针操作：

（1）器具：毫针、艾条（切成段）

（2）操作（以足三里为例）：选定穴位，常规皮肤消毒，以毫针直刺足三里 ST36 1～1.5寸，然后点燃艾条段，插在针柄上。针柄下端可垫一纸片，以防烫伤。

（3）疗程：7天为1个疗程，1-2个疗程。

2.3 推拿疗法

推拿疗法根据推拿疗法治疗腹胀的临床文献整理而来。（推荐强度：C，证据级别：Ⅳ）

推拿方法：第一步，患者取俯卧位，用轻柔的手法推按膀胱经，并点按脾俞、胃俞、大肠俞、三焦俞，治疗5分钟；一指禅推八髎穴，治疗3分钟；柔和手法掌推腰骶部，治疗3分钟；第二步，顺胃肠蠕动方向摩揉腹部2分钟；第三步，按揉足三里2分钟。以上治疗，1次／天，7天为1个疗程。

2.4 烫熨治疗

烫熨治疗根据烫熨疗法治疗腹胀的临床文献整理而来。

（推荐强度：C，证据级别：Ⅳ）

中药热奄包外敷法：将中药莱菔子（或川厚朴）500g装入自制小布袋内，扎紧袋口，用高火加热 2～3 分钟或放在铁锅里炒热至 70℃ 后，放置于 15cm×15cm 布袋，袋口扎紧。然后根据患者的情况，备好屏风遮挡（冬天应注意保暖），协助患者充分暴露腹部，然后把布袋放置于患者的中脘处，先顺时针沿脐周旋转反复熨烫致腹部皮肤潮红；再逆时针方向沿脐周旋转反复熨烫致腹部皮肤潮红；接着把布袋放于上脘部，从上至下至气海穴，再从下至上反复熨烫；最后将布袋放于升结肠处沿横结肠、乙状结肠、降结肠、直肠方向，从上至下反复熨烫；如果袋内的药物温度下降变凉，则需再次加热后，继续熨烫致使患者出现肛门排气，感觉腹胀减轻后方可停止。视患者腹胀情况每天熨烫 1～3 次，每次 30 分钟，3 天为 1 个疗程。给患者熨烫时，开始时速度应快，以防烫伤腹部皮肤；待布袋里的药物温度降到 40℃ 后，再适当减慢速度。

2.5 中药敷神阙穴治疗

中药敷神阙穴治疗根据中药敷神阙穴疗法治疗腹胀的临床文献整理而来。（推荐强度：C，证据级别：Ⅳ）

将复方丁香开胃贴贴敷神阙穴治疗，将药芯对准脐部神阙穴贴上即可。每天 2 贴，连用 5 天，每天不超过 12 小时。

取吴茱萸 6g 或吴茱萸 3g 加肉桂 3g 磨粉，以醋调，将肚脐用消毒棉签蘸生理盐水洗净，将调好的药物敷于肚脐，上敷一小块塑料薄膜，外敷消毒纱布，胶布固定，敷 12 小时，1 次／天，2 次为一疗程。

将木香、丁香、小茴香、肉桂各等份，共为末，研细过筛，装入无菌瓶内备用。使用时，先以热毛巾擦净脐部，然后取适量药末装于纱布袋内，置于脐部，其上加热毛巾热敷，再覆以塑料薄膜保温。为增加疗效，其上可放置热水袋加温，每次外敷 30 分钟以上，3 次为 1 疗程。

可将葱青约 3cm 的全葱带须 1 根，将其捣为葱泥，然后加蜂蜜调和，做成饼状，大小能盖住脐部。将其外敷于脐部，经 24 小时后取去即可。如效果差可换新葱蜜饼再敷治疗。

2.6 拔罐治疗

拔罐治疗根据拔罐疗法治疗腹胀的临床文献整理而来。（推荐强度：C，证据级别：Ⅳ）

以"三募四穴"为主，即中脘（胃腹募穴）、天枢（大肠募穴，取左右双侧 2 穴）、关元（小肠募穴），用中号透明玻璃罐，直径 3.5～5cm，一般需备用 2～3 只罐具，因为玻璃罐导热过快，不断用火闪拔会使罐体温度过快升高，当感觉过热烫手时可另换一罐继续操作。患者屈髋屈膝，暴露腹部，找准穴位作以标记。用"闪火法"使罐子吸附于皮肤后，又立即用腕力提拉，使罐子脱掉，再闪火叩罐。如此连续叩拔，反复多次，直到皮肤潮红发热为止。一般从上腹部开始，顺时针方向按照中脘－右侧天枢－关元－左侧天枢的顺序进行闪罐，每个穴位上闪罐 30 次左右，四处共计 120 次，每次闪罐两遍共 240 次，每日 1 次，5 次为 1 疗程。

2.7 耳穴压豆治疗

耳穴压豆疗法根据耳穴压豆疗法治疗腹胀的临床文献整理而来。（推荐强度：C，证据级别：Ⅳ）

一手固定患者耳郭，另一只手持探棒在耳部相应穴位上按压，找到敏感点，用酒精棉签消毒皮肤，待干，用镊子夹持中间粘有王不留行籽的胶布（大小约 0.5cm×0.5cm）

贴压在事先选好的穴位上，适当按压，使相应的穴位部有发热胀痛感。双侧耳穴压豆期间，每天于餐后及睡前按压穴位3～4次，每次1～2分钟，3天为一个疗程，按压时用拇指指腹用力，应使局部有发热胀痛感。

2.8 调摄护理

腹胀患者应改变不良饮食习惯，饮食均衡，避免进食产气的食品或饮料。洋葱、生姜、生蒜、薯类、甜食、豆类、面食含有可大量产生氢、二氧化碳和硫化氢等气体的成分，应减少摄入；增加膳食纤维的摄入；勿进食过快，避免吞入气体；戒烟忌酒。

注意改变生活方式，适当运动，养成良好的心态。养成规律的排便习惯，避免长期不大便，导致肠道产气增多。

腹胀患者用药应尽可能地减少使用导致腹胀的药物。发现报警症状，应及时就医，明确病因。

2.9 随访

腹胀患者应积极随访其症状改善情况，对于症状反复难以缓解需警惕器质性病变或精神心理障碍。

参考文献

[1] Drossman D.A Ⅳ：功能性胃肠病肠－脑互动异常（中文翻译版）[M].方秀才，侯晓华主译.北京：科学出版社，2016：660.

[2] 林晓明，朱秀华.功能性腹胀中药内服及敷脐治疗体会[J].实用中西医结合临床，2010，10（3）：69-70.

[3] 祁涛，赵菁，钱正宇，等.中西医结合治疗粘连性不全性肠梗阻60例疗效观察[J].四川中医，2008，26（6）：61-62.

[4] 沈天成，沈乙惠，游春木.积实导滞汤加减治疗肠道湿热证便秘型肠易激综合征的临床观察[J].实用中西医结合临床，2017，17（8）：

124-125.

[5] 危北海，张万岱，陈治水．中西医结合消化病学 [M]．北京：人民卫生出版社，2003：412-413.

[6] 尹天雷，李鹤白，陈芳锐，等．保和丸超微配方制剂与传统汤剂对照治疗功能性消化不良的临床研究 [J]．世界中医药，2009，4 (3)：135-137.

[7] 张艳东．半夏泻心汤加味治疗功能性腹胀 37 例 [J]．中国民族民间医药，2010，19 (11)：237-237.

[8] 郑国军，吴延昊，张学文．枳实消痞丸治疗功能性腹胀 52 例 [J]．中国中医药现代远程教育，2012，10 (16)：15-16.

[9] 林晓明，朱秀华．功能性腹胀中药内服及敷脐治疗体会 [J]．实用中西医结合临床，2010，10 (3)：69-70.

[10] 王静，黄穗平，赵小青，等．脾胃虚弱型功能性消化不良患者胃感觉过敏及胃黏膜 P 物质、5- 羟色胺的变化 [J]．新中医，2012，44 (1)：42-44.

[11] 章恪．补中益气汤加厚朴、枳实治疗腹胀 [J]．四川中医，1987，(7)：18-19.

[12] 陈显椿．补中益气汤合半夏泻心汤治疗功能性腹胀 156 例 [J]．中国民间疗法，2001，9 (2)：39-40.

[13] 詹原泉，王学川．理中汤合平胃散加减治疗中焦虚寒夹湿型功能性腹胀疗效观察 [J]．山西中医，2015，31 (6)：42-43.

[14] 宋素青．麻子仁丸加减治疗习惯性便秘 32 例 [J]．新中医，2003，35 (7)：56-56.

[15] 陆洋，周临东，谢林，等．增液承气汤加减治疗胸腰椎压缩性骨折后腹胀便秘疗效研究 [J]．辽宁中医药大学学报，2017，19 (4)：66-68.

[16] 娄永亮，王永杰．增液承气汤治疗老年性肠梗阻临床研究 [J]．中医学报，2017，32 (2)：282-284.

[17] 李新一．岳沛芬治疗功能性腹胀的经验研究——附 42 例病例报告 [J]．北京中医药，2006，25 (8)：465-466.

[18]褚海滨．逍遥散胀汤配合心理疗法治疗功能性腹胀 20 例 [J]．浙江中西医结合杂志，2013，23（1）：51-52．

[19]郑国军，吴延昊，张学文．枳实消痞丸治疗功能性腹胀 52 例[J]．中国中医药现代远程教育，2012，10（16）：15-16．

[20]张声生，赵鲁卿．功能性消化不良中医诊疗专家共识意见（2017）[J]．中华中医药杂志，2017，32（6）：2595-2598．

[21]于青松，姚朋华．功能性消化不良中医证候特点分析 [J]．内蒙古中医药，2017，36（4）：51．

[22]柯莹玲，单兆伟．542 例慢性萎缩性胃炎患者中医辨证分型与病因分析 [J]．辽宁中医杂志，2006，33（2）：161-162．

[23]柴可夫．活血化瘀法防治慢性萎缩性胃炎辨识 [J]．中医药学刊，2004，22（3）：389-390．

[24]曹志群．慢性萎缩性胃炎癌前病变之瘀毒说浅析 [J]．中医药学刊，2005，23（1）：66．

[25]周学文．慢性萎缩性胃炎中医证治旨要 [J]．中医药学刊，2002，20（5）：558-559，587．

[26]韩新玲，赵志强．血府逐瘀胶囊治疗瘀血型慢性萎缩性胃炎 60 例临床观察 [J]．中国实验方剂学杂志，2001，7（6）：48-49．

[27]唐旭东．慢性萎缩性胃炎血瘀病机与治疗方法探讨 [J]．中医杂志，1998，39（11）：687-689．

[28]王玉芬，许芳．胆汁反流性胃炎的中医证治研究 [J]．北京中医药大学学报，1999，22（2）：40-42．

[29]翟光，翟佳滨，孙萍．胆汁返流性胃炎临床辨治探讨 [J]．中国中医药信息杂志，1998，5（12）：47-48．

[30]侯俐．胆汁反流性胃炎的病因病机探讨 [J]．山东中医杂志，2007，26（5）：294-295．

[31]史锁芳，陆为民．单兆伟教授论治慢性萎缩性胃炎癌前病变的经验 [J]．中医教育，1998，17（4）：44-46．

[32]凌江红．胃癌前病变的中医及中西医结合研究进展 [J]．广西医学，1997，19（2）：221-224．

[33]宇文亚.沈舒文教授从毒瘀交阻治疗胃癌前病变经验[J].陕西中医,2005,26(11):1198-1199.

[34]曹志群,张维东,姜娜娜,等.论慢性萎缩性胃炎癌前病变之脾胃虚损说[J].光明中医,2007,22(1):5-7.

[35]杨淞龙,黄恒青.胃下垂中医研究进展[J].实用中医药杂志,2014,30(1):75-76.

[36]唐志鹏.胃下垂诊疗指南[J].中国中医药现代远程教育,2011,9(10):125-126.

[37]中华中医药学会脾胃病分会.慢性便秘中医诊疗共识意见[J].北京中医药,2011,30(1):3-7.

[38]王长洪.董建华学术思想撷要[N].中国中医药报,2001,(003).

[39]王长洪.董建华的脾胃学术思想[J].南京中医药大学学报,1999,15(4):199-200.

[40]黄穗平.岭南中医药名家梁乃津[M].广州:广东科技出版社,2010:132-139.

[41]贾志新,冯五金.冯五金老中医温阳通调法治疗功能性腹胀经验体会[J].世界中西医结合杂志,2015,10(7):919-921.

[42]倪卡,胡西百合提.金洪元教授治疗腹胀经验总结[J].新疆中医药,2006,24(5):67-69.

[43]朱卫东.陆干甫老师治疗腹满的经验[J].四川中医,1987,(9):13-14.

[44]崔立.史载祥辨治顽固性腹胀经验撷英[J].中国中医药信息杂志,2017,24(5):116-119.

[45]孙涛,张杨.谢晶日治疗腹胀六法[J].江苏中医药,2015,47(3):67-68.

[46]陈裕.当代名中医治疗痞满针刺选穴特点的数据挖掘分析[J].临床医学工程,2012,19(7):1191-1192.

[47]陶晓莉,夏伟琴,沈晓琴.针灸和药物穴位注射治疗外科腹胀患者248例[J].浙江中医药大学学报,2010,34(5):759-759.

[48]旷秋和.针灸推拿治疗功能性腹胀30例疗效观察[J].中医临

床研究，2016，8（13）：41-42.

[49]王媛媛，于福源.针灸治疗术后腹胀的临床观察及辨证施护[J].中医临床研究，2011，3（19）：100-101.

[50]吕冬霞.针药合施治疗功能性腹胀30例临床观察[J].浙江中医杂志，2013，48（6）：445-445.

[51]王菲.功能性腹胀应用针灸推拿治疗的效果研究[J].今日健康，2016，15（6）：327.

[52]余志勇.隔葱盐灸治疗腹部术后腹胀130例观察——伍天民老中医针灸经验一得[J].新中医，1985，（11）：26.

[53]罗雪梅.莱菔子烫熨腹部治疗腹胀36例疗效观察[J].长春中医药大学学报，2009，25（3）：377-377.

[54]李杰，黄桂宝，张小燕，等.复方丁香开胃贴贴敷神阙穴治疗慢性心功能不全合并腹胀患者的疗效观察[J].现代临床护理，2010，9（5）：15-16.

[55]孔丽丽，陈二辉，李志尚.吴茱萸、肉桂粉敷神阙穴治疗ICU患者腹胀效果观察[J].护理研究，2014，28（10B）：3670-3671.

[56]马素娟.木香散敷脐治疗腹胀80例[J].中国民间疗法，2004，9（5）：32-32.

[57]谭传金，秦有智，陈学风.葱蜜饼敷脐治疗腹胀389例[J].中国民间疗法，2004，12（7）：26-27.

[58]张志远，冉鹏飞.三募四穴闪罐法治疗腹胀40例[J].四川中医，2011，29（5）：120-120.

[59]杜海燕.耳穴压豆法对老年冠心病患者腹胀的影响[J].河北医学，2016，22（9）：1554-1556.

[60]朱奇，孙涛，夏菁，等.长时间远洋航海人员功能性腹胀的流行病学调查与干预措施[J].中国医药导报，2016，13（27）：71-74.

1. 项目编写委员会
项目组长：唐旭东

副组长：温艳东、王凤云

项目秘书：吕林、赵迎盼

2. 指南编写小组
黄穗平、叶振昊

3. 主审专家
周正华

4. 指南德尔菲法函审专家（按姓氏笔画排列）
王凤云、王垂杰、王宪波、王捷虹、毛宇湘、甘淳、白光、朱生樑、朱莹、刘凤斌、苏娟萍、李志、李保双、李振华、李健、杨少军、杨国红、杨强、时昭红、汶明琦、沈洪、张声生、赵文霞、柯晓、钦丹萍、徐进康、凌江红、郭朋、梁健、琚坚、董明国、曾斌芳、温艳东、谢晶日、蔡敏、廖小林、颜勤、潘洋、魏玮

5. 指南会审专家（按姓氏笔画排列）
王凤云、王垂杰、王彦刚、王宪波、王敏、王婕虹、叶松、冯培民、朱莹、任顺平、刘力、刘凤斌、刘启泉、李军祥、李保双、李振华、李慧臻、杨胜兰、杨倩、时昭红、沈洪、张声生、张学智、陈苏宁、陈涤平、季光、周正华、鱼涛、孟立娜、赵文霞、胡玲、柯晓、钦丹萍、徐进康、郭朋、郭绍举、唐旭东、黄绍刚、黄恒青、黄穗平、蒋健、舒劲、温艳东、谢胜、魏玮

《常见脾胃病中医临床实践指南》

便 秘

世界中医药学会联合会消化病专业委员会

编写单位：中国中医科学院望京医院

要点说明

本指南主要根据中华人民共和国境内，由功能性或器质性胃肠道疾病、累及胃肠道的系统性疾病、精神或心理障碍引起或药物引起的便秘的中医药临床研究成果并结合专家的经验制定，目的是为了对中医学治疗便秘的方法与措施加以总结并进行合理的评价，以期加以推广，为具有中医学执业资格的医生提供指导，同时也为社会医疗决策者及患者提供有益的参考。本指南的主要适应人群为成年便秘患者。

需要说明的是，本指南并不是医疗行为的标准或者规范，而仅仅是根据现有的研究证据依据特定方法制作出的一个文本。随着临床实践的发展，新证据的不断产生，指南所提供的建议亦会随之不断的修正。采用指南推荐的方法并不能保证所有人都能获得理想的临床疗效。同时，就指南本身而言，并不能包括所有有效的疗法，也并不排斥其他有效的疗法。最终临床治疗措施的选择需要卫生从业者根据临床的具体情况，结合自身的经验及患者的意愿做出。

目 录

背景介绍

便秘是指粪便在肠内滞留过久，秘结不通，排便周期延长，或周期不长，但粪质干结，排出艰难，或粪质不硬，虽有便意，但便而不畅的病证。主要临床特征为大便排出困难，排便时间或／及排便间隔时间延长。其表现或粪质干硬，排出困难，排便时间、排便间隔时间延长，大便次数减少，常三五日、七八日，甚至更长时间解一次大便，每次解大便常需半小时或更长时间，常伴腹胀腹痛，头晕头胀，嗳气食少，心烦失眠等症。本病起病缓慢，既是一种独立的病证，也是一个在多种急慢性疾病过程中经常出现的症状。而西医认为，便秘是由胃肠道疾病、累及胃肠道的系统性疾病、药物、不良的饮食和排便习惯以及精神等因素引起的一种排便障碍症状。罗马Ⅳ标准中，明确了功能性便秘、便秘型肠易激综合征、功能性排便障碍等与便秘相关疾病的诊断。

便秘的病因是多方面的，其中主要的有外感寒热之邪、内伤饮食情志、病后体虚、阴阳气血不足等。本病病位在大肠，并与脾胃肺肝肾密切相关。常见证候包括大肠湿热证（实秘——热秘）、中焦气滞证（实秘——气秘）、肺脾气虚证（虚秘——气虚秘）、脾肾阳虚证（虚秘——阳虚秘）及津亏血少证（虚秘——血虚秘）等。

近年来，中医常见指南有中华中医药学会脾胃病分会2017年发布的《便秘中医诊疗专家共识意见》和《肠易激综合征中医诊疗专家共识意见》等。

目前国际上尚没有中医药治疗便秘的循证临床实践指南。指南开发小组遵循循证医学的理念，在系统分析国外指南制作方法和指南评价方法的基础上，将其与中医学的特点相结合，撰写了该指南。指南形成通过了文献预调查、临床问题的分解与定义、文献检索、文献评价与证据形成、证据评价与推荐建议形成、指南草案书写、专家评审、草案修改等步骤，完成了本指南的开发工作，以期对近几十年来中医、中西医结合的研究成果加以总结，该指南对中医药治疗便秘的临床操作方案进行规范，提高中医药治疗便秘的疗效。

临床特点

1 概述

便秘是指粪便在肠内滞留过久，秘结不通，排便周期延长，或周期不长，但粪质干结，排出艰难，或粪质不硬，虽有便意，但便而不畅的病证。便秘的患病率较高，我国老年人的患病率为18.1%，儿童的患病率为18.8%，均显著高于一般人群的8.2%。

便秘的发生与大肠、脾、胃、肺、肝、肾等多脏腑功能失调有关。其病位在大肠，与肺、胃、肾、肝、小肠和魄门相关。本病多由饮食不节、情志失调、年老体虚、病后、产后、药物等因素所致：如喜食辛辣、煎炒、酒食者，久之肠胃积热，耗伤津液；忧郁思虑、少动久坐导致气机郁滞，通降失常；素体虚弱，或病后、产后及年老体虚之人，脏腑机能衰退，气血虚少，或阴津不足，津亏肠燥传导失司，或下元虚损，阳虚而阴寒内盛，糟粕固涩而致便秘。中医认为本病分为实秘和虚秘，实秘一般多属于实证，起病急、病程短，及时有效的调治可以防治；虚秘一般属于虚证，起病缓，病程长，需要长期的调养方可奏效。

2 理化检查

对于便秘而言，明确原发病具有重要的意义。常见的检查包括：

（1）粪便常规及隐血试验：便秘患者的常规检查，可提供结肠、直肠、肛门器质性病变的线索。

（2）肛门直肠指检：肛门直肠指检可确定是否有粪便嵌塞、肛门狭窄、痔病、直肠脱垂、直肠肿块等病变，并可了解肛门括约肌的肌力状况。

（3）内镜检查：可鉴别肛管直肠内的痔核、肥大肛乳头、肠道内各种形态的息肉或肿瘤。

（4）结肠传输试验：判断有无慢传输型便秘；区分出口梗阻型便秘、慢传输型或正常型便秘。

（5）结肠压力监测：确定有无结肠无力。

（6）球囊逼出试验：判断有无肠道排出障碍。

（7）排粪造影：诊断出口梗阻型便秘的重要检查方法。

（8）盆底肌电图：判断括约肌缺损的部位及范围的检查方法。盆底肌电图通过记录盆底肌肉在静息、排便状态下电活动变化，来了解盆底肌肉的功能状态及神经支配情况。

（9）心理学评估：对伴有明显焦虑、抑郁的患者，应判断心理状态的改变和便秘的因果关系。

临床诊断

1 中医诊断

1.1 中医病名诊断

便秘是指多种因素引起脏腑功能失常，大肠传导糟粕和输布津液功能异常导致排便困难或大便干结。

1.2 中医证候诊断

1.2.1 常见证候分型

总结临床实践经验，探索专病中医证候分布规律，是确定中医证型的有效途径。指南开发小组结合现有共识和标准，统计目前文献，对临床常用的相对单一证候进行分析，确定常用证候为大肠湿热证（实秘——热秘）、中焦气滞证（实秘——气秘）、肺脾气虚证（虚秘——气虚秘）、脾肾阳虚证（虚秘——阳虚秘）、津亏血少证（虚秘——血虚秘）。上述证候可单独出现，也可相兼出现，临床应在辨别单一证候的基础上辨别相兼证候。同时，随着病情的发展变化，证候也呈现动态变化的过程，临床需认真甄别。

1.2.2 证候诊断标准

参照《中医消化病诊疗指南》《中医内科学》《肠易激综合征中医诊疗专家共识意见》等制定。

1.2.2.1 大肠湿热证（实秘——热秘）：大便干结，腹中胀满或痛，口干口臭，心烦不寐，小便短赤，舌红苔黄燥，脉滑数。

1.2.2.2 中焦气滞证（实秘——气秘）：欲便不得出，或便而不爽，大便干结或不干，腹满胀痛，肠鸣矢气，嗳气频作，烦躁易怒或郁郁寡欢，纳食减少，舌苔薄腻，脉弦。

1.2.2.3 肺脾气虚证（虚秘——气虚秘）：大便并不干硬，虽有便意，但排便困难，用力努挣则汗出短气，便后乏力，神疲懒言，舌淡苔白，脉弱。

1.2.2.4 脾肾阳虚证（虚秘——阳虚秘）：大便干或不干，排出困难，腹中冷痛，得热则减，小便清长，四肢不温，面色白，舌淡苔白，脉沉迟。

1.2.2.5 津亏血少证（虚秘——血虚秘）：大便干结，便如羊粪，口干少津，眩晕耳鸣，腰膝酸软，心悸怔忡，两颧红赤，口唇色红或色淡，舌红少苔或舌淡苔白，脉细数。

1.2.3 辨证的问诊要素

问诊是中医四诊中的重要组成部分，对便秘证型的判别有重要的意义，下列问题可能会对证候的甄别起到一定的简化作用：

（1）辨寒热：粪质干结，排出艰难，多属寒；粪质干燥坚硬，便下困难，肛门灼热，则属热。

（2）辨虚实：年高体弱，久病新产，粪质不干，欲便不出，便下无力，心悸气短，腰膝酸软，四肢不温；或大便干结，潮热盗汗，多属虚；年轻气盛，腹胀腹痛，嗳气频作，面赤口臭，多属实。

2 西医诊断

便秘是临床常见病、多发病，几乎所有人一生中都患过此病。随着年龄的增长本病的患病率明显增加，老龄化已成为本病的高危因素。女性患病率明显高于男性，农村患病率高于城市。随着我国经济和社会的发展，本病的发病率呈逐年上升的趋势。功能性疾病导致的便秘主要包括功能性便秘、功能性排便障碍、便秘型肠易激综合征，而其他常见疾病包括大肠癌、巨结肠、肠梗阻等。因此，便秘诊断需要明确原发病因。在诊断过程中，可适当根据报警症状的有无来决定检查的缓急主次，尽量避免贻误重要的器质性疾病。

2.1 报警症状

便秘伴有明显的消瘦、黏液脓血便、黑便、贫血、发热、腹痛、包块及大便形状变细等情况，若出现上述症状应该及时到医院就诊，了解是否发生消化道肿瘤、肠结核、溃疡性结肠炎、克罗恩病、糖尿病等。

2.2 常见疾病的诊断要点

2.2.1 功能性疾病

2.2.1.1 功能性便秘

功能性便秘是指由于生活规律改变、情绪抑郁、饮食因素、排便习惯不良、药物作用等因素所致的便秘。临床根据动力异常的类型，将其分为慢性传输型便秘、出口梗阻型便秘和混合型便秘。其诊断参照罗马Ⅳ诊断标准如下：（1）至少 25% 的排便感到费力；（2）至少 25% 的排便为干球状便或硬便；（3）至少 25% 的排便有不尽感；（4）至少 25% 的排便有肛门直肠梗阻感或阻塞感；（5）至少 25% 的排便需要手法帮助（如用手指帮助排便，盆底支持）；（6）排便次数 <3 次／周。众所周知，功能性便秘与便秘型肠易激综合征的鉴别存在困难，罗马 Ⅳ 标准也认为这两种疾病的症状经常发生重叠，可能存在共同病理生理机制，若患者有腹部不适但

并非疼痛，可作为鉴别要点。

2.2.1.2 功能性排便障碍

根据罗马 IV 诊断标准，功能性排便障碍患者须满足功能性便秘的诊断标准，在此基础上存在反复尝试排便的过程，并至少满足以下 2 条：（1）球囊逼出试验或影像学检查存在排出障碍的证据；（2）测压法、影像学检查或肌电图显示盆底肌肉不协调收缩（如肛门括约肌或耻骨直肠肌），或基础静息状态下括约肌压力松弛小于 20%；（3）测压法或影像学检查发现推进力不足。

2.2.1.3 便秘型肠易激综合征

肠易激综合征是以腹部不适或疼痛并有排便习惯改变和排便异常为特征的功能性肠病，X 线钡剂灌肠检查或结肠镜检查无病变，也无系统疾病的证据。根据罗马 IV 诊断标准，便秘型肠易激综合征是指首先符合肠易激综合征标准的基本点，即反复发作的腹痛，近 3 个月内平均发作至少每周 1 日，伴有以下 2 项或 2 项以上者：（1）与排便相关；（2）伴有排便频率的改变；（3）伴有粪便性状改变。诊断前症状出现至少 6 个月，近 3 个月满足以上标准。而便秘型肠易激综合征的诊断要点：> 25% 的粪便性状是 Bristol 分型的 1 型或 2 型，且 < 25% 的粪便性状是 Bristol 分型的 6 型或 7 型。

2.2.2 器质性便秘

2.2.2.1 大肠癌

大肠癌包括结肠癌和直肠癌。中国抗癌协会结直肠癌专业委员会发现直至 2000 年，我国 45 岁以下结直肠癌所占比例仍高达 19.53%。有资料表明大肠癌 1/3 以上在直肠，2/3 的癌肿在直肠和乙状结肠。大肠癌的早期症状不明显，主要是排便习惯的改变，如便秘或腹泻或两者交替，可能是大肠癌的早期表现。便血尤其是排便后出血是大肠癌常见的症状，可有腹部持续性的隐痛，便秘与里急后重常同时存在。诊断要点：（1）40岁以上的患者有以上的临床表现；（2）便潜血持续阳性而无胃病证据；（3）腹部检查沿结肠部或直肠检查发现肿块；（4）癌胚抗原可升高但无特异性；（5）钡剂造影及肠镜检查是诊断结肠癌的重要手段。

2.2.2.2 巨结肠症

巨结肠症是指结肠显著扩张，伴有严重便秘或顽固性便秘，可发生于任何年龄。可为先天性或后天获得性的中毒性巨结肠，是暴发性溃疡性结肠炎的一个严重的并发症。常见的有先天性巨结肠、慢性特发性巨结肠、身心性或心理性巨结肠、继发性巨结肠、中毒性巨结肠。诊断要点均存在腹平片显示结肠增宽胀气。

2.2.3.3 其他疾病

其他引起便秘的疾病包括糖尿病胃肠自主神经功能紊乱、帕金森病性便秘、结肠梗阻性便秘、张力减退性便秘、直肠性便秘、直肠前突、直肠内套叠、耻骨直肠肌综合征、肠梗阻、腹部手术后的肠粘连、急性腹膜炎、铅中毒、血卟啉病等。

干预和管理

1 干预

便秘的中医干预方法较多，由于专业的不同，在所采用的方法上可能各有侧重。一般而言，明确便秘的病因具有重要的意义。在诊断明确后实施治疗有利于针对性的用药，并保障医疗安全。

便秘的治疗要点有两方面：一是缓解便秘症状；二是原发疾病的改善。对于偶然发作，病情较轻，有明确原因的便秘（如不合理的饮食习惯，膳食纤维摄入不足、不良排便习惯、抑制便意、不合理使用泻剂、环境或排便体位改变、妊娠、老年、营养障碍）等，可以采取药膳、按摩等简便方法缓解症状；对持续发作，病程较长的便秘，在明确病因的前提下，采取汤药、针刺、穴位埋线等方法治疗。对某些疾病如大肠癌等引起的便秘，中医药可作为辅助治疗手段增强疗效、缓解其治疗的副作用、降低复发率。

便秘的中医干预流程见图 1。

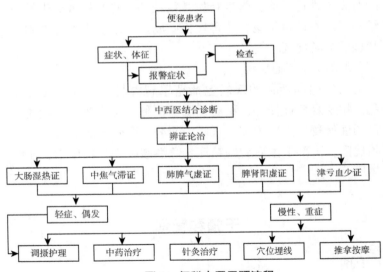

图 1　便秘中医干预流程

2 管理

2.1 药物治疗

2.1.1 辨证论治

　　药物治疗是中医治疗最重要的组成部分。正确的辨证是处方的前提。简单而言，辨证论治就是依据中医基本理论对患者所表现出来的各种症状、舌象、脉象，进行综合分析判断，确定证候及其病机，选择相应的方药。

　　尽管便秘对应的西医诊断各不相同，但其基本治疗原则是一致的，采取的治疗方法都是辨证论治。综合文献表明，辨证治疗便秘，对改善患者的临床症状，提高患者的生存质量有较好的作用，不少方药具有改善原发病的作用。

　　各证候采用的方剂由临床证据决定，并参考了现有的共识或标准。由于现有中医证据级别较低，因此，推荐建议的级别普遍不高，但低级别的推荐建议并不意味着临床重要性的下降。另外，专家临床实践经验，以及部分在临床上常用但缺乏临床对照研究或病例系列研究的方剂等，将以专家共识意见的形式给出。(用"※"注明，推荐强度：C，证据级别：Ⅳ)

　　2.1.1.1 大肠湿热证（实秘——热秘）

　　病机：肠胃积热，耗伤津液，肠道干涩。

　　治法：清热润肠。

　　推荐方药：

　　(1) 麻子仁丸加减（《伤寒论》）。火麻仁、芍药、杏仁、大黄、厚朴、枳实等。(推荐强度：B，证据级别：Ⅱa)

　　(2) 小承气汤加减（《伤寒论》）。大黄、炙厚朴、炙枳实等。(推荐强度：B，证据级别：Ⅱa)

采用麻子仁丸为基本方治疗便秘，以润肠泄热通下为特点，包含的疾病有慢性便秘、小儿便秘、老年功能性便秘、便秘型肠易激综合征、化疗后便秘、应用阿片类药物后便秘等，其中慢性便秘总有效率为94.1%，小儿便秘总有效率91.9%，便秘型肠易激综合征总有效率92.5%，化疗后便秘有效率为91.11%。治疗可以明显缩短患者首次排便时间、排便间隔时间、每次排便时间并减轻患者排便困难程度，同时无明显的头晕、头痛、腹部不适等不良反应。

采用小承气汤为基本方治疗便秘，以通腑泄热除满为特点。有研究显示可以治疗糖尿病实热便秘，且总有效率为90.00%，并在改善粪便性状、排便时间间隔方面较枸橼酸莫沙必利片效果更佳。

2.1.1.2 中焦气滞证（实秘——气秘）

病机：腑气郁滞，通降失常，传导失职。

治法：顺气导滞。

推荐方药：

（1）六磨汤加减（《证治准绳》）。沉香、木香、乌药、枳实、槟榔、大黄等。（推荐强度：B，证据级别：Ⅱa）

（2）小柴胡汤加减（《伤寒论》）。柴胡、半夏、人参、甘草、黄芩、生姜、大枣等。（推荐强度：B，证据级别：Ⅱa）

采用六磨汤为基本方治疗便秘，以破气宽中为特点，重在理气之功，主要针对气机郁滞证、肝脾不调证等气秘者，包含的疾病有麻痹性肠梗阻、术后早期炎症性肠梗阻、便秘型肠易激综合征、慢性便秘等，其中针对便秘型肠易激综合征总有效率为94.29%、麻痹性肠梗阻总有效率为95.8%，其他临床研究的结果得出了类似的结论。

采用小柴胡汤为基本方治疗便秘，具有和解少阳之功效，以和解少阳为主，兼补胃气，主要针对气滞型功能性便秘有临床报道，且于四周后总有效率达92%，其他临床研究的结果得出了类似的结论。

2.1.1.3 肺脾气虚证（虚秘——气虚秘）

病机：气虚阳衰，大肠传导无力。

治法：补脾润肺，益气润肠。

推荐方药：

（1）黄芪汤加减（《金匮翼》）。炙黄芪、麻仁^{（捣）}、陈皮、白蜜、大黄、生白术、莱菔子等。（推荐强度：B，证据级别：Ⅱa）

（2）补中益气汤加减（《脾胃论》）。黄芪、甘草、人参、当归身、橘皮、升麻、柴胡、白术等。（推荐强度：B，证据级别：Ⅱa）

采用黄芪汤为基本方治疗便秘，以补气润肠为特点，主要针对气虚证便秘者，包含的疾病有慢性便秘、老年功能性便秘、产后便秘等，其中针对慢性便秘总有效率为93.33%，针对产后便秘总有效率94.7%，其他临床研究的结果得出了类似的结论。

采用补中益气汤为基本方治疗便秘，以益气健脾为特点，加强中焦气机运化，包含的疾病有功能性便秘、帕金森病便秘、老年功能性便秘、便秘型肠易激综合征、脊髓损伤患者便秘等，其中针对功能性便秘总有效率93.02%、帕金森病便秘总有效率为85%、老年功能性便秘有效率为87.07%、便秘型肠易激综合征总有效率为93.3%等。

2.1.1.4 脾肾阳虚证（虚秘——阳虚秘）

病机：阳虚，肠道失于温煦，阴寒内结，便下无力。

治法：温肾健脾，温润通便。

推荐方药：

（1）济川煎加减（《景岳全书》）。当归、牛膝、肉苁蓉、泽泻、升麻、枳壳等。（推荐强度：B，证据级别：Ⅱa）

（2）附子理中汤加减（《三因极一病证方论》）。人参、白术、炮姜、炮附子、炙甘草。（推荐强度：B，证据级别：Ⅱa）

（3）右归丸加减（《景岳全书》）。熟地黄、炮附子、肉桂、山药、酒炙山茱萸、菟丝子、鹿角胶、枸杞子、当归、盐杜仲。（推荐强度：B，证据级别：Ⅱa）

采用济川煎为基本方治疗便秘，主要针对脾肾阳虚证便秘者以温肾益精、润肠通便为特点，包含的疾病有老年功能性便秘、缺血性中风恢复期便秘等，总体治疗效果较果导片等药物缓解情况更好，可有效地控制患者的复发率。

采用附子理中汤为基本方治疗偏重温阳健脾，治疗脾肾阳虚型功能性便秘，较西沙比利片和乳果糖口服液治疗组总有效率更佳，达到81.5%。

采用右归丸为基本方治疗偏重温补肾阳，治疗脾肾阳虚证便秘者，治疗组临床总有效率达98.33%，且能显著改善患者临床症状，提高临床治疗效果，其作用机制可能与升高血清超氧化物歧化酶、降低丙二醛水平有关。

2.1.1.5 津亏血少证（虚秘——血虚秘）

病机：大肠不荣或干涩，肠道失润，大便干结，便下困难。

治法：滋阴养血，润燥通便。

推荐方药：

润肠丸加减（《沈氏尊生书》）。当归、生地、火麻仁、桃仁、枳壳、肉苁蓉等。（推荐强度：B，证据级别：Ⅱa）

采用润肠丸为基本方治疗便秘，主要针对津亏血少证、气血两虚证便秘者，包含的疾病有糖尿病便秘、帕金森病便秘、老年功能性便秘等，其中针对帕金森病便秘总有效率为93.3%、老年功能性便秘有效率为88.33%。

2.1.2 辨病论治

2.1.2.1 功能性便秘：功能性便秘以单纯证候多见，多见中焦气滞证、脾肾阳虚证、脾气虚弱证、瘀血内阻证、大肠湿热证和肠道湿滞证，其中中焦气滞证是最常见的中医证候，脾虚证是最多的兼夹证型。

2.1.2.2 便秘型肠易激综合征：便秘型肠易激综合征病位在肠，涉及肝、脾、肾三脏，以肝郁气滞证和肠道燥热证多见。

2.1.2.3 大肠癌：大肠癌属本虚标实之证，既有脏腑气血亏虚，又有气滞、血瘀、痰凝、湿毒等标实的情况。湿热内蕴、脾肾阳虚、肝肾阴虚为其常见证型。

2.1.3 对症治疗

便秘症状的发生可能同时伴有其他临床症状，可在辨证、辨病论治的基础上，配合对症治疗，改善患者的生活质量。

腹痛明显者，可加醋元胡、炒白芍；纳食减少者，可加鸡内金、神曲；腹胀明显者加槟榔片、枳实、莱菔子、大腹皮；忧郁寡欢加合欢花、玫瑰花、柴胡。（※ 推荐强度：C，证据级别：Ⅳ）

2.1.4 名医经验

名医经验在中医药的学术传承中发挥了重要的作用，总结名医的临床实践经验，有助于临床疗效的提高。以下列出部分近现代名医治疗便秘的经验，供参考使用。（※ 推荐强度：C，证据级别：Ⅳ）

2.1.4.1 路志正（国医大师）

（1）病因病机：腑气不通，运化不行。

（2）治则治法：和胃降逆，导浊下行；温胃散寒，行气导滞。运中有降、通中有润；降中有通、通中寓法。

（3）基本处方：姜半夏、广木香、乌药、九香虫、沉香、百部、炒莱菔子。

（4）用药特点：气血不足者予西洋参、生黄芪、生白术、当归、白芍以补为通；阴津不足者，以首乌、生地、女贞子、麻仁、玄参、沙参、玉竹等滋阴润通；阳虚者以肉苁蓉、补骨脂、升麻、胡桃肉补阳温通；气滞者予香附、青皮、沉香、佛手等理气通滞；血瘀者以桃仁、泽兰、姜黄、水红花子等活血祛瘀；湿热者以虎杖、土大黄、土茯苓、茵陈、晚蚕砂、草薢、六一散等清利湿热；湿浊者以藿香、藿梗、荷叶、荷梗、苏梗、苍术、佩兰、炙酥皂角子、晚蚕砂等芳化湿浊。

2.1.4.2 熊继柏（国医大师）

（1）病因病机：邪滞大肠，腑气不通或肠失温润，推动无力。

（2）治则治法：气虚便秘，补气生津润肠；血虚便秘，养血润肠；阴虚便秘，滋阴润肠通便。

（3）基本处方：气虚便秘，予新加黄龙汤（西洋参、玄参、生地黄、麦冬、当归、大黄、甘草）；血虚便秘，予玉烛散（当归、川芎、熟地黄、白芍、大黄、甘草）；阴虚便秘，服增液汤（生地黄、玄参、麦冬）。

（4）用药特点：热秘，加宣白承气汤，药用生石膏、生大黄（后下）、全栝蒌、杏仁；瘀血便秘，加桃仁承气汤。

2.1.4.3 刘学勤（国家级名中医）

（1）病因病机：热积肠道，耗伤津液。

（2）治则治法：泻热通便，兼以濡润肠道。

（3）基本处方：全当归、生白芍药、嫩黄芩、川黄连、酒大黄、焦槟榔、广木香、马齿苋、瓜蒌仁、麻仁、炒莱菔子、郁李仁、桃仁、杏仁。

（4）用药特点：肝肾阴虚者，加全当归、肉苁蓉、郁李仁、生何首乌；年老气虚者，加生黄芪、生白术、广陈皮、太子参、升麻、软柴胡。

2.1.4.4 王绵之（国医大师）

（1）病因病机：饮食所伤，脾胃失于运化，食积内停，腑气不通。

（2）治则治法：健脾消积导滞。

（3）基本处方：炒白术、炒枳实、槟榔、制香附、焦山楂、炙内金、黄连、使君子肉、炙甘草。

（4）用药特点：气虚者，加补中益气汤；血虚者，加四物汤；热结者，以大承气汤加减，或增理气之品，如槟榔、木香等；气滞者，加香附、枳壳、麻仁等。

2.1.4.5 田德禄（全国名中医）

（1）病因病机：大肠传导失司。

（2）治则治法：通降导滞。

（3）基本处方：三线用药：一线药物主要有枳实、苏梗、苏子、陈皮、莱菔子、旋覆花等；二线药物主要有秦艽、威灵仙；三线药物主要为黑丑、白丑。

（4）用药特点：气虚加黄精、灵芝、太子参；阴虚加生地、沙参、麦冬、石斛；血虚加当归、制何首乌、黑芝麻；阳虚加肉苁蓉、胡桃肉等补而能通、能润之品。

2.1.4.6 单味药

（1）生白术：重用生白术，常规用量为 30g，具有健脾助运的作用。现代药理研究认为：白术对肠管活动有双向调节作用，当肠管兴奋时，呈抑制作用，当肠管抑制时，则呈

兴奋作用。（宗修英、李乾构经验）

（2）蒲公英：清热化滞，缓泻通便而不伤胃；对治疗热秘疗效确切。（周正华经验）

（3）马齿苋：具有化湿泄浊、清热解毒之功。马齿苋有促进肠道平滑肌收缩、抗菌及改善脂质代谢紊乱的作用。（刘学勤经验）

瓜蒌：瓜蒌可疏肝郁，润肝燥，平肝逆，缓肝急。疏泄肝气，同时调燮肺脾二脏，使肺金制木，肝木疏土，则全身气机升降如常，糟粕自下。（王行宽经验）

2.1.5 临证要点

（1）对特定的患者来说，便秘的辨证论治与证候类型并不一定完全一致，临床处方时宜相互参照，应将病、证、症三方面的情况综合考虑，可以将证候因素进行合并，以获得最符合患者的证型描述以指导用药。

（2）临床效果不明显时，应综合考虑虚实、寒热、气血、通降、病理产物等辨证要点之间的关系，或结合其他辨证手段如微观辨证，寻找可能的原因，调整处方。

（3）治疗便秘，不可以一味求通便，需尽量明确病因，并有效判断患者生存环境、生活习惯、工作状态、体质情况来调整对证型的判断。

（4）年老体虚者便秘多见，运用通腑泻下的药物不可过猛，以防伤正。

2.2 针灸治疗

2.2.1 辨证论治

针灸辨证论治的处方根据《中华人民共和国国家标准·经穴部位》（GB12W6-2006），推荐强度定为 C，证据级别定为 IV 级。

2.2.1.1 大肠湿热证（实秘——热秘）

清热化湿，健脾理气。

取穴：天枢 ST25、大肠俞 BL25、足三里 ST36、上巨虚 ST37、支沟 SJ6、合谷 LI4、曲池 LI11。

2.2.1.2 中焦气滞证（实秘——气秘）

取穴：天枢 ST25、大肠俞 BL25、足三里 ST36、上巨虚 ST37、支沟 SJ6、中脘 RN12、行间 LR2。

2.2.1.3 肺脾气虚证（虚秘——气虚秘）

取穴：天枢 ST25、大肠俞 BL25、足三里 ST36、上巨虚 ST37、支沟 SJ6、肺俞 BL13、胃俞 BL21。

2.2.1.4 脾肾阳虚证（虚秘——阳虚秘）

取穴：天枢 ST25、大肠俞 BL25、足三里 ST36、上巨虚 ST37、支沟 SJ6、肾俞 BL23、气海 RN6。

2.2.1.5 津亏血少证（虚秘——血虚秘）

取穴：天枢 ST25、大肠俞 BL25、足三里 ST36、上巨虚 ST37、支沟 SJ6、血海 SP10、膈俞 BL17。

2.2.2 辨病论治

针灸辨病治疗的处方根据针灸治疗专病的临床文献整理而来。（推荐强度：C，证据级别：IV）

2.2.2.1 功能性便秘

取穴：天枢 ST25、足三里 ST36、上巨虚 ST37、大肠俞 BL25、四神聪 EX-HN1。

2.2.2.2 便秘型肠易激综合征

取穴：足三里 ST36、上巨虚 ST37、大肠俞、天枢 ST25、中脘 RN12、内庭 ST44、支沟 SJ6、曲池 LI11。

2.2.3 对症论治

腹泻或便秘者配天枢 ST25、上巨虚 ST37 等；恶心配下脘 RN10、公孙 SP4；食欲不振配脾俞 BL20、胃俞 BL21。

2.2.4 名医经验

2.2.4.1 吕景山（国医大师）

（1）功效：和解少阳，调理气机，通络止痛，清热通便。治疗功能性便秘、妇女妊娠期便秘等症。

（2）取穴：人中 DU26、上巨虚 ST37、左侧支沟、左侧阳陵泉。

（3）手法：同名经同步行针法，即取上下肢同名经的穴位，术者左右手分别持针同步捻转。

2.2.4.2 石学敏（国医大师，院士）

（1）功效：调神通腑治疗卒中后便秘。

（2）取穴：内关（双）、人中、三阴交（双）、左侧水道、归来、外水道（水道穴外开 2 寸）、外归来（归来穴外开 2 寸）。

（3）手法：患者仰卧位，先刺双侧内关，直刺 15～25mm，施捻转与提插相结合泻法，捻转角度大于 180°，捻转频率控制在 40～60r/ 分钟，施术 1 分钟。人中向鼻中隔斜刺 3～5mm 后，捻转针柄 360°，施雀啄泻法，以流泪或眼球湿润为度；三阴交沿胫骨内侧缘与皮肤呈 45°角斜刺，针尖刺到原三阴交穴的位置上，进针 15～30mm，采用提插补法，针感至足趾，下肢出现不能自控的运动，以患肢抽动 3 次为度。水道、归来、外水道、外归来均直刺 20～30mm，施提插捻转泻法 1 分钟。留针 30 分钟，1 次 /d。

2.2.5 临证要点

2.2.5.1 临证时可以将辨病取穴、辨证取穴及对症取穴三者相互参照，拟订方案。

2.2.5.2 操作方法：以毫针为主，可单独应用，也可配合艾灸、电针、火针等使用。

2.2.5.3 温针操作：

（1）器具：毫针、艾条（切成段）。

（2）操作（以足三里为例）：选定穴位，常规皮肤消毒，以毫针直刺足三里 ST36 1～1.5寸，然后点燃艾条段，插在针柄上。针柄下端可垫一纸片，以防烫伤。

（3）疗程：7天为1个疗程，1～2个疗程。

2.2.5.4 电针操作

（1）器具：毫针、电针仪。

（2）操作（以天枢穴为例）：选定穴位，采用2～3寸不锈钢毫针快速破皮，然后缓慢垂直深刺，直至腹膜壁层即止（刺至腹膜壁层的标准：患者针刺破皮痛后再次感觉揪痛或较剧烈的刺痛，同时医者自觉针尖抵触感），不提插捻转。横向连接电针仪电极于双侧天枢穴的针柄上。电针选择疏密波，频率10～15Hz，电流强度在0.1～1.0mA范围，以患者腹部肌肉轻微颤动为度。推荐穴位：天枢（双侧）、腹结（双侧）、上巨虚（双侧）。

（3）疗程：每次留针30分钟，前周治疗1～2次，连续治疗8周为一疗程。

2.3 穴位埋线治疗

穴位埋线治疗的处方根据采取穴位埋线方法治疗胃脘痛的临床文献整理而来。（推荐强度：C，证据级别：Ⅳ）

2.3.1 主穴

大肠俞 BL25、天枢 ST25、上巨虚 ST37 等。

2.3.2 配穴

脾虚气弱者加足三里 ST36，津枯血少者加血海 SP10，脾肾阳虚者加肾俞 BL23，肠道实热者加下巨虚 ST39，肠道气滞者加肝俞 BL18。

2.3.3 器具

（1）埋植用羊肠线：外科用铬制 3-0 可吸收缝线，存放于 75% 酒精内浸泡备用。

（2）其他器材：2.5% 碘酒、75% 酒精、2% 利多卡因、8 号一次性无菌注射针头、胶布、血管钳、剪刀、消毒纱布、腰盘、医用手套、无菌敷料等。

2.3.4 操作

将外科用铬制 3-0 可吸收缝线剪成 2cm 长线段，浸于 75% 酒精中以备用。局部皮肤用 0.5%pvp-I 消毒液（安多福）消毒，将已准备好的羊肠线放在 8 号一次性无菌注射针头的前端，后接针芯（针芯前端磨平），将针快速刺入穴位深达肌层，当有针感后将针芯向前推进，边推针芯边退针管，将线植入穴位的肌肉层，出针后，紧压针孔，查无线头外露，无出血，贴创可贴保护针孔。埋线操作完毕后，让患者卧床休息，观察 15 分钟左右，方可离开，并告知患者埋线后注意事项。

2.3.5 疗程

每周治疗 1 次，共治疗 6 次。

2.4 推拿治疗

推拿方案的制定根据相关临床文献整理而来。（推荐强度：C，证据级别：Ⅳ）

2.4.1 按摩法

2.4.1.1 取穴：中脘 RN12、天枢 ST25、大横、关元 RN4、肝俞 BL18、脾俞 BL20、胃俞 BL21、肾俞 BL23、大肠俞 BL25、长强 DU1。

2.4.1.2 操作手法：腹部穴位，患者仰卧位，先以轻快的一指禅推法在中脘、天枢、大横、关元穴治疗，每穴 1 分钟，然后以顺时针方向按摩腹约 10 分钟，再以指按揉中脘、天枢、大横穴，并用掌摩横结肠、乙状结肠；背部穴位，患者俯卧位，先以一指禅推法治疗背部两侧膀胱经，沿肝俞、脾俞向下推，往返 5 分钟，然后用按揉法在肾俞、大肠俞、长强穴治疗，往返 3 次。

2.4.2 运脾法操作手法

（1）清大肠 100 次、摩腹 100 次（顺时针）、推下七节骨 100 次、捏脊 3 ～ 4 遍。实证便秘加清天河水 100 次、退六腑 100 次；虚证便秘加补脾土 200 次、揉板门 100 次、揉足三里 100 次、补肺（补肾）100 次；脾虚肝旺加补脾土 200 次、揉板门 100 次、清肝 100 次、推天枢 100 次。

（2）患者取仰卧位，两腿屈曲，术者双手重叠置于右腹部，沿小肠－升结肠－横结肠－降结肠走向推按 5 分钟，然后术者双手重叠，用指腹分别点按脐周八卦 5 分钟，再以一指禅推法自中脘穴开始沿脐周移至天枢、气海、关元，时间约 5 分钟，术者双手再平放于腹中线上分腹阴阳 3 分钟；最后叩击患者腹部，以微红为度，时间约 2 分钟。每次操作共 20 分钟。

2.4.3 捏脊法

俯卧，背部肌肉放松，施术者在其侧面，用两手拇指桡侧面顶住其脊柱第 3 胸椎到第 9 胸椎（对应脊神经 T5－

T12）两侧皮肤，示指和中指前按与拇指相对，其余 3 指同时用力提拿皮肤，双手同时向前移动。从第 9 胸椎处两侧的皮肤向上捏拿到第 3 胸椎两侧的皮肤为 1 次，反复 8 ～ 10次，以皮肤充血变红为度，隔日实施 1 次。疗程 4 周。

2.5 调摄护理

2.5.1 饮食调摄

《中国慢性便秘诊治指南》强调，合理膳食、多饮水、运动和建立良好的排便习惯是慢性便秘的基础治疗措施，推荐摄入膳食纤维 25 ～ 35g/ 天，饮水量 1 ～ 2L/ 天。饮食上注意进食粗粮、杂粮，多食含纤维素多的蔬菜，如青菜、韭菜、芹菜、蕃芋等促进肠蠕动；可有意多食含脂肪多的食品，润肠利道，如核桃仁、花生米、芝麻、蜂蜜、大枣等。目前有研究推荐可发酵的寡糖、双糖、单糖及多元醇饮食（Fermentable Oligosaccharides, Disaccharides, Monosaccharides and Polyols, FODMAP），认为其有助于治疗肠易激综合征，减少产气，并可以缓解 IBS 腹胀等症状。在此基础上，建立规律的饮食模式，避免暴饮暴食及两餐间隔过长，坐位进食、细嚼慢咽。

2.5.2 摩腹法

每日晚睡和起床之前，取仰卧位，将左手平放于脐上，再将右手按于左手背上，按顺时针方向，自脐部开始，渐向全腹旋转按摩，约 10 圈为一遍，反复 10 遍，共 10 圈。对于老年性便秘有良好的作用。此法亦适于呃逆或消化不良。

2.5.3 排便训练

结肠活动在晨醒和餐后时最为活跃，要养成良好的排便习惯，定时排便，恢复肠道排便规律，建议患者在晨起或餐后 2 小时内尝试排便，排便时集中注意力，减少外界因素的干扰；不能自然解出可暂用温生理盐水 250mL 灌肠或使用开塞露诱发排便反射。

2.5.4 运动

推荐 5 次／周，30 分钟／次的中、低强度运动，可以促进肠道运动、增加机体抗氧化、抗炎等能力。

2.5.5 心理疏导

当患者对便秘症状的描述过于形象生动、患者对便秘的感受比便秘实际症状要重、对诸多的治疗均不能坚持、对疗效不满意和抱怨、对便秘的过度担心，提示患者可能合并存在抑郁焦虑情绪，应注意询问患者情绪是否紧张和沮丧、睡眠情况、虐待史、重大精神刺激等，以便了解到更多有关抑郁焦虑和失眠的资料。治疗过程应倾听患者的诉说，以助宣泄其内心不良情绪；运用语言技巧，引导患者进行有效交流，通过医患间良好沟通及语言安抚，了解患者同时，令患者了解、信任医生，树立信心。

2.6 随访

慢性便秘患者需接受一个阶段的维持治疗，达到每日有效通便。在这一基础上，摸索能否减量维持疗效，因存在个体差异，随访时间不能一概而论，多于治疗 1 周、2 周、1 个月 3 个时间点随访，随访一般持续 6 个月。

参考文献

[1] 周仲英，金实，李明富等 . 中医内科学 [M]. 北京：中国中医药出版社，2007.

[2] 中华中医药学会脾胃病分会 . 便秘中医诊疗专家共识意见

(2017) [J]. 中医杂志, 2017, (15)：1345-1350.

[3] 王天麟, 韩俊泉, 曲鹏飞, 权沛沛, 王红. 老年性便秘的中医认识和中西医结合治疗 [J]. 中国中西医结合外科杂志, 2013, 19 (04)：482-484.

[4] 张声生, 李乾构, 时昭红. 慢性便秘中医诊疗共识意见 [J]. 北京中医药, 2011, 5 (1)：3-7.

[5] 张声生, 魏玮, 杨俭勤. 肠易激综合征中医诊疗专家共识意见 (2017) [J]. 中医杂志, 2017, 58 (18)：1614-1620.

[6] 方秀才. 慢性便秘的诊断和分型对治疗的指导意义 [J]. 胃肠病学, 2013, 18 (10)：577-579.

[7] Drossman DA, Chang L, Chey WD, et al.Rome Ⅳ—Functional Gastiontestinal Disorders-Disorders of Gut-Brain Interaction, 4th edition.Raleigh, NC：Rome Fundation, 2016：967-1058.

[8] （美）Drossman DA 等著. 功能性胃肠病多维度临床资料剖析 (中文翻译版) [M]. 蓝宇等译. 北京：科学出版社, 2017.

[9] 方秀才, 柯美云. 慢性便秘的诊断和鉴别诊断 [J]. 临床消化病杂志, 2013, 25 (04)：221-224.

[10] 彭松林. 麻子仁丸加减治疗便秘 51 例临床观察 [J]. 河南中医, 2010, 10 (8)：747-748.

[11] 张桂菊, 郑业栋, 沈小岚, 等. 麻子仁丸加味治疗 30 例小儿胃肠燥热型便秘疗效观察 [J]. 中国中西医结合儿科学, 2014, 16 (5)：459-461.

[12] 张骞, 吴晓晶, 杨学信. 麻子仁丸加减治疗便秘型肠易激综合征 40 例观察 [J]. 实用中医药杂志, 2012, 4 (12)：996-997.

[13] 路银杏. 麻子仁丸治疗化疗所致便秘 45 例 [J]. 河南中医, 2014, 20 (5)：810-811.

[14] 张素卿, 李小慧. 麻子仁丸加味治疗老年功能性便秘 40 例临床观察 [J]. 湖南中医杂志, 2012, 10 (6)：35-36.

[15] 李娜, 陈玉. 加味小承气汤治疗糖尿病实热便秘疗效观察 [J].

山西中医, 2016, 10 (5): 15-16, 27.

[16] 黄晓静. 六磨汤合四逆散加减在治疗肝脾不调型便秘中的临床应用 [J]. 现代诊断与治疗, 2012, 03 (4): 229-230.

[17] 廖静, 熊炬. 四逆散合六磨汤治疗便秘型肠易激综合征临床观察 [J]. 四川中医, 2011, 04 (9): 59-60.

[18] 罗亚丽, 李辉映, 钱军, 等. 加味六磨汤治疗胸腰椎骨折后麻痹性肠梗阻疗效观察 [J]. 新中医, 2016, 05 (4): 101-103.

[19] 沈江立, 李娜, 焦云婷. 加味六磨汤治疗结直肠癌术后早期炎症性肠梗阻临床研究 [J]. 中医学报, 2017, 12 (3): 325-328.

[20] 张敏. 小柴胡汤加减治疗肠道气滞型功能性便秘的疗效 [J]. 中国医药科学, 2016, 06 (7): 73-75, 98.

[21] 刘晓博, 崔雷, 韩海涛, 等. 黄芪汤治疗脾虚气弱型便秘30例 [J]. 中国中医药现代远程教育, 2013, 13 (3): 12-13.

[22] 徐珊珊, 汤卫春, 王旭东. 加味黄芪汤治疗产后便秘 [J]. 内蒙古中医药, 2015, 3 (5): 34-35.

[23] 何丰华, 刘玉姿, 吴晔, 等. 加减黄芪汤治疗气虚型老年功能性便秘的临床研究 [J]. 中药材, 2015, 4 (2): 410-412.

[24] 何丰华, 刘毓姿, 吴晔, 等. 加减黄芪汤治疗气虚型老年功能性便秘 [J]. 环球中医药, 2014, 6 (2): 29.

[25] 都乐亦, 吴昆仑, 唐芯芯. 补中益气汤治疗功能性便秘43例 [J]. 四川中医, 2010, 5 (3): 60-61.

[26] 陈敏, 王祎晟. 补中益气汤加减治疗帕金森病患者便秘症状的临床观察 [J]. 中西医结合心脑血管病杂志, 2014, 12 (1): 59-60.

[27] 金锋, 陈富军. 补中益气汤加减治疗老年功能性便秘116例 [J]. 陕西中医, 2009, 12 (1): 38-39.

[28] 付英杰. 补中益气汤加减治疗便秘型肠易激综合征脾胃虚弱证60例临床观察 [J]. 江苏中医药, 2016, 12 (7): 42-43.

[29] 姜楠, 孟湧生. 济川煎治疗缺血性中风恢复期便秘的疗效研究 [J]. 光明中医, 2016, 09 (3): 1267-1269.

[30] 申弘道, 吴洁. 附子理中汤加味治疗脾肾阳虚型功能性便秘临

床观察 [J]. 吉林中医药，2011，7（9）：852–853.

[31] 唐洪波，陈宝国，付倩雨，等．右归丸治疗脾肾阳虚型老年功能性便秘的临床观察 [J]. 中国实验方剂学杂志，2015，23（5）：168–171.

[32] 董宏利，陈江．润肠丸加减治疗气血两虚型帕金森病患者便秘30 例临床观察 [J]. 湖南中医杂志，2014，09（7）：17–20.

[33] 陈怀，朱慧平，李晓玲，等．汕头市中医医院润肠丸治疗老年人功能性便秘 60 例 [J]. 中医研究，2014，3（4）：13–15.

[34] 竺翔，余苏萍．功能性便秘中西医治疗进展 [J]. 辽宁中医药大学学报，2014，12（4）：222–225.

[35] 陈延，伍灿贤，朱盈盈，等．功能性便秘的中医证候研究 [J]. 辽宁中医杂志，2013，10（2）：212–214.

[36] 张声生，李乾构，魏玮，等．肠易激综合征中医诊疗共识意见 [J]. 中华中医药杂志，2010，12（7）：1062–1065.

[37] 陈叶，刘金涛，朱源，等．大肠癌中医辨证及治疗概况 [J]. 中国肿瘤，2015，12（4）：319–324.

[38] 司富春，岳静宇．近 30 年大肠癌中医证型和用药规律分析 [J]. 中华中医药杂志，2012，3（7）：1929–1931.

[39] 王国娟，余文燕．大肠癌中医证型规律研究 [J]. 中华中医药杂志，2016，4（3）：837–840.

[40] 张维骏，刘喜明，刘润兰，路志正．路志正"调升降"学术思想探源 [J]. 中医杂志，2012，53（22）：1905–1908.

[41] 苏凤哲，李福海．路志正教授从脾胃论治便秘临床经验 [J]. 世界中西医结合杂志，2009，4（11）：761–764.

[42] 姚欣艳，刘朝圣，李点，何清湖，邹晓玲，胡金辉，聂娅．熊继柏教授辨治便秘经验 [J]. 中华中医药杂志，2015，30（11）：3990–3992.

[43] 刘静生，庞国明，刘静宇，刘明照．刘学勤教授治疗老年习惯性便秘的经验探讨 [J]. 中医学报，2010，25（05）：876–878.

[44] 吴晓丹，杨勇，张林，白晶，王煦．王绵之教授治疗便秘经验

总结 [J]. 中医药信息，2010，27（05）：37-39.

[45] 马卫国，冯文亮，田德禄. 田德禄教授治疗便秘经验 [J]. 现代中医临床，2016，23（02）：33-34.

[46] 李宝金，宗文汇，杜仪，韩玉. 宗修英重用生白术治疗便秘的临床经验 [J]. 北京中医药，2009，28（02）：94-95.

[47] 张勇. 李乾构治疗便秘经验举隅 [J]. 中国中西医结合消化杂志，2011，19（06）：402.

[48] 马玲玲，周正华. 周正华运用蒲公英治疗消化系统疾病临证经验 [J]. 吉林中医药，2011，31（06）：510-511.

[49] 刘晓彦. 刘学勤教授应用六味通便饮治疗习惯性便秘经验 [J]. 中医学报，2014，29（09）：1288-1289.

[50] 杜俊毅，章薇，范洪桥. 王行宽教授依据"左肝右肺"理论治疗便秘经验 [J]. 世界中医药，2013，8（10）：1213-1214.

[51] 巫秀义，张栋梁，孙迎斌，等. 针灸治疗不同类型功能性便秘 [J]. 长春中医药大学学报，2013，7（4）：596-597.

[52] 包泽霞，岳妍. 针灸治疗便秘型肠易激综合征的概要 [J]. 光明中医，2016，7（6）：789-790.

[53] 吕景山，何树槐，耿恩广. 单穴治病选萃 [M]. 北京：人民卫生出版社出版，2006.

[54] 黄安，吕玉娥. 吕景山主任医师针灸学术思想简介 [J]. 针灸临床杂志，2004，（02）：11-12.

[55] 李桂平. 石学敏院士针刺治疗卒中后便秘的理论升华 [J]. 辽宁中医杂志，2015，42（12）：2323-2324.

[56] Zhishun, LiuJia Liu, Ye Zhao, et al.The efficacy and safety study of electro-acupuncture for severe chronic functional constipation：study protocol for a multicenter, randomized, controlled trial[J].Trials, 2013, 14：176.

[57] Zhishun Liu, Shiyan Yan, Jiani Wu, et al.Acupuncture for Chronic Severe Functional Constipation：A Randomized Trial[J].Ann Intern Med, 2016, 165（11）：761-769.

[58] 穆立新，姜军作，范杰华. 针灸治疗大肠癌术后 30 例疗效观察 [J]. 大连大学学报，2006，8（6）：100-101，106.

[59] 曾家丽，郑平. 推拿治疗老年功能性便秘疗效观察及护理 [J]. 甘肃中医，2009，12（6）：45-46.

[60] 郝宏文，王素梅，吴力群，等. 推拿疗法治疗小儿便秘临床观察 [J]. 四川中医，2010，10（2）：118-119.

[61] 陈永锋. 腹部推拿治疗老年功能性便秘 30 例 [J]. 中医外治杂志，2011，20（05）：42-43.

[62] Pirkola L，Laatikainen R，Loponen J，et al.Low-FODMAP vs regular rye bread in irritable bowel syndrome：Randomized Smart Pill® study[J].World J Gastroenterol，2018，24（11）：1259-1268.

[63] El-Salhy M.Diet in the pathophysiology and management of irritable bowel syndrome[J].Cleve Clin J Med，2016，83（9）：663-4.

[64] El-Salhy M，Ostgaard H，Gundersen D.The role of diet in the pathogenesis and management of irritable bowel syndrome[J]. Int J Mol Med，2012，29（5）：723-31.

[65] 中国慢性便秘诊治指南（2013，武汉）[J]. 胃肠病学，2013，18（10）：605-612.

[66] McKenzie YA，Bowyer RK，Leach H.British Dietetic Association systematic review and evidence-based practice guidelines for the dietary management of irritable bowel syndrome in adults（2016 update）[J].Gastroenterol，2017（21）：3771-3783

[67] Cozma-Petruţ A，Loghin F，Miere D，et al.Diet in irritable bowel syndrome：What to recommend, not what to forbid to patients[J].World J Gastroenterol，2017（21）：3771-3783.

[68] 姚欣艳，刘朝圣，李点，等. 熊继柏教授辨治便秘经验 [J]. 中华中医药杂志，2015，13（11）：3990-3992.

1. 项目编写委员会

项目组长：唐旭东

副组长：温艳东、王凤云

项目秘书：吕林、赵迎盼

2. 指南编写小组

魏玮、李依洁、尹璐

3. 主审专家

舒劲、张学智

4. 指南德尔菲法函审专家（按姓氏笔画排列）

王凤云、王垂杰、王宪波、王捷虹、毛宇湘、甘淳、白光、朱生樑、朱莹、刘凤斌、苏娟萍、李志、李保双、李振华、李健、杨少军、杨国红、杨强、时昭红、汶明琦、沈洪、张声生、赵文霞、柯晓、钦丹萍、徐进康、凌江红、郭朋、梁健、琚坚、董明国、曾斌芳、温艳东、谢晶日、蔡敏、廖小林、颜勤、潘洋、魏玮

5. 指南会审专家（按姓氏笔画排列）

王凤云、王垂杰、王彦刚、王宪波、王敏、王婕虹、叶松、冯培民、朱莹、任顺平、刘力、刘凤斌、刘启泉、李军祥、李保双、李振华、李慧臻、杨胜兰、杨倩、时昭红、沈洪、张声生、张学智、陈苏宁、陈涤平、季光、周正华、鱼涛、孟立娜、赵文霞、胡玲、柯晓、钦丹萍、徐进康、郭朋、郭绍举、唐旭东、黄绍刚、黄恒青、黄穗平、蒋健、舒劲、温艳东、谢胜、魏玮

《常见脾胃病中医临床实践指南》

泄泻

世界中医药学会联合会消化病专业委员会

编写单位：中国中医科学院西苑医院

要点说明

　　本指南主要根据中华人民共和国境内泄泻相关疾病的中医药临床研究成果并结合专家的经验制定，目的是为了对中医学治疗泄泻的方法与措施加以总结并进行合理的评价，以期加以推广，为具有中医学执业资格的医生提供指导，同时也为社会医疗决策者及患者提供有益的参考。本指南的主要适应人群是由胃肠系统本身病变引起的泄泻成人患者。

　　需要说明的是，本指南并不是医疗行为的标准或者规范，而仅仅是根据现有的研究证据依据特定方法制作出的一个文本。随着临床实践的发展，新证据的不断产生，指南所提供的建议亦会随之不断的修正。采用指南推荐的方法并不能保证所有人都能获得理想的临床疗效。同时，就指南本身而言，并不能包括所有有效的疗法，也并不排斥其他有效的疗法。最终临床治疗措施的选择需要卫生从业者根据临床的具体情况，结合自身的经验及患者的意愿做出。

目 录

背景介绍

泄泻是以大便次数增多，粪质稀薄，甚至泄出如水样为临床特征的病症。其中大便溏薄而势缓者称为泄，大便清澈如水而势急者称为泻。泄泻可见于多种疾病，凡属消化器官发生功能或器质性病变导致的腹泻，如腹泻型肠易激综合征（Diarrhea-predominant irritablebowelsyndrome，IBS-D）、功能性腹泻、慢性肠炎、吸收不良综合征、溃疡性结肠炎等炎症性肠病（Inflammatory bowel disease，IBD）、糖尿病性腹泻等，或其他脏器病变影响消化吸收功能以泄泻为主症者，均可按泄泻论治。本指南主要适用于胃肠本身病变引起的泄泻，其他疾病引起的泄泻可部分参照本指南论治。感染性疾病、肿瘤性病变等病因明确的全身性疾病应用本指南时应当谨慎。

目前关于泄泻单病种的中医药治疗指南相对较少，中华中医药学会内科分会 2008 年出版了的《中医内科常见病诊疗指南中医病证部分（泄泻）》，中华中医药学会脾胃病分会 2017 年发表了《泄泻中医诊疗专家共识意见（2017）》，其他涉及泄泻的指导性文件多分布于各种具体的疾病之中，如中华中医药学会内科分会发布的《肠易激综合征中医诊疗指南》、中华中医药学会脾胃病分会《肠易激综合征中医诊疗专家共识意见（2017）》、国家食品药品监督管理总局《肠易激综合征新药研究的临床指导原则（2017）》、国家中医药管理局医政司颁布的泄泻（腹泻型肠易激综合征）诊疗方案和临床路径等。目前国际上尚没有中医药治疗泄泻的循证临床实践指南。指南开发小组遵循循证医学的理念，在系统分析国外指南制作方法和指南评价方法的基础上，将其与中医学的特点相结合，通过文献预调查、临床问题的分解与定义、文献检索、文献评价与证据形成、证据评价与推荐建议形成、指南草案书写、专家评审、草案修改等步骤，完成了本指南的开发工作，以期对近几十年来中医、中西医结合的研究成果加以总结，对中医药治疗泄泻的临床操作方案进行规范，提高中医药治疗泄泻的疗效。

临床特点

1 概述

　　泄泻是以大便次数增多，粪质稀薄，甚至泄出如水样为临床特征的病症。大便溏薄而势缓者称为泄，大便清澈如水而势急者称为泻。

　　泄泻可见于多种疾病，凡属消化器官发生功能或器质性病变导致的腹泻，如肠易激综合征、炎症性肠病等，或其他脏器病变影响消化吸收功能以泄泻为主症者，均可按泄泻论治。

　　该症状的发生率目前尚不明确，但在消化科门诊中占了相当比例。引起泄泻的常见疾病有腹泻型肠易激综合征、功能性腹泻、炎症性肠病、乳糖不耐受综合征、糖尿病性腹泻等。尽管上述疾病易引起泄泻症状，但泄泻症状并不是上述疾病的必然表现，在上述疾病的诊断中也缺乏特异性。泄泻的病因是多方面的，主要有感受外邪、饮食内伤、情志失调、禀赋不足、病后体虚等，以上因素均可导致脾胃运化功能失调，水湿不化，小肠分清泌浊失常，大肠传化失司，而成泄泻。基本病机为脾病湿盛，脾胃运化失常，肠道功能失司。泄泻的病位在肠，脾为主病之脏，与肝肾相关。慢性泄泻可分为久泻（大便长期溏软）、久痢（便中夹有黏冻或血丝）、痛泻（腹痛即泻，泻后痛止）、五更泄（凌晨则泄）等。

2 理化检查

对于泄泻而言，明确病因区分功能性和器质性具有重要的意义。常见的检查包括：

（1）粪便检查：是泄泻重要的检查之一，有助于鉴别感染性和非感染性腹泻，包括大便常规、潜血、细菌培养、粪寄生虫查找等以便针对性治疗等。

（2）超声检查：有助于除外是否有胆囊炎、胆结石、胰腺炎、肝硬化等肝胆胰系疾病引起的腹泻。

（3）电子肠镜检查：查看肠道黏膜情况，除外炎症性肠病、感染性肠病、缺血性肠病、结直肠恶性肿瘤等。

（4）胶囊内镜或小肠镜检查：必要时可行胶囊内镜或小肠镜检查以排除小肠病变引起的腹泻可能；

（5）病理检查：有助于明确肠黏膜病变炎症程度和类型，除外恶性肿瘤等。

（6）氢呼气或氢甲烷呼气测定：有助于判断是否存在小肠细菌过度生长。

（7）血常规、生化、C反应蛋白、糖化血红蛋白、血清IgE、血清肿瘤标志物、血淀粉酶和脂肪酶、食物不耐受等：除外有无嗜酸粒细胞性胃肠炎、慢性胰腺炎、糖尿病、胃肠恶性肿瘤及食物不耐受等。

（8）甲状腺超声、甲状腺功能：除外甲状腺疾病引起腹泻可能。

（9）全腹部CT、MR或小肠CT：除外慢性胰腺炎、小肠病变、结直肠恶性肿瘤等。

临床诊断

1 中医诊断

1.1 中医病名诊断

泄泻是以大便次数增多，粪质稀薄，甚至泄出如水样为临床特征的病症，中医也称"鹜溏""飧泄""濡泄""洞泄""注下""后泄""滑泻"等，建议统一诊断为"泄泻"。

1.2 中医证候诊断

1.2.1 常见证候分型

指南开发小组结合现有共识和标准，采用定量的文献统计方法，对临床常用的相对单一证候进行统计，确定常用证候为寒湿困脾证、脾胃湿热证、食滞胃肠证、寒热错杂证、肝郁脾虚证、脾虚湿阻证、脾肾阳虚证 7 个证候，上述证候可单独出现，也可相兼出现，临床应在辨别单一证候的基础上辨别相兼证候。同时，随着病情的发展变化，证候也呈现动态变化的过程，临床需认真甄别。

1.2.2 证候诊断标准

中医证候诊断参照 2010 年中华中医药学会脾胃病分会发布了"IBS 中医诊疗共识意见"、中华中医药学会脾胃病分会《泄泻中医诊疗专家共识意见（2017）》、中华中医药学会脾胃病分会中医辨证参照《中药新药临床研究指导原则》2002 版、《泄泻（腹泻型肠易激综合征）中医临床诊疗方案》及各层次中医学教材的标准等综合讨论拟定。

1.2.2.1 寒湿困脾证：大便清稀或如水样，腹痛肠鸣，食欲不振，脘腹闷胀，舌苔薄白或白腻，脉濡缓。

1.2.2.2 肠道湿热证：腹痛泻泄，泄下急迫或不爽，肛门灼热，胸闷不舒，烦渴引饮，口干口苦，舌红，苔黄腻，脉滑数。

1.2.2.3 食滞胃肠证：泻下大便臭如败卵，或伴不消化食物，腹胀疼痛，泻后痛减，脘腹痞满，嗳腐吞酸，纳呆，舌苔厚腻，脉滑。

1.2.2.4 寒热错杂证：大便时溏时泻，腹胀或肠鸣，口苦或口臭，畏寒，受凉则发，舌质淡，苔薄黄，脉弦细或弦滑。

1.2.2.5 肝郁脾虚证：腹痛即泻，泻后痛减，发作常和情绪有关，急躁易怒，善叹息。两胁胀满，纳差食少，恶心欲吐，舌淡胖齿痕，脉弦细。

1.2.2.6 脾虚湿阻证：大便时溏时泻，腹痛隐隐，劳累或受凉后发作或加重，神疲纳呆，四肢倦怠，舌淡，边有齿痕，苔白腻，脉虚弱。

1.2.2.7 脾肾阳虚证：晨起腹痛即泻，腹部冷痛，得温痛减，形寒肢冷，腰膝酸软，不思饮食，舌淡胖，苔白滑，脉沉细。

1.2.3 辨证的问诊要素

问诊是中医四诊中的重要组成部分，对泄泻的证型的判别有重要的意义，下列问题可能会对证候的甄别起到一定的简化作用：

（1）急性与慢性：急性泄泻起病急，病程较短，泄泻次数频多；慢性泄泻起病较缓，病程较长，泄泻呈间歇性发作。

（2）虚证与实证：急性泄泻，痛势急迫拒按，泻后痛减，多属实证；慢性泄泻，病程较长，反复发作，腹痛不甚，喜温喜按，神疲肢冷，多属虚证。

（3）寒证与热证：寒证大便清稀，或完谷不化；热证大便色黄褐而臭，泻下急迫，肛门灼热。

通过询问上述问题，收集临床辨证信息，并结合其他诊疗方法，综合判断患者的证候类型。泄泻原因虽多，但主要还是脾、肾、肝三脏功能失调，湿、寒、热、风、暑邪气干扰，又以脾虚、湿困为重点。辨证时既要注意泄泻的新久、病势、所在时间，且要注意粪便的气味、颜色、形状。治法初宜调中分利，继用健脾燥湿，久必升提、固涩，随证施治。

2 西医诊断

腹泻是临床常见症状，可由一种或多种病因引起。腹泻多指排便次数多于平时，每天排便 3 次以上，粪便量和性状发生变化，粪便量增多，不成形，便溏稀，含水量增加，或在一定的时间有频繁水样便，每天排粪便总量超过 300g，有时便中脂肪增多，带有不消化食物，或含有黏液、脓血。根据病程，腹泻有急、慢性之分。病程 2 周以内为急性腹泻；病程在 2 周至 2 个月为迁延性腹泻；病程在 2 个月以上为慢性腹泻。

临床诊断一般应考虑腹泻的症状和引起腹泻的病因；病史、起病情况与病程；伴随症状和体征；询问过敏史、服药史。注意诊察体温、血压、精神状态、皮肤黏膜、皮肤脱水、体重、腹部压痛、包块、肠鸣音等，有无腹水、包块等。

病程短、起病急，应考虑急性感染性腹泻或急性食物中毒。起病慢、病程长、消瘦或营养不良而腹泻次数相对较少者，多见于慢性炎症性肠病、肠道慢性感染（如肠结核、血吸虫病等肠道寄生虫病）、吸收不良或肿瘤。若腹泻已持续2年以上，则结肠癌的可能性小。夜间无腹泻可考虑功能性腹泻。高热常见于感染性腹泻、小肠恶性淋巴瘤；伴低热者见于克罗恩病或非特异性溃疡性结肠炎、肠结核、真菌性肠炎、肠道恶性肿瘤等。有里急后重、便意频繁、粪便有黏液和脓血、腹部压痛，或下腹或左下腹压痛，病变考虑在直肠或乙状结肠，考虑细菌性痢疾。腹泻与进某种食物有关者，多与食物过敏有关。进食牛奶后腹泻见于乳糖不耐受症。某些消化道以外疾病常伴有腹泻，如甲状腺功能亢进、糖尿病性肠炎等。

2.1 报警症状

腹泻患者伴有长期贫血、消瘦、大便发黑或便血等情况时，有必要到医院进行专科检查，明确病因。

2.2 常见疾病的诊断要点

2.2.1 腹泻型肠易激综合征

肠易激综合征是一种以腹痛或腹部不适伴有排便习惯和粪便性状改变为主要表现的胃肠功能紊乱性疾病，其发病率为10%～20%。虽然IBS不危及患者生命，但是严重影响生活质量，增加精神压力和经济负担。遗传易感性、内脏感觉过敏、胃肠运动异常、心理社会压力、脑肠轴相互作用、炎症、饮食因素和肠道菌群改变等多种因素被认为在IBS症状的发生、发展中发挥着重要作用。IBS诊断标准（罗马Ⅳ）：反复发作的腹痛，近3个月内平均发作至少每周1日，伴有以下 2 项或 2 项以上：（1）与排便相关；（2）伴有排便频率的改变；（3）伴有粪便性状（外观）改变。诊断前症状出现至少 6 个月，近 3 个月符合以上诊断标准。应使用 Bristol 粪便性状量表进行 IBS 亚型诊断：便秘型、腹泻型、混合型和不定型。

2.2.2 功能性腹泻

功能性胃肠疾病的一种，罗马Ⅳ诊断标准为：至少 75% 的粪便为稀便（糊状便）或水样便，不伴有腹部疼痛。诊断前 6 个月出现症状，在最近 3 个月满足诊断标准。

2.2.3 溃疡性结肠炎

溃疡性结肠炎是一种病变主要在大肠黏膜和黏膜下层，可形成糜烂、溃疡，原因不明的弥漫性非特异性炎症。病变多在直肠及乙状结肠，向上呈连续性非跳跃式蔓延，累及部分、大部分或全结肠。主要临床表现是腹泻、黏液脓血便、腹痛和里急后重。病情轻重不等，多反复发作或长期迁延呈慢性经过。精神刺激、劳累、饮食失调常为本病发病的诱因。

2.2.4 克罗恩病

克罗恩病是一种原因不明的胃肠道进行性肉芽肿性疾病，可累及整个消化道，好发于回肠末端和邻近结肠。临床表现为腹泻、腹痛、发热，可并发穿孔、窦道、梗阻等。在临床上具有反复发作，迁延不愈的特点，严重影响患者的生存质量。

2.2.5 乳糖不耐受

当人体乳糖酶缺乏或乳糖酶活性较低时，乳糖不能被消化、吸收，而是直接进入大肠，经大肠菌群的发酵，产酸产气，从而出现排气多、肠鸣、腹胀、腹痛或腹泻等一系列消化道症状，该症状临床称之为乳糖不耐受症。

2.2.6 感染性腹泻

感染性腹泻是由细菌、病毒、寄生虫等病原体引起的以腹泻为主要临床症状的肠道传染病，全年均可发病，以夏秋季为高峰。患者每天排便 3 次及以上，多为水样便、黏液便、血样便等，严重者会继发脱水、休克等。在我国，除霍乱、痢疾、伤寒、副伤寒以外的其他感染性腹泻为《传染病防治法》规定的丙类传染病。

干预与管理

1 干预

泄泻的中医治疗方法较多，包括中药汤剂、中成药、针刺、灸法、穴位贴敷、饮食调理等，根据急慢性、病情轻重、病程长短选择不同治疗方案或方案组合。明确病因有利于临床针对性的用药，并避免漏诊和误诊。

泄泻的治疗要点有两方面：一是缓解泄泻症状；二是原发疾病的控制和改善。对于偶然发作，病情较轻，有明确原因的泄泻（如受凉、情绪、饮食）等，可以采取饮食调理、热敷等简便方法；对持续发作，病程较长的泄泻，在明确病因的前提下，采取中药汤剂、中成药、针刺、穴位贴敷等方法治疗。对某些疾病如溃疡性结肠炎、克罗恩病等引起的泄泻，中医药可作为辅助治疗手段缓解其泄泻的发作。泄泻的中医干预流程见图 1。

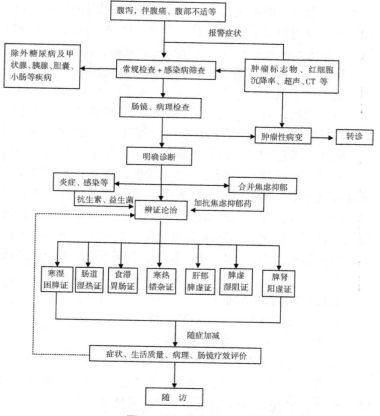

图 1　泄泻的中医干预流程

2 管理

2.1 药物治疗

2.1.1 辨证论治

　　药物治疗是中医治疗重要的组成部分。正确的辨证是有效处方的前提。简单而言，辨证论治就是依据中医基本理论对患者所表现出来的各种症状、舌象、脉象，进行综合分析判断，确定证候及其病机，选择相应的方药。

尽管泄泻对应的西医诊断各不相同，但其基本治疗原则是一致的，采取的治疗方法都是辨证论治。综合文献表明，辨证治疗泄泻，对改善患者的临床症状，提高患者的生存质量有较好的作用，不少方药具有治疗和改善原发病的作用。

各证候采用的方剂由临床证据决定，并参考了现有的共识或标准。由于现有中医证据级别较低，因此，推荐建议的级别普遍不高，但低级别的推荐建议并不意味着临床重要性的下降。另外，专家临床实践经验，以及部分在临床上常用但缺乏临床对照研究或病例系列研究的方剂等，将以专家共识意见的形式给出。（用"※"注明，推荐强度：C，证据级别：Ⅳ）。

2.1.1.1 寒湿困脾证

病机：寒湿外袭，困阻脾阳，脾胃失于运化。

治法：芳香化湿，解表散寒。

推荐方药：藿香正气散加减（《太平惠民和剂局方》）。藿香、苍术、茯苓、半夏、陈皮、厚朴、大腹皮、紫苏、白芷、桔梗、木香。（推荐强度：C，证据级别：Ⅳ）

藿香正气散加减方治疗 105 例 IBS-D 患者 8 周，临床显效率为 72.4%，有效率为 87.9%，优于用蒙脱石散。藿香正气散加减治疗慢性腹泻，临床有效率达 92.15%，优于蒙脱石散（75.47%）。

2.1.1.2 肠道湿热证

病机：湿热侵袭胃肠，使升降传导失司，清浊不分而泻。

治法：清热燥湿，分利止泻。

推荐方药：葛根芩连汤加减（《伤寒论》）。葛根，黄芩，黄连，甘草，苦参，秦皮，生薏苡仁。（推荐强度：B，证据级别：Ⅱa/Ⅲb）

葛根芩连汤加味治疗湿热腹泻型 IBS-D，临床症状总有效率 83%。一项多中心、随机双盲、安慰剂临床试验采用葛根芩连汤加味方联合基础用药治疗肠道湿热型急性感染性腹泻，与单纯西医基础治疗进行对照，疗程 3 天，结果显示治疗组、对照组临床总有效率分别为 94.2%、85.7%，平均止泻时间短于对照，粪便镜检白细胞正常率优于对照组，差异均有统计学意义（$P < 0.05$）。

2.1.1.3 食滞胃肠证

病机：饮食过量、嗜食肥甘生冷或误食不洁而损伤脾胃。

治法：消食导滞，和中止泻。

推荐方药：

（1）保和丸（《丹溪心法》）。神曲、山楂、莱菔子、半夏、陈皮、茯苓、连翘。（推荐强度：C，证据级别：Ⅳ）

（2）枳实导滞丸（《内外伤辨惑论》）。酒大黄，枳实，茯苓，泽泻，黄连，黄芩，白术，神曲。（推荐强度：C，证据级别：Ⅳ）

2.1.1.4 寒热错杂证

病机：脾虚湿阻，寒热错杂，浊气不降，清气不升。

治法：平调寒热，益气温中。

推荐方药：

乌梅丸加减（《伤寒论》）：乌梅、细辛、干姜、黄连、附子、当归、黄柏、桂枝、人参、花椒。（推荐强度：B，证据级别：Ⅱa/Ⅲb）

袁方以乌梅丸加减治疗肠易激综合征有效率 91.6%。路瑞琴用乌梅丸加减治疗有效率 90.9%。周玉来等用乌梅丸加减治疗 67 例，30 天 1 疗程，结果有效率为 91.1%。

2.1.1.5 肝郁脾虚证

病机：肝气郁结，横逆犯脾，脾失运化。

治法：疏肝理气、健脾止泻。

推荐方药：

痛泻要方加减（《丹溪心法》）。白术、白芍、防风、陈皮、党参、郁金、佛手、茯苓。（推荐强度：A，证据级别：Ⅰa）

四逆散（《伤寒论》）合六君子汤加减（《医学正传》）。党参、白术、茯苓、柴胡、白芍、枳壳、防风、陈皮、半夏、甘草、丹参、地榆。水煎服，日一剂，分二次或三次服用。（推荐强度：B，证据级别：Ⅱa/Ⅲb）

Meta 分析结果显示以痛泻要方为基本方的中药能够改善肝郁脾虚型 IBS 患者的临床症状，总有效率 OR=5.16，95%CI（4.05，6.58），痊愈率 OR=2.75，95%CI（2.24，3.36）优于西药治疗。四逆散合六君子汤加味组合治疗腹泻型 IBS，与蒙脱石散对照，疗程 3 个月，治疗组总有效率 89.36%，高于对照组。

2.1.1.6 脾虚湿阻证

病机：脾气虚弱，运化失司，水湿内生。

治法：益气健脾、化湿止泻。

推荐方药：参苓白术散加减（《太平惠民和剂局方》）。党参、白术、茯苓、桔梗、山药、砂仁（后下）、薏仁、莲子肉。（推荐强度：A，证据级别：Ⅰa）

临床研究显示以参苓白术散加减治疗 IBS-D，对照选择包括匹维溴铵、整肠生、西医常规治疗等，临床总有效率在 80.8% ～ 98.57%，肠道症状、生活质量、排便情况均有明显改善。系统评价结果显示与西药相比，参苓白术散治疗IBS-D 具有较高的临床疗效，有效改善腹泻、腹痛、排便紧迫感、食欲不振、乏力等，在症状体征改善及后期随访记录等方面具有显著优越性。有学者对随机对照研究的 87 篇文献分析发现参苓白术散治疗 IBS 有优势，尤其在安全性方面表现突出。

2.1.1.7 脾肾阳虚证

病机：肾阳虚衰，命火不足，不能温煦脾土，运化失常。

治法：温肾健脾、固肠止泻。

推荐方药：

（1）附子理中汤合四神丸加减（《太平惠民合剂局方》）、（《内科摘要》）。附子、党参、白术、干姜、山药、五味子、补骨脂、肉豆蔻、吴茱萸。（推荐强度：C，证据级别：Ⅳ）

临床随机对照试验表明附子理中汤合四神丸加减治疗IBS-D 6 周，临床症状评分改善优于枯草杆菌二联活菌肠溶胶囊，临床总有效率为 96.67%，对照组为 83.33%，差异有统计学意义。

（2）黄芪建中汤加减（《金匮要略》）。炙黄芪，桂枝，白芍，甘草，炮姜，肉豆蔻，补骨脂，吴茱萸。（推荐强度：C，证据级别：Ⅳ）

研究显示黄芪建中汤加减治疗腹泻型 IBS，疗程为3 周，临床总有效率 80%。

2.1.2 辨病论治

IBS-D：肠易激综合征一种类型，以腹泻表现为主，表现为腹泻，伴有腹痛、腹部不适。病位在大小肠，与肝、脾、肾相关，基本病机为肝郁脾虚，治疗方法以疏肝理气止痛，健脾止泻为法。

溃疡性结肠炎、克罗恩肠病：属炎症性肠病，是消化系统难治性疾病，腹泻、腹痛外常有发热、便血、黏液脓血便等表现，并发症较为多见，中医治疗除改善症状外，更多着眼于病变黏膜的修复，防止疾病复发，防治并发症等，治疗分发作期和缓解期，发作期以清热利湿等祛邪为主，缓解期以健脾补肾等补虚为主。遂在辨证论治基础上合并有百合、芍药、白及等有助于黏膜修复的药物，配合使用仙鹤草、炮姜炭、黄芩炭、三七粉等有助于止血的药物。

2.1.3 对症治疗

腹痛加白芍；腹胀明显加厚朴；大便夹黏液，兼见热象加黄连、葛根、黄芩；五更泄泻、畏寒肢冷加肉桂、干姜；久泄滑脱不禁加五味子、乌梅；有肛门坠胀感加柴胡、升麻；纳差、食少加焦山楂、炒麦芽、炒谷芽；失眠多梦加夜交藤、合欢皮；情绪不畅、抑郁者，加合欢花、郁金、玫瑰花、佛手等疏肝解郁之品；性情急躁者加丹皮、炒栀子、黄芩等清肝泻火之品；腹冷痛者，加小茴香、荔枝核；胃脘灼热或口苦者，加栀子、吴茱萸；大便黏腻不爽、里急后重者，加槟榔、厚朴、山楂炭；伴失眠者加炒酸枣仁、远志、龙骨、珍珠母等。(※ 推荐强度：C，证据级别：Ⅳ)。

2.1.4 名医经验

名医经验在中医药的学术传承中发挥了重要的作用，总结名医的临床实践经验，有助于临床疗效的提高。以下列出部分近现代名医治疗泄泻的经验，供参考使用。(※ 推荐强度：C，证据级别：Ⅳ)

2.1.4.1 董建华

(1) 病因病机：多由脾、肝、肾三脏功能失调所致，尤以脾胃功能失调为主。

（2）治则治法：健脾为主，辅以抑肝、温阳。

（3）基本处方：参苓白术颗粒加减，常用药物有白术、山药、扁豆、茯苓、白芍、陈皮、炮姜、肉桂。

（4）随证加减：食少纳差，脾虚明显者，加党参、莲子肉、砂仁；肠鸣腹痛，肝气乘脾明显者，加防风、木香；形寒肢冷、五更泄泻明显者，加补骨脂、肉豆蔻。

2.1.4.2 朱良春

（1）病因病机：慢性泄泻迭治不愈，缠绵难解者，辨证有脾虚气弱的一面，又有湿热滞留，呈虚实夹杂征象。

（2）治则治法：补脾敛阴，清化湿热。

（3）基本处方：仙桔汤加减。药物组成包括：仙鹤草、桔梗、乌梅炭、白槿花、炒白术、木香、炒白芍、秦艽、炒槟榔、甘草。

2.1.4.3 张继泽

（1）病因病机：在脾虚湿胜传统认识基础上，认为久泄证多属虚实兼夹、寒热互见，肝脾不调、肝郁脾虚为主要病机。

（2）治则治法：调和肝脾、抑木培土。

（3）基本处方：痛泻要方合四逆散加减，常用药物有炒白术、白芍、陈皮、防风、醋柴胡、枳实、川楝子、煨木香、炒建曲、甘草。

（4）随证加减：脾虚明显者，加太子参、茯苓、炒山药；腹痛明显，加延胡索、乌药；腹胀者，加川朴、香橼；胀甚则改加青皮、槟榔、大腹皮；久泄不止、肛门作坠者，加煨葛根、炙升麻、桔梗等升提之品。

2.1.4.4 杨友鹤

（1）病因病机：泄泻常与饮食、情志、禀赋、环境等多种因素有关，其基本病机为脾虚湿胜，肠道功能失司。病位在肠，脾失健运为关键，且与肝、肾密切相关。

（2）治则治法：健脾利湿，行气和胃，佐以清热。

（3）基本处方：胃苓散加减，常用药物有藿香梗、炒当归、生地黄炭、熟地黄炭、苍术、车前子、黄连、山药、茯苓、白芍、黑山楂、生姜。

（4）随证加减：若滑脱不禁可加吴茱萸、赤石脂、肉豆蔻；呕逆加川朴、竹茹；身热加苏叶、麦冬；兼暑加白扁豆、藿香；头痛加葛根、白芷。

2.1.5 药对

（1）生山药、滑石：通药与涩药并举，两者配伍使用上能清热，下能止泻。同时，生山药配伍滑石一利小便，一固大便，一滋阴以退虚热，一泻火以除实热，治疗暑温兼泄泻常用之。（张锡纯经验）

（2）芍药、甘草：两者配伍用于治疗温热泄泻，周身灼热，小便不利，大便滑泄。认为外感之热久留耗阴，因此上焦发热懒食，下焦小便不利而大便泄泻，以芍药滋肝肾以利小便，甘草调脾胃以固大便，"利小便而实大便"，泄泻自止。（张锡纯经验）

（3）芍药、附子：以芍药配伍附子治疗男子泄泻，附子、芍药二者配伍能收敛元阳归于本源，且能分利小便则泄泻止而灼热亦愈。（张锡纯经验）

（4）干姜、白术：干姜味辛、性热。为补助上焦、中焦阳分之要药。白术味苦微甘微辛气香、性温而燥热，气香不窜，善健脾胃，清痰水，止泄泻，又喜补肺、补肝、补肾。两药同用，健脾化湿，温中散寒。用于治疗脾胃寒湿泄泻。（张锡纯经验）

2.1.6 临证要点

泄泻分急性和慢性。急性泄泻起病急骤，多由寒湿、湿热、暑湿、饮食积滞引起，多为实证，辨证以湿邪为主；慢性泄泻多责之于脏腑功能失调，以脾虚为主，与肝肾密切相关，呈寒热错杂，虚实夹杂之候。临床诊疗实际工作中，单一证候较少，尤其是久泻，应在确立主要证候的基础上，从虚实、寒热、阴阳、气血、风痰湿瘀等病理产物入手，确定疾病病位，即脾肝肾肺的脏腑定位，合理分析它们的相互关系，确定合并的证候要素，辨证论治，以达到增加临床疗效的目的。（※ 推荐强度：C，证据级别：Ⅳ）

泄泻论治总不离脾与湿，实证多从湿辨治，又分湿热、暑湿、寒湿等，治以淡渗利湿、清暑化湿、散寒燥湿等法；虚证多从阴阳辨证，并细分为阳虚泄、阴虚泄和阴阳两虚泄，治以建中助运、温阳补肾、育阴止泻等。

治疗泄泻虚证时不能一味蛮补而壅滞气机，当动静结合，适当配合陈皮、砂仁、木香、枳壳等理气之品。此外，清热不可纯用苦寒，太苦则伤脾；兜涩不可太早，恐留滞余邪；淡渗不可太多，恐津伤阳陷。（※ 推荐级别：Ⅳ）

药物在煎煮前宜用水浸泡20～30分钟，用砂锅煎煮。每日1剂，每剂煎煮2次，两次药汁混合分2～3次服用，服药时间宜根据病情及症状特点餐前或餐后服用。（※ 推荐强度：C，证据级别：Ⅳ）

2.2 针刺治疗

针灸治疗泄泻主要以健脾化湿为主，针对不同病证辨证论治，或调理肝脾、舒畅气机，或清利湿热、调理肠道，或健脾补肾、温中散寒。处方选穴以任脉、足阳明胃经及相表

里的足太阴脾经为主，辅以背俞穴及胃肠下合穴。（推荐强度：A，证据级别：Ⅰa）

2.2.1 脾虚湿阻证

治法：运脾化湿，调肠止泻。

操作方法：取梁门 ST21（双）、上巨虚 ST37（双）、天枢 ST25（双）、足三里 ST36（双）、三阴交 SP6（双）针刺，行平补平泻，使针感顺经脉循行方向，留针 30 分钟，隔日一次，5 次 1 疗程。（路绍祖经验）

2.2.2 脾肾阳虚证

治法：温肾健脾，固涩止泻。

操作方法：取穴中脘 CV12、足三里（双）ST36、肾俞 BL23（双）、命门 DU4、天枢 ST25 等，行平补平泻，留针 30 分钟，隔日一次，5 次 1 疗程。（路绍祖经验）

2.2.3 肝郁脾虚证

治法：抑肝扶脾。

操作方法：取双侧：足三里 ST36、内关 PC6、期门 LA14、太冲 LR3、肝俞 BL18 等，留针 30 分钟，每隔一日进行针刺，隔日一次，5 次 1 疗程。（路绍祖经验）

针灸可通过作用于运动、内脏感觉和（或）脑肠轴相互作用，有利于治疗腹泻型 IBS。一些研究提示针灸治疗 D-IBS 疗效优于单独应用西药（匹维溴胺和曲美布汀等），且疗效持久。针灸治疗 IBS-D 有效率达 87% ～ 97%。但亦有研究提示当前研究证据尚不足以证明针刺治疗疗效优于对照组，亟待高质量、多中心大样本随机对照试验进一步验证。

2.3 灸法

艾灸具有"温热""温通"与"温补"功效，通过疏经通络、温补脾阳，以达到调补止泻之作用，此方法常用于 IBS-D 的治疗。

2.3.1 直接灸

艾灸神阙穴、双侧天枢穴治疗 IBS-D，临床效果满意。灸双侧天枢、双侧大肠俞、双侧足三里、气海、关元等穴治疗气虚型 IBS-D，可明显改善患者胃肠道症状。

2.3.2 隔物灸

采用神阙穴隔姜灸治疗 IBS-D 总有效率 93.33%，高于基础对照组。隔药饼（附子、肉桂、丹参、红花、木香、黄连等）灸中脘、气海、足三里穴能有效缓解 IBS-D 患者腹痛、腹胀等症状，对排便频数及性状异常也有较明显的改善作用。

2.4 中药穴位贴敷

穴位贴敷是将具有刺激性的中药研磨成粉并制成软膏、丸剂贴敷于相应的俞穴、患处，使药物持久均匀地透皮吸收，直达病所，发挥通经活络、调整阴阳、扶正祛邪的作用。常选用健脾、散寒、通络、活血药物，如白术，干姜，黄连等，研成精细末，以生姜汁调糊。

主穴选用中脘、肝俞、脾俞、胃俞及足三里，根据患者症状加减，脾胃虚弱证配以气海和血海；肝郁脾虚时，配以内庭及天枢；肠道湿热时，配以丰隆及天枢；食滞胃肠证配以气海及大肠俞；脾肾阳虚时，配以肾俞及关元，每日一次贴敷，每次 4～6 小时。

穴位贴敷在改善患者腹痛、腹胀评分、生活质量评分、排便评分、临床总有效率优于单纯西药组。

2.5 调摄护理

2.5.1 饮食忌宜

嘱患者饮食要规律、宜清淡、易消化，富于营养；避免生冷滑润之品，勿食生冷瓜果，膏粱厚味及滋腻不易消化之物，更忌暴饮暴食，重伤脾胃。限制产气食物的食用和饮用。产气食物进入肠道，肠道细菌分解产生的大量气体，可使肠道扩张、肠蠕动缓慢，引起肠胀气、腹痛、便秘或腹泻。

2.5.2 情志调理

患者应保持心情舒畅，避免不良情绪刺激，不宜过怒和过于紧张，必要时可向心理医师咨询。

2.5.3 避免劳累，加强锻炼

泄泻患者应当避免长期过度劳累；在冬春季节尤需注意生活调摄；宜经常锻炼，中医保健功法如太极拳、八段锦等，坚持每日锻炼 20 ～ 30 分钟，对调整胃肠功能有一定的作用。

2.6 随访

一般泄泻患者无须进行随访，如合并有结肠息肉者，需根据病理组织学回报结果，如炎性、管状腺瘤性，每隔 1 ～ 3 年接受一次电子结肠镜及活检病理组织学检查；有炎症性肠病诊断者，需密切随访，定期复查肠镜，监测病情变化。

参考文献

[1] 中华中医药学会脾胃病分会 . 泄泻中医诊疗专家共识意见 (2017) [J]. 中医杂志，2017，58 (14)：1256-1260.

[2] 中华中医药学会脾胃病分会 . 肠易激综合征中医诊疗专家共识意见（2017）[J]. 中医杂志，2017，58（18）：1615-1620.

[3] 张杰，谢映红 . 李德新从脾论治慢性腹泻经验撷菁 [J]. 辽宁中医杂志，2005，32（8）：764.

[4] 郑筱萸 . 中药新药临床研究指导原则 [M]. 北京：中国医药科技出版社，2002.

[5] 劳崇新 . 泄泻及其辨证论治 [J]. 新中医，1980，24（4）：45-47.

[6] 刘凤奎 . 腹泻的临床诊断思路 [J]. 中国临床医生杂志，2017，45（1）：21-22.

[7] Douglas A.Drossman,WilliamL,Hasler.Rome Ⅳ-Functional GI Disorders：Disorders of Gut-Brain Interaction[J]. Gastroenterology，2016，150：1257-1261.

[8] 中华医学会消化病学分会胃肠功能性疾病协作组，中华医学会消化病学分会胃肠动力学组 . 中国肠易激综合征专家共识意见 [J]. 中华消化杂志，2016，36（5）：299-312.

[9] 中国中西医结合学会消化系统疾病专业委员会 . 溃疡性结肠炎中西医结合诊疗共识意见（2017 年）[J]. 中国中西医结合消化杂志，2108，26（2）：105-111.

[10] 冉志华 . 炎症性肠病诊断与治疗的共识意见（2012 年·广州)克罗恩病诊断的部分解读 [J]. 胃肠病学，2012，17（12）：721-723.

[11] 金红华，汪云彩，喻瑾，等 . 乳糖吸收不良、乳糖不耐受与人体健康关系探讨 [J]. 中国微生态学杂志，2015，27（9）：1114-1116.

[12] 邢建刚，李全瑞，罗艳丽，等 .409 例感染性腹泻患者临床特点分析 [J]. 中国医刊，2017，52（5）：59-62.

[13] 曹福凯，钱峻，金小晶，等 . 藿香正气散加减方治疗腹泻型肠易激综合征 58 例观察 [J]. 安徽中医临床杂志，2003，15（5）：376-377.

[14] 陈丽 . 藿香正气散加减治疗慢性腹泻临床观察 [J]. 中医临床研究，2014，6（16）：89-90.

[15] 袁兵，刘红书，睢勇．葛根芩连汤治疗腹泻型肠易激综合征临床观察 [J]．中国民间疗法，2016，24（8）：58-59．

[16] 叶青艳，陈建杰，凌琪华，等．葛根芩连汤加味方干预肠道湿热型急性感染性腹泻的多中心、随机双盲、安慰剂对照临床研究 [J]．上海中医药杂志，2017，51（9）：48-52．

[17] 袁方．乌梅丸加减治疗腹泻型肠易激综合征 46 例 [J]．光明中医，2010，25（8）：1384-1385．

[18] 路瑞琴．乌梅丸加减治疗肠易激综合征 33 例 [J]．安徽中医学院学报，1997，16（5）：14-15．

[19] 周玉来，周芳．乌梅丸方治疗腹泄型肠易激综合征 67 例 [J]．中医研究，2009，22（3）：47-48．

[20] 王咏梅，时亚娟，王维国．以痛泻要方为基本方治疗肝郁脾虚型肠易激综合征临床疗效的系统评价 [J]．世界中医药，2017，12（9）：2223-2227，2231．

[21] 彭暾，周荣，黄浩楠，等．四逆六君子加味治疗肠易激综合征腹泻型 94 例 [J]．陕西中医，2011，32（5）：536-537．

[22] 袁小杰，沈无瑕，郝亮亮．参苓白术散加减治疗腹泻型肠易激综合征 48 例 [J]．实用中医药杂志，2014，30（10）：939．

[23] 王金元．参苓白术散加味治疗腹泻型肠易激综合征征 80 例的疗效观察 [J]．世界最新医学信息文摘：连续型电子期刊，2014（30）：283．

[24] 贾成文．参苓白术散加味治疗腹泻型肠易激综合征临床观察 [J]．陕西中医，2015，36（11）：1506-1507．

[25] 于莹，张功，黄海量，汤继芹．参苓白术散治疗腹泻型肠易激综合征系统评价 [J]．山东中医药大学学报，2017，41（1）：18-23．

[26] 徐芳，龚文倩，李婷园，等．参苓白术散治疗肠易激综合征疗效质量分析研究 [J]．浙江中西医结合杂志，2016，26（8）：765-766，780．

[27] 文廷玉，曹砚杰．附子理中汤合四神丸加减治疗脾肾阳虚型腹泻型肠易激综合征 [J]．中国实验方剂学杂志，2016，22（9）：178-

180.

[28]雷宏斌，刘建民．加味黄芪建中汤治疗肠易激综合征腹泻型75例[J].陕西中医学院学报，2010，33（3）：26-27.

[29]王邦劳．慢性腹泻的辨证论治[J].光明中医，2010，25（2）：293-294.

[30]杨昆蓉，褚贵保．慢性泄泻的中医辨治[J].中国医药指南，2012，10（23）：283-284.

[31]王长洪．董建华治疗慢性泄泻的临床[J].江苏中医杂志，1984，140（3）：12-14.

[32]钟灵毓，纪伟，王丹．朱良春经验方仙桔汤治疗慢性泄泻临床应用[J].吉林中医药，2012，32（11）：1098-1099.

[33]张子明．张继泽治疗慢性泄泻经验撷要[J].辽宁中医杂志，2006，33（6）：652-653.

[34]李献良．名老中医杨友鹤治疗慢性泄泻经验简介[J].新中医，2010，42（11）：143.

[35]徐玉芬．浅析张锡纯治疗泄泻用药特色[J].中医杂志，2010，51（3）：281.

[36]吴皓萌，徐志伟，敖海清．21位国医大师治疗慢性泄泻的经验撷菁[J].中华中医药杂志，2013，28（10）：2866-2869.

[37]王恒苍，白钰，陈永灿，杨益萍．实从湿辨虚分阴阳—薛雪论治泄泻经验浅析[J].江苏中医药，2017，49（12）：76-77.

[38]秦小衍，黄宣能，戴德英．秦伯未治疗泄泻的经验[J].中医杂志，1982，6（3）：16-17.

[39]李梅，张苏闽，刘翚．针灸治疗肠易激综合征临床研究概况及选穴规律探讨[J].辽宁中医药大学学报，2013，15（3）：122-124.

[40]周骞，常小荣．灸法对免疫调节影响的研究进展[J].中医文献杂志，2009，27（4）：49-51.

[41]陈丽，张议文，王健．针灸治疗腹泻型肠易激综合征选穴规律探讨[J].2016，36（7）：737-739.

[42]左倩玉，吴高鑫，张小珊．全国名老中医路绍祖针灸治疗慢性

泄泻经验浅析 [J]. 中医临床研究，2015，7（33）：27-29.

[43] 李勤，丰芬，李青，等 . 腹泻型肠易激综合征的针灸疗法研究概况 [J]. 湖南中医杂志，2014，30（12）：182-183.

[44] 李瑞根，王威，徐日，等 . 针刺治疗肠易激综合征 Meta 分析 [J]. 环球中医药，2016，9（6）：772-776.

[45] 应彬彬，俞国尧 . 药饼灸结合穴位埋线治疗泄泻主导型肠易激综合征 26 例 [J]. 江西中医药，2009，39（1）：67.

[46] 赵琛，施征 . 灸补脾胃之主方治疗腹泻型肠易激综合征 91 例临床观察 [J]. 中国现代临床医学，2005，4（6）：31-32.

[47] 王艳艳 . 穴位贴敷治疗腹泻型肠易激综合征疗效分析 [J]. 辽宁中医药大学学报，2015，17（5）：217－219.

1. 项目编写委员会

项目组长：唐旭东

副组长：温艳东、王凤云

项目秘书：吕林、赵迎盼

2. 指南编写小组

温艳东、王萍

3. 主审专家

刘力

4. 指南德尔菲法函审专家（按姓氏笔画排列）

王凤云、王垂杰、王宪波、王捷虹、毛宇湘、甘淳、白光、朱生樑、朱莹、刘凤斌、苏娟萍、李志、李保双、李振华、李健、杨少军、杨国红、杨强、时昭红、汶明琦、沈洪、张声生、赵文霞、柯晓、钦丹萍、徐进康、凌江红、郭朋、梁健、琚坚、董明国、曾斌芳、温艳东、谢晶日、蔡敏、廖小林、颜勤、潘洋、魏玮

5. 指南会审专家（按姓氏笔画排列）

王凤云、王垂杰、王彦刚、王宪波、王敏、王捷虹、叶松、冯培民、朱莹、任顺平、刘力、刘凤斌、刘启泉、李军祥、李保双、李振华、李慧臻、杨胜兰、杨倩、时昭红、沈洪、张声生、张学智、陈苏宁、陈涤平、季光、周正华、鱼涛、孟立娜、赵文霞、胡玲、柯晓、钦丹萍、徐进康、郭朋、郭绍举、唐旭东、黄绍刚、黄恒青、黄穗平、蒋健、舒劲、温艳东、谢胜、魏玮

《常见脾胃病中医临床实践指南》

久 痢

世界中医药学会联合会消化病专业委员会

编写单位：江苏省中医院

要点说明

本指南主要根据中华人民共和国境内久痢（溃疡性结肠炎）的中医药临床研究成果并结合专家的经验制定，目的是为了对中医学治疗久痢的方法与措施加以总结并进行合理的评价，以期加以推广，为具有中医专业执业资格的医生提供指导，同时也为社会医疗决策者及患者提供有益的参考。本指南主要适应人群是久痢的成人患者。

需要说明的是，本指南并不是医疗行为的标准或者规范，而仅仅是根据现有的研究证据依据特定方法制作出的一个文本。随着临床实践的发展，新证据的不断产生，指南所提供的建议亦会随之不断的修正。采用指南推荐的方法并不能保证所有人都能获得理想的临床疗效。同时，就指南本身而言，并不能包括所有有效的疗法，也并不排斥其他有效的疗法。最终临床治疗措施的选择需要卫生从业者根据临床的具体情况，结合自身的经验及患者的意愿做出。

目　录

背景介绍

久痢是表现为下痢赤白脓血的一种疾病，常伴有腹痛、腹泻、里急后重等表现。多由肠道慢性非特异性炎症引起，常见于溃疡性结肠炎。其他引起类似临床症状的疾病有细菌性痢疾、阿米巴肠病、肠道血吸虫病、肠结核、结肠癌、克罗恩病、缺血性结肠炎、放射性结肠炎、淋巴瘤等，临床应注意鉴别诊断。本指南主要适用于溃疡性结肠炎的治疗，其他疾病引起上述类似的临床表现应在明确诊断的基础上，按照异病同治的原则，酌情参照本指南论治。

目前以中医病名制定的中医药治疗指南共识相对较少，国家中医药管理局重点专科协作组颁布的《92个病种的中医临床路径和中医诊疗方案（2017年版）》中有久痢（溃疡性结肠炎）诊疗方案，久痢的其他中医诊治共识指南主要参照溃疡性结肠炎的相关共识指南，如中华中医药学会发布的《中医内科常见病诊疗指南西医疾病部分》、中华中医药学会脾胃病分会发布的《中医消化病诊疗指南》《溃疡性结肠炎中医诊疗专家共识意见（2017）》和中国中西医结合学会消化系统疾病专业委员会发布的《溃疡性结肠炎中西医结合诊疗共识》等。

目前国际上尚没有中医药治疗久痢的循证临床实践指南。指南开发小组遵循循证医学的理念，在系统分析国外指南制作方法和指南评价方法的基础上，将其与中医学的特点相结合，通过文献预调查、临床问题的分解与定义、文献检索、文献评价与证据形成、证据评价与推荐建议形成、指南草案书写、专家评审、草案修改等步骤，完成了本指南的开发工作，以期对近几十年中医、中西医结合的研究成果加以总结，对中医药治疗久痢的临床操作方案进行规范，以提高中医药治疗久痢的疗效。

临床特点

1 概述

久痢是表现为下痢赤白脓血的一种疾病，常伴有腹痛、腹泻、里急后重等表现，且反复发作，病程较长。随着生活方式和饮食结构的转变，本病在我国的发病率逐年增高。

久痢多有素体脾肾不足的基础，常见病因有外感时邪、饮食不节（洁）、情志内伤，基本病理因素有湿热、热毒、血瘀、痰浊等。本病的基本病机是湿热蕴肠，气滞络瘀，血败肉腐，肠络受损。活动期以标实为主，主要为湿热蕴肠，气血不调；缓解期属本虚标实，主要为正虚邪恋，运化失健，本虚以脾虚为主，亦有兼肾亏者。在病变过程中，可出现肝脾失调，肺脾两虚，寒热错杂等病机变化。

本病病位在大肠，涉及脾、肝、肾、肺诸脏。

2 理化检查

明确诊断，排除其他疾病具有重要意义，常见的检查包括：

（1）内镜检查：结肠镜下病变多从直肠开始，特征表现为持续的、融合的、分界清晰的结肠炎症和直肠受累，重度患者表现为黏膜质脆、自发性出血和深溃疡形成。

（2）病理检查：组织病理学特征：①结构特征：广泛的隐窝结构改变和黏膜萎缩；②上皮异常：黏蛋白损耗，潘氏细胞化生；③炎症特征：伴基底浆细胞增多的弥漫性黏膜全层炎细胞浸润，急性炎症导致的隐窝炎和隐窝脓肿。

（3）影像学检查：钡剂灌肠主要改变为：①黏膜粗乱和（或）颗粒样改变；②肠管边缘呈锯齿状或毛刺样改变，肠壁有多发性小充盈缺损；③肠管短缩，袋囊消失呈铅管样。目前钡剂灌肠用于诊断已经很少，肠道 CT 和 MRI 的应用越来越广泛。结肠 CT 检查表现：呈连续、对称、均匀、浆膜面光滑的肠壁增厚（>4mm）；病变区的肠管出现肠腔狭窄、肠管僵直及缩短等，同时伴有结肠袋、半月皱襞的变浅或消失；病变区肠系膜密度增高、模糊，同时伴有肠系膜血管束的边缘不清等。结肠 MRI 检查表现：溃疡性结肠炎急性期由于黏膜和黏膜下层增厚，使 T1WI 和 T2WI 都呈高信号改变，可能和活动性病变的肠壁内出血有关。疾病慢性期，结肠壁在 T1WI 和 T2WI 均呈低信号。另外 MRI 可以作为判断 UC 活动与否的检查手段。

（4）其他检查：粪钙卫蛋白检测有助于病情程度的判断；大便培养有助于排除感染性疾病，如细菌性痢疾、阿米巴痢疾、慢性血吸虫病等；艰难梭菌毒素检测有助于鉴别伪膜性肠炎；T-SPOT 检查有助于鉴别肠结核；CMV-DNA 检测有助于鉴别 CMV 感染等。

临床诊断

1 中医诊断

1.1 中医病名诊断

久痢是表现为下痢赤白脓血的一种疾病，常伴有腹痛、

腹泻、里急后重等表现，是一种肠道的慢性非特异性炎症性
疾病。

1.2 中医证候诊断

1.2.1 常见证候分型

总结临床实践经验，探索专病中医证候分布规律，是
确定中医证型的有效途径。指南开发小组结合现有共识和标
准，采用定量的文献统计方法，对临床常用的证候进行统
计，确定常用证候为大肠湿热证、热毒炽盛证、脾虚湿蕴
证、寒热错杂证、肝郁脾虚证、脾肾阳虚证、阴血亏虚证。
随着病情的发展变化和治疗干预，疾病的证候也是呈现动态
变化的，临床上应遵循"随证治之"的辨证论治原则。

1.2.2 证候诊断标准

证候诊断标准参照相关文献研究和疾病诊疗共识，如
《92个病种的中医临床路径和中医诊疗方案（2017年版）》《溃
疡性结肠炎中医诊疗专家共识意见（2017）》《溃疡性结肠炎
中西医结合诊疗共识》《中医消化病诊疗指南》《中医内科常
见病诊疗指南西医疾病部分》《中药新药临床指导原则》，以
及各层次中医学教材的标准等综合讨论拟定。

1.2.2.1 大肠湿热证：腹泻，便下黏液脓血，腹痛，里
急后重，肛门灼热，腹胀，小便短赤，口干，口苦，舌质
红，苔黄腻，脉滑。

1.2.2.2 热毒炽盛证：便下脓血或血便，量多次频，腹
痛明显，发热，里急后重，腹胀，口渴，烦躁不安，舌质
红，苔黄燥，脉滑数。

1.2.2.3 脾虚湿蕴证：黏液脓血便，白多赤少，或为白
冻，腹泻便溏，夹有不消化食物，脘腹胀满，腹部隐痛，肢

体困倦，食少纳差，神疲懒言，舌质淡红，边有齿痕，苔薄白腻，脉细弱或细滑。

1.2.2.4 寒热错杂证：下痢稀薄，夹有粘冻，反复发作，肛门灼热，腹痛绵绵，畏寒怕冷，口渴不欲饮，饥不欲食，舌质红，或舌淡红，苔薄黄，脉弦，或细弦。

1.2.2.5 肝郁脾虚证：情绪抑郁或焦虑不安，常因情志因素诱发大便次数增多，大便稀烂或黏液便，腹痛即泻，泻后痛减，排便不爽，饮食减少，腹胀，肠鸣，舌质淡红，苔薄白，脉弦或弦细。

1.2.2.6 脾肾阳虚证：久泻不止，大便稀薄，夹有白冻，或伴有完谷不化，甚则滑脱不禁，腹痛喜温喜按，腹胀，食少纳差，形寒肢冷，腰酸膝软，舌质淡胖，或有齿痕，苔薄白润，脉沉细。

1.2.2.7 阴血亏虚证：便下脓血，反复发作，大便干结，夹有黏液便血，排便不畅，腹中隐隐灼痛，形体消瘦，口燥咽干，虚烦失眠，五心烦热，舌红少津或舌质淡，少苔或无苔，脉细弱。

1.2.3 辨证的问诊要素

问诊是中医四诊中的重要的组成部分，对久痢的诊断和证型判别有重要的意义，以下问题可能会对证候的甄别起到一定的简化作用：

1.2.3.1 病史和起病情况：久痢的病程一般在6周以上；有不洁饮食史或流行病史要考虑肠道感染性疾病（包括细菌性痢疾）；大便习惯改变，腹部包块，体重减轻等要考虑肠道肿瘤；有肺结核等结核病史需考虑肠结核；有腹腔、盆腔放疗史需考虑放射性肠炎；有高血压、糖尿病、房颤等病史需考虑肠道缺血性疾病。

1.2.3.2 大便的质地、色泽、气味、频次：痢下血色鲜红，或赤多白少，质稠恶臭者多属大肠湿热证；痢下白多赤少，或大便清稀，无臭者多属脾虚湿蕴证。

1.2.3.3 腹痛的性质：腹痛按之加重，里急后重，便后减轻者，多为实证；腹痛绵绵，痛而喜按，便后不减或虚坐努责者，多为虚证；腹痛即泻，泻后痛减，肠鸣者，多为肝郁脾虚证；在疾病过程中突然出现腹痛加重拒按，高热等情况需要考虑中毒性巨结肠、肠穿孔等导致的热毒炽盛证。

1.2.3.4 腹胀的性质：腹胀按之加重，多为实证；按之减轻，多为虚证；疾病过程中腹胀突然加重，肠鸣消失，需考虑中毒性巨结肠。

1.2.3.5 整体精神状态与体力：平素精神倦怠，体虚乏力者多属虚证；畏寒，手足不温者多属寒证。

1.2.3.6 食欲、饮食喜好：食欲不振，口淡乏味者多属脾胃虚弱证；喜热食者多属寒证；喜冷食者多属热证。

1.2.3.7 病程的长短：病程短，病势急迫者多属实证、热证；病程较长者多属虚证或虚实夹杂证。

1.2.3.8 肠外表现：关节疼痛多为湿热阻络；皮肤红斑多为湿热入血酿毒，发于皮肤；眼部病变多为肝胆湿热上扰；右上腹不适多为肝胆湿热，疏泄失司。

通过上述问诊，收集临床辨证信息，并结合其他诊疗方法，综合判断患者的证候类型。

2 西医诊断

久痢的西医诊断主要参照《我国炎症性肠病诊断与治疗的共识意见（2012年·广州）》制定，包括临床表现、结肠镜检查、黏膜活检组织学检查和其他检查，同时需排除其他疾病（主要包括感染性结肠炎、结肠癌、克罗恩病、缺血性结肠炎、放射性结肠炎等）。可按下列要点诊断：①具有典型临床表现者为临床疑诊，安排进一步检查；②同时具备结肠镜和（或）放射影像学特征者，可临床拟诊；③如再具备黏膜活检和（或）手术切除标本组织病理学特征者，可以确诊；④初发病例如临床表现、结肠镜以及活检组织学改变不典型者，暂不确诊，应予随访。

干预与管理

1 干预

久痢的中医干预方法较多，由于专业的不同，在所采用的方法上可能各有侧重。临床上需要以下几点：①中医治疗应当分活动期、缓解期论治，可根据证型变化采用序贯或转换治疗，重症患者需采用中西医结合治疗。②根据病变累及结肠部位的不同，采用相应的给药疗方法进行治疗。如直肠型或左半结肠型患者可采用中药灌肠或栓剂治疗，广泛结肠型患者采用中药口服加灌肠方法治疗。

久痢的中医治疗目标为：①迅速诱导病情缓解；②长期维持缓解，提高生存质量；③减少并发症，降低重症患者手术率。

久痢的中医干预流程见图1。

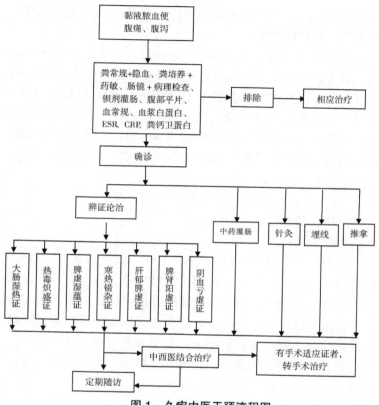

图1 久痢中医干预流程图

2 管理

2.1 药物治疗

2.1.1 辨证论治

辨证论治是中医的基本特点之一，药物治疗是中医治疗最重要的组成部分，综合文献表明，中药辨证治疗久痢对于改善患者的临床症状，诱导和维持病情缓解，提高患者的生存质量具有较好的作用。

各证候采用的方剂由临床证据决定，并参考了现有的共识或标准。由于现有中医证据级别较低，因此推荐级别普遍不高，但低级别的推荐建议并不意味着临床重要性的下降。另外，专家临床实践经验，以及部分在临床上常用但缺乏临床对照研究或病例系列研究的方剂等，将以专家共识意见的形式给出（用注明"※"，推荐强度为 C 级，证据级别 IV）。

2.1.1.1 大肠湿热证

病机：湿热壅滞，肠络受损，气血瘀滞。

治法：清热化湿，调气和血。

推荐方药：

芍药汤（《素问病机气宜保命集》）。黄连、黄芩、木香、炒当归、炒白芍、肉桂、槟榔、生甘草等，日一剂，分二次或三次服用。（推荐强度：B，证据级别：II b）

采用芍药汤加减方化裁治疗久痢大肠湿热证，可以取得较好的疗效，能有效缓解腹痛、腹泻和黏液脓血便等症状。采用芍药汤口服配合其他药物灌肠、针刺、艾灸及西药等疗法同样可以取得较好的临床疗效。

2.1.1.2 热毒炽盛证

病机：湿热毒邪，壅滞肠中，燔灼气血。

治法：清热祛湿，凉血解毒。

推荐方药：

白头翁汤（《伤寒论》）。白头翁、黄连、黄柏、秦皮等，日一剂，分二次或三次服用。（推荐强度：B，证据级别：II b）

久痢热毒炽盛证多属于重症，临床上多采用中西医结合综合治疗方法，采用白头翁汤加减方化裁治疗口服配合西药可以取得较好的临床疗效，能有效缓解腹痛、腹泻和黏液脓血便等症状可以明显提高本病的临床缓解率并降低其手术率和死亡率。

2.1.1.3 脾虚湿蕴证

病机：脾气虚弱，湿邪留肠，运化失司。

治法：益气健脾，化湿和中。

推荐方药：

参苓白术散（《太平惠民和剂局方》）。党参、白术、茯苓、甘草、桔梗、莲子、白扁豆、砂仁、山药、薏苡仁、陈皮等，日一剂，分二次或三次服用。（推荐强度：A，证据级别：Ⅰa）

有研究显示，参苓白术散加减治疗久痢能更好地诱导疾病缓解，同时对腹痛的改善程度优于西药对照组。参苓白术散联合西药美沙拉嗪在改善临床症状，诱导病情缓解的同时，还可以降低炎症因子 IL－17、TNF－α、IL－23、CRP 的水平。Meta 分析显示，参苓白术散加减单独使用或者参苓白术散联合西药治疗久痢具有更好的临床疗效和安全性。参苓白术散配合灌肠也具有较好的临床疗效，也有研究提示参苓白术散具有较好的安全性，长期使用无明显不良反应，可以维持疾病的长期缓解，复发率较低。

2.1.1.4 寒热错杂证

病机：下痢日久，寒热错杂，虚实夹杂。

治法：温中补虚，清热化湿。

推荐方药：

乌梅丸（《伤寒论》）。乌梅、黄连、黄柏、桂枝、干姜、党参、炒当归、制附子等，日一剂，分二次或三次服用。（推荐强度：A，证据级别：Ⅰa）

多项 Meta 分析和数据挖掘研究显示，乌梅丸加减单独使用或者乌梅丸联合西药治疗久痢具有更好的临床疗效和安全性，同时还可以改善肠镜下表现。

2.1.1.5 肝郁脾虚证

病机：肝失调达，横逆犯脾，脾失健运。

治法：疏肝理气，健脾化湿。

推荐药物：

痛泻要方（《景岳全书》引刘草窗方）合四逆散（《伤寒论》）。

药物：炒陈皮、白术、白芍、防风、炒柴胡、炒枳实、炙甘草等，日一剂，分二次或三次服用。（推荐强度：B，证据级别：Ⅱb）

痛泻药方和四逆散是临床上治疗久痢肝郁脾虚证的常用方剂，单用加减和联合使用均具有较好的临床疗效，同时还可以调节患者的免疫功能。其他证型如出现腹痛即泻，泻后痛减，排便不爽，腹胀，肠鸣等临床表现时，亦可参入使用。

2.1.1.6 脾肾阳虚证

病机：下痢日久，脾肾阳虚，寒湿内生。

治法：健脾补肾，温阳化湿。

主方：附子理中丸（《太平惠民和剂局方》）合四神丸（《证治准绳》）。

药物：制附子、党参、干姜、炒白术、甘草、补骨脂、肉豆蔻、吴茱萸、五味子等，日一剂，分二次或三次服用。（推荐强度：B，证据级别：Ⅱb）

附子理中丸和四神丸是治疗久痢脾肾阳虚证的常用方剂，口服和灌肠均具有良好的疗效。配合灌肠、针灸和穴位贴服疗法也可取得较好的疗效。

2.1.1.7 阴血亏虚证

病机：阴血亏虚，湿热稽留，邪滞肠间。

治法：滋阴清肠，益气养血。

主方：驻车丸（《备急千金要方》）合四物汤（《太平惠民和剂局方》）

药物：黄连、阿胶、干姜、当归、地黄、白芍、川芎等，日一剂，分二次或三次服用。（推荐强度：B，证据级别：Ⅱ b）

驻车丸加减治疗久痢阴血亏虚证具有较好的临床疗效，显著降低患者的临床症状积分，并且可以改善肠镜下表现。

目前没有直接证据验证四物汤治疗久痢阴血亏虚证的疗效，有研究显示桃红四物汤加减治疗久痢具有较好的临床疗效。

2.1.2 灌肠治疗

久痢病变部位在大肠，中药灌肠治疗可以使药物直达病所，有助于较快缓解症状，促进肠黏膜损伤的修复。（参照《92个病种的中医临床路径和中医诊疗方案（2017年版）》《溃疡性结肠炎中医诊疗专家共识意见（2017）》制定）

2.1.2.1 药物选择

2.1.2.1.1 清热化湿类：黄柏、黄连、苦参、白头翁、马齿苋、秦皮等。

2.1.2.1.2 收敛护膜类：诃子、赤石脂、石榴皮、五倍子、乌梅、枯矾等。

2.1.2.1.3 生肌敛疡类：白及、三七、血竭、青黛、儿茶、生黄芪、炉甘石等。

2.1.2.1.4 宁络止血类：地榆、槐花、紫草、紫珠叶、蒲黄、大黄炭、仙鹤草等。

2.1.2.1.5 清热解毒类：野菊花、白花蛇舌草、败酱草等。

2.1.2.1.6 中成药：锡类散、双料喉风散、康复新、云南白药等。

临床可根据病情需要选用 4～8 味中药组成灌肠处方，亦可以搭配中成药或者中成药单药灌肠。灌肠液以 120～150mL，温度 39℃，睡前排便后灌肠为宜。

2.1.2.2 操作方法

患者取左侧卧位，暴露臀部，下垫橡胶单、治疗巾，抬高臀部 10cm，连接、润滑肛管前端，排气、夹管，显露肛门，肛管插入直肠 15～20cm，根据患者的耐受情况，调节灌肠速度为 80～100 滴／分，同时观察病情。灌肠结束后，取左侧卧位 30 分钟，膝胸位 30 分钟，右侧卧位 30 分钟，后可取舒适体位。拔管后轻揉肛门，尽量保留药液 1 小时以上。根据临床具体情况，也可选用结肠透析设备进行中药灌肠治疗。

2.1.3 对症治疗（参照溃疡性结肠炎中医诊疗专家共识意见（2017）制定）

临床治疗中变化较多，可在辨证、辨病论治的基础上随证加减，较常见的加减方法有①大便脓血较多者，加败酱草、秦皮、地锦草、地榆炭；②腹痛较甚者，加徐长卿、延胡索；③便血明显者，加茜草、紫草、槐花、血余炭、白及；④大便白冻黏液较多者，加苍术、薏苡仁、白芷；⑤伴发热者，加金银花、葛根、黄柏、连翘、蒲公英；⑥畏寒怕冷者，加炮姜、草果；⑦里急后重，加槟榔、炒枳壳、地榆；⑧久泻气陷者，加升麻、荷叶、桔梗；⑨久泻不止者，加赤石脂、石榴皮、诃子、五味子、乌梅。

2.1.4 名医经验

名医经验在中医药的学术传承中发挥了重要的作用，总结名医的临床实践经验，有助于临床疗效的提高。以下列出部分近现代名医治疗久痢的经验，供参考使用。（※ 推荐强度：C，证据级别：Ⅳ）

2.1.4.1 董建华

（1）病因病机：初期证候属湿热者多，久痢之后属虚寒者多。

（2）治则治法：强调辨证论治，制定了调肝理气，扶脾助运法；芳香化湿，燥湿泄浊法；清热利湿，理肠导滞法；活血化瘀，通络止痛法；健脾益气，升阳止泻法；温肾暖脾，涩肠固脱法。

（3）基本处方：调肝理气，扶脾助运常用柴胡、白芍、香附、青皮、陈皮、白术、茯苓；芳香化湿，燥湿泄浊常用藿香、佩兰、厚朴、陈皮、清半夏、茯苓、通草；清热利湿，理肠导滞常用：白头翁、黄芩、黄连、葛根、木香、槟榔；活血化瘀，通络止痛常用桃仁、红花、当归、赤芍、白芍、乌药、香附；健脾益气，升阳止泻常用党参、炒白术、茯苓、木香、砂仁、扁豆、荷叶；温肾暖脾，涩肠固脱常用补骨脂、肉豆蔻、肉桂、炮姜、诃子、石榴皮。

（4）随证加减：肝火盛加龙胆草、山栀、黄芩；腹痛甚加乌药、川楝子；湿邪重加生薏苡仁、蔻仁；暑热加清豆卷；口干明显加芦根；血瘀疼痛剧烈加乳香、没药；触及积块加三棱、莪术；大便鲜血良多加蒲黄炭、陈棕炭；阳衰寒甚加附子、干姜。

2.1.4.2 印会河

（1）病因病机：湿滞肠道。

（2）治则治法：清利湿浊。

（3）基本处方：清理肠道方：桃仁、杏仁、生薏苡仁、冬瓜仁、黄芩、赤芍、马齿苋、败酱草。桃仁、杏仁开利肺与大肠之气血，生薏苡仁、冬瓜仁、黄芩入肺与大肠而燥湿清热，赤芍行血以治便脓血，马齿苋、败酱草清大肠热而解毒。

（4）随证加减：寒象明显加肉桂。

2.1.4.3 谢海洲

（1）病因病机：脾肾两虚。

（2）治则治法：健脾温肾固涩、益气升提。

（3）基本处方：脾虚用参苓白术散；肾虚以附子理中汤、二神丸、四神丸等方加减；若便脓血，根据辨证配合黄土汤、赤小豆当归散、槐角丸等方加减。

（4）随证加减：泄泻伴后重感且大便不爽者加薤白；泄泻日久，大便脓血者加乌梅；有渗出物及便中带血者加灶心土。

2.1.4.4 朱良春

（1）病因病机：脾气虚弱，湿热滞留。

（2）治则治法：补脾敛阴，清化湿热。

（3）基本处方：仙桔汤：仙鹤草、桔梗、乌梅炭、白槿花、炒白术、木香、炒白芍、秦艽、炒槟榔、甘草。

（4）随证加减：肝郁脾滞、湿热蕴结加柴胡；失禁不固加诃子肉或石榴皮；腹痛甚倍白芍；气虚甚加参芪、升麻；无白槿花代以藿香、紫苏、地锦草。

2.1.4.5 徐景藩

（1）病因病机：脾虚湿热夹瘀，寒热错杂，肝脾肾同病。

（2）治则治法：温清并用，补泻兼施。

（3）基本处方：连脂清肠汤：黄连、补骨脂、白术、茯苓、白芍、甘草；缓解期口服方：党参、山药、焦白术、黄连、煨木香、赤芍、白芍、补骨脂、苦参、桔梗、仙鹤草；灌肠方：地榆、白及、石菖蒲；足疗方：地榆、仙鹤草、川芎、白头翁、鸡冠花、虎杖、当归、鬼针草、红花。强调本病疗程要长，口服外用结合。

2.1.4.6 危北海

（1）病因病机：脾虚或脾肾两虚为本，以肝郁、湿热、血瘀为标。

（2）治则治法：健脾益气为主，佐以清热利湿、解郁、活血化瘀。

（3）基本处方：健脾常用生黄芪、党参、赤石脂、伏龙肝等；活血化瘀常用丹参、红花、炙乳没、三七粉等；消导药物常用谷麦芽、神曲、山楂等。

2.1.4.7 李乾构

（1）病因病机：活动期属脾胃虚弱、大肠湿热；缓解期属脾肾两虚、湿邪留滞。

（2）治则治法：活动期治以健脾助运、清热化湿；缓解期健脾补肾、除湿导滞。

（3）基本处方：清化溃结汤：白头翁、红藤、黄连、广木香、虎杖、六一散、焦四仙、生黄芪、生苡米、生白术；健脾溃结汤：黄芪、白术、炒苡米、五味子、补骨脂、肉豆蔻、广木香、红藤、焦四仙、六一散。

（4）随证加减：血瘀出血者加刘寄奴、地榆炭、三七粉化瘀止血；脾肾阳虚者加附子、干姜温补脾肾。

2.1.4.8 朱秉宜

（1）病因病机：脾胃虚弱、湿浊内蕴。

（2）治则治法：健脾敛疮。

（3）基本处方：内服方：生黄芪、党参、白术、赤芍、白芍、川连、木香、吴茱萸、陈皮、焦山楂、茯苓、白头翁、生薏仁、枳壳、炒槐花；外用方：地锦草、凤尾草、鱼腥草、马齿苋、茜草、黄柏、五倍子。

（4）随证加减：脾虚加砂仁、淮山药；肾虚加肉豆蔻；瘀阻加制乳没、干姜；肝郁加醋柴胡、防风；湿盛去黄芪，加川连、黄柏；粪中夹血加地榆、炒槐花；苔厚腻，湿浊停滞之象，宜芳香化湿之品（厚朴、藿香、砂仁），停用参芪。

2.1.4.9 马贵同

（1）病因病机：活动期属实证，湿热内蕴；缓解期属虚证，脾肾两虚。

（2）治则治法：活动期清热除湿为主，辅以健脾扶正；缓解期益气健脾，温肾固本。

（3）基本处方：活动期常用白头翁汤、芍药汤或葛根芩连汤合四君子汤加减；缓解期常用六君子汤、参苓白术散或小建中汤加减。

（4）随证加减：活动期可加选生地榆、大腹皮、枳壳、马齿苋等；若纳呆食少，舌苔厚腻，可加苍术、藿香、佩兰、厚朴、砂仁、生熟薏苡仁等；若热毒较重，肛门灼热，加败酱草、蛇舌草、青黛散等；若泻下次数增多，可加选炒防风；若便血较多，加参三七、白及等；若里急后重，或腹痛，或大便不爽，可加大调气理气药剂量，如枳壳、大腹皮、白芍等。缓解期若正气已虚而后重不除，气郁坠胀者，加煨葛根、升麻等以求两全；若病久及肾，脾肾两亏，清阳不升，肠道失固，滑脱不禁，泻下不止，则酌加黄精、益智仁、仙灵脾、狗脊等益肾温肾，或柴胡、升麻升提中气，或五倍子、赤石脂、煨诃子、乌梅、炮姜、罂粟壳等收敛固涩之品。

2.1.4.10 杨春波

（1）病因病机：湿热蕴肠，细审湿与热之偏重，分湿热并重、湿重于热、热重于湿三型而治。

（2）治则治法：清热祛湿为主，注意调脾胃气血，调肝安神和通因通用。

（3）基本处方：湿热并重证常用药物：仙鹤草、地榆炭、茵陈、黄连、薏苡仁、佩兰、厚朴、赤芍、白豆蔻、白扁豆；湿重于热证常用药物：仙鹤草、地榆炭、茵陈、黄连、薏苡仁、泽兰、厚朴、草果、佩兰、苍术；热重于湿证常用药物：仙鹤草、地榆炭、茵陈、黄连、薏苡仁、佩兰、知母、黄芩、赤芍、马齿苋、白头翁。

（4）随证加减：情志抑郁，肠鸣，脉弦者加用北柴胡、防风、芍药、甘草、枳壳；性急易怒，口苦，寐差，舌红，脉弦数者加黄芩、甘草、白芍、龙胆草等。不知饥，纳呆，便溏，苔黄厚腻，脉滑者加用山楂、槟榔、神曲、炒莱菔子、谷麦芽；便血色鲜红，口干不欲饮，舌红，苔少，脉细数者加用知母、甘草、白芍；血色暗红者，舌质淡暗，暗红或淡红暗或有瘀斑者加用三七、蒲黄；乏力，便溏，脉细缓或脉细弦者加用白术、绞股蓝、黄芪等；失眠者加用合欢皮、茯苓、琥珀、石菖蒲、龙牡、炒栀子；里急后重者加用槟榔、木香、枳壳、大黄；脓血便多者加用白头翁、马齿苋、大黄、金银花；血色鲜红者加用紫珠草、侧柏叶；白色黏液较多者加用浙贝、桔梗以祛痰；大便不畅并胸闷者加用桔梗、瓜蒌。

2.1.4.11 劳绍贤

（1）病因病机：素体脾虚为本，湿热毒盛、瘀血内蕴为标。

（2）治则治法：初起治疗时重在祛邪，病情缓解期重在扶正，兼以收涩固摄，需始终顾护胃气，不可过于峻下攻伐。

（3）基本处方：溃结灵：救必应、败酱草、地榆炭、水蛭、茯苓、藿香、川厚朴、法半夏、三七末、甘草；溃结灌肠方：救必应、败酱草、毛冬青、晚蚕砂、地榆、青黛、白及、甘草。

（4）随证加减：口服方中便血者加槐花；黏液多漏芦、苦参；水泻，便次多加石榴皮；舌淡苔不厚，无脓血便加黄芪、白术、甘草。灌肠方中大便次数多加五倍子；湿热重、黏液便加苦参；血便多加儿茶。

2.1.4.12 莫燕新

（1）病因病机：脾虚湿盛，急性发作期可见湿热毒瘀蕴热于肠。

（2）治则治法：急性期清热化湿，解毒活血，缓解期健脾化湿。

（3）基本处方：急性发作期以白头翁汤、芍药汤等方加减，缓解期以参苓白术散加减治疗。

（4）随证加减：毒热较重加用蒲公英、红藤、败酱草；瘀血较重三七、赤芍；腹胀、腹泻、舌苔黄腻者，可加煨木香、黄连；久泄者可加肉豆蔻、石榴皮；久病出现畏寒肢冷阳虚表现者可加干姜、肉桂。

2.1.5 药对

（1）仙鹤草、桔梗：具有健脾化痰、排脓止痢的作用。适用于脾虚湿热型久痢的治疗。（朱良春经验）

（2）黄连、补骨脂：具有温肾助阳、清热止痢的作用。适用于久病及肾本虚标实的久痢。在症状改善后可减少补骨脂的用量，与益智仁交互使用。（徐景藩经验）

（3）葛根、升麻：具有升清止痢的作用。适用于正亏而后重不除，气郁坠胀者。（马贵同经验）

（4）马齿苋、三七、青黛：具有清热解毒，活血化瘀，敛疮生肌的功用。适用于久痢的灌肠治疗。（马贵同经验）

（5）救必应、败酱草：具有清热解毒，利湿止泻，消肿排脓的功用。适用于大肠湿热型久痢的治疗，口服与灌肠均可应用。（劳绍贤经验）

（6）地锦草、辣蓼：具有祛风散瘀、解毒消肿的作用。适用于久痢急性发作时的治疗。（莫燕新经验）

（7）石榴皮、安乐菜：具有收敛止泻、清热解毒的作用。适用于久痢缓解期的治疗。（莫燕新经验）

（8）凤凰衣、白及：具有生肌护膜、收敛止血的作用。适用于久痢急性发作时的治疗。（莫燕新经验）

2.1.6 临证要点

2.1.6.1 重视分期治疗，内外合治

针对久痢活动期和缓解期呈现的不同中医证候学特征，在活动期多有湿热内蕴肠腑，气滞血瘀，肉腐血败之病理变化，缓解期多有脾肾两虚，肺气失调，大肠不固，湿热留恋之候。根据这一病理特点，即活动期从肠道湿热证辨治，缓解期从正虚邪恋证辨治。轻、中度久痢可予以中药治疗，重度久痢予中西医结合治疗。病变范围局限于直肠或左半结肠，可单用中药灌肠或配合中药口服治疗，如病变范围在广泛结肠，可采用中药口服治疗或配合中药灌肠治疗。

2.1.6.2 重视辨证与辨症的结合

辨脓血便、黏液便：脓血便多是湿热内蕴肠腑，壅阻气血，气血相搏，脂膜血络受损，血败肉腐为疡，腐败化为脓血。黏液便脓白如冻属寒、脓色黄稠属热；黏液清稀属虚、属寒，色黄黏稠属有郁热。治疗时白多赤少，重在治湿、治气；赤多白少，重在治热、治血；对黏液便除治湿、治痰

外，还应重视调肺和运脾。

辨血便：血色鲜红多属热，若久病气亏、气不摄血，多血色淡稀；血黯多属瘀。急性期湿热酿毒可入络成瘀，多血色紫黯凝块腥臭；久病脾肾阳虚，运血无力可气虚为瘀或寒凝为瘀，多血色淡黯。

辨腹痛：便前腹痛、便后则缓，肠鸣腹胀，多属脾虚肝旺，病在气分；痛处固定，缠绵反复，多为瘀血入络，病在血分；病久而腹痛隐隐，多属气虚血瘀。

2.1.6.3 重视湿、热、瘀、毒与病情活动的关系

湿性黏滞，可使脾胃传导失职，升降失调，以致水湿内停，气血凝滞，与肠中腐浊之气相搏，发生泄痢，导致病情缠绵。

瘀热阻滞，郁而化热，血败肉腐，内溃成疡，迫血妄行，便血下溢。瘀热又可致水湿停滞，湿瘀不尽，伏于肠间，互为因果，经久而愈衍愈重。瘀血不去，新血不生，瘀血越甚，气血愈虚，病程迁延，缠绵难愈。

湿热壅盛，酿盛热毒，迫血妄行，便下鲜血，可出现重症。

2.1.6.4 重视寒热错杂的复杂病机。

本病腹痛腹泻，夹有脓血，反复发作，迁延日久，往往既有积湿蒸热，又有湿蕴伤阳，寒热错杂。《景岳全书》说："脾肾虚弱之辈，但犯生冷极易作痢"。临床表现为便下脓血，血色暗红，肛门灼热，里急后重，四肢畏寒怕冷，舌淡红，苔腻，脉细数，治宜温中补虚、清热燥湿、寒热并用，以乌梅丸为代表方，集补泻温清于一方之中，庶克奏效。

2.1.6.5 重视脏腑相关的整体观念

2.1.6.5.1 补肺、宣肺：肺与大肠相表里，《黄帝内经》中说："逆之则伤肺，冬为飧泄"，本病与肺的密切关系还体

现在痰这一病理因素上，古代医籍早有"痰泄"之名。在治疗上，除健脾化湿外，也要重视宣通肺气。

2.1.6.5.2 补脾、运脾：健脾益气为 UC 有效治法，治疗时，需注意补脾与治疗时，需注意补脾与运脾的合理应用。一则不宜过于温补，以防耗伤阴液，出现阴血亏虚之象；二则不宜壅补，以防阻碍气机，使病邪留恋；三则不可骤补，宜徐徐缓图，冀正气恢复，病可渐愈。临床以健脾益气之剂结合运脾化湿、升清疏利之品，使脾胃之气调和，升清降浊，肠络清疏，传化如常，方可达到补而不滞、脾健余邪清的治疗效果。

2.1.6.5.3 疏肝、柔肝：UC 患者常伴有心情抑郁、情绪不宁等情志障碍，可引起肝气疏泄失职，影响脾胃健运，而缓解期脾气虚衰，肝木极易乘侮，兼见少腹胀痛、大便或干或溏、肠鸣矢气、脉弦等表现时，更应恢复肝胆的疏泄功能。临证治当在健脾的同时，需从肝治疗，注重疏肝和柔肝。

2.1.6.5.4 补肾、固肾：久病及肾，临床兼见泻下不止，腰膝酸冷，畏寒怕冷，喜热饮，舌淡胖，脉沉细等，治宜温补脾肾。肾阳虚弱，不能助脾运化水谷，腹泻难止，治宜固肾止泻。

2.2 针灸治疗

大量文献显示针灸、针药结合治疗久痢疗效确切，Meta分析结果显示，与 SASP 比较，针灸在提高治疗的短期有效率和长期有效率上均优于 SASP 治疗，同时能调节患者的免疫功能，并且副作用少，具有安全性。（推荐强度：A，证据级别：Ⅰa）

2.2.1 选穴

临床上多选用足阳明胃经、足太阳膀胱经、足三阴经、督脉、任脉，常选取足三里 ST36、上巨虚 ST37、天枢 ST25、关元 CV[RN]4、中脘 CV[RN]12、脾俞 BL20、胃俞 BL21、大肠俞 BL25、三焦俞 BL22、小肠俞 BL27、三阴交 SP6、阴陵泉 SP9、太冲 LR3、太溪 KI3、公孙 SP4 等穴位。当然也有研究显示，针灸治疗久痢的研究在方法学质量方面还存在一些不足之处，相关的 RCT 文章质量需要提高，疗效评价标准需进一步改进，需要开展更多设计严谨、大样本、多中心的随机对照试验来确认。

2.2.2 临证要点

2.2.2.1 临证时可根据具体情况取穴，随症加减，拟订方案。

2.2.2.2 操作方法：以毫针为主，可单独应用，也可以配合艾灸、温针等操作。

2.2.2.3 温针操作：

（1）器具：毫针、艾条（切成段）。

（2）操作（以足三里 ST36 为例）：选定穴位，常规皮肤消毒，以毫针直刺足三里 ST36 1～1.5 寸，然后点燃艾条段，插在针柄上。针柄下端可垫一纸片，以防烫伤。

（3）疗程：具体疗程根据临床情况而定。

2.2.2.4 灸法操作：

（1）器具：药饼、艾条。

（2）操作（以中脘 CV[RN]12 为例）：选定穴位，将药饼放在穴位，点燃艾段上部后置药饼上进行隔药灸，每日1次，每次每穴各灸2壮，注意防止烫伤。

（3）疗程：12次为1疗程，疗程间休息3天，共治疗

6个疗程。

2.3 穴位埋线治疗

穴位埋线治疗的处方根据采取穴位埋线方法治疗久痢的临床文献整理而来。(推荐强度：B，证据级别：Ⅱb)

2.3.1 主穴

大肠俞 BL25、天枢 ST25、足三里 ST36、下脘 CV[RN]10、建里 CV[RN]11、中脘 CV[RN]12、关元 CV[RN]4、气海 CV[RN]6等。

2.3.2 配穴

肾虚加肾俞 BL23，脾虚加脾俞 BL20。

2.3.3 器具

（1）埋植用羊肠线：00号羊肠线，存放于75%酒精内浸泡备用。

（2）其他器材：2.5%碘酒、75%酒精、2%利多卡因、5ml一次性注射器、6号一次性注射针头、胶布、血管钳、剪刀、消毒纱布腰盘、医用手套、无菌敷料等。

2.3.4 操作

先将埋线器具备齐，并严格消毒，在埋线穴位做好标记，然后用2.5%的碘酒消毒，75%的酒精脱碘。医者洗手，消毒，在标记处用利多卡因做皮内麻醉，使成1cm左右的局麻皮丘。镊取一段0.8～1.0cm已消毒好的羊肠线，放置于腰椎穿刺针套管的前端，从针尾插入尖端已磨平的针芯。医者左手拇指绷紧或捏起进针部位皮肤，右手持针，快速穿入皮肤，腰部及背部穴位在局部下方向上平次，下肢穴位直刺，刺到所需深度，当出现针感后，边退针芯，边退针管，将羊肠线埋植于穴位皮下组织或肌肉层，线头不得外露，消毒针孔，外敷无菌敷料，胶布固定 24 小时（埋线治疗属于微创疗法，有感染的风险，需与患者进行沟通）。

2.3.5 疗程

2 周到 4 周治疗 1 次，最多 5 次。

2.4 推拿治疗

推拿是治疗久痢的方法之一，临床上多与其他方法联合。推拿方案的制定根据相关临床文献整理而来。（推荐强度：B，证据级别：Ⅱ b）

2.4.1 取穴

中脘 CV[RN]12、关元 CV[RN]4、气海 CV[RN]6、天枢 ST25、神阙 CV[RN]8、脾俞 BL20、大肠俞 BL25、肝俞 BL18、胃俞 BL21、三焦俞 BL22。

2.4.2 操作手法

腹部操作，患者仰卧，医者以沉着缓和的全掌按揉法施于腹部，由中脘 CV[RN]12 渐移至关元 CV[RN]4，往返 5 遍，继以柔和深透的一指禅推法施于以上部位，时间 10 分钟；拇指按揉关元 CV[RN]4、气海 CV[RN]6、双侧天枢 ST25 各 3 分钟；摩腹 5 分钟；施掌振法于神阙穴 1～3 分钟。背部操作，患者俯卧，以法沿脊柱两旁足太阳膀胱经循行部位治疗，自肝俞 BL18 至大肠俞 BL25，时间 3 分钟；点按两侧脾俞 BL20、胃俞 BL21、三焦俞 BL22、肾俞 BL23、大肠俞 BL25 诸穴，时间共 5 分钟；沿两侧腰部夹脊穴或膀胱经循行部位施平推法，透热为度。以上治疗方法每天 1 次，每次 30～40 分钟，10 次为 1 个疗程。

2.5 调摄护理

许多研究表明饮食中的某些成分与久痢发病和复发有一定关系，例如牛奶制品摄入过多而纤维摄入减少可能与本病的复发有关。由于久痢是慢性病，因此患者必须特别注意饮食的调摄，养成良好的饮食习惯。避免红肉、加工肉类、动物脂肪和胆固醇，以及高糖食物的摄入，同时戒酒、可以增加多含鱼油或亚麻油食物的摄入。按照中医体质学说，湿热体质患者慎食牛羊肉和烧烤等温性食品，虚寒体质患者避免进食生冷食物如海鲜、冷饮、冷菜冷饭等。同时可配合食疗，脾虚证可服用山药莲子粥，阴虚者可用槐花百合粥，湿热体质可服用薏苡仁马齿苋粥等。

久痢反复发作，迁延终生，并有癌变风险，需要长期随访，严重影响了患者的生存质量，给患者带来严重的心理负担，而且会导致疾病的复发和加重，临床上多见以忧虑和抑郁为主的心理障碍。因此需要保持心情舒畅，避免不良情绪刺激。平时可以少量运动以减轻压力，缓解抑郁，恢复肠道功能，如太极拳、太极剑、气功等传统非竞技体育项目是不错的选择，还可以尝试放松和呼吸练习、瑜伽、冥想以及催眠等方法，必要时向心理医师咨询，提高生活质量。

2.6 随访

久痢具有一定的癌变概率，应特别重视对本病的监测，按病情定期进行肠镜检测。肠镜筛查建议从出现症状8年后开始，以重新评估病变范围并排除异型增生。如果病变只局限于直肠，以往或目前都没有内镜或显微镜下附近结肠病变的证据，可以不行肠镜监测。除直肠炎外，所有患者都需采取监测策略。高风险人群需每年进行监测，包括在过去5年中发现狭窄和异型增生，原发性硬化性胆管炎，广泛、严重的活动性炎症者。中度风险人群需 2～3 年进行一次肠镜检查，中度风险包括：广泛的轻、中度炎症，炎症后的息肉，肠癌家族史（其一级亲属在 50 岁或以上诊断肠癌）。其余人群每 5 年检查一次肠镜。

参考文献

[1] 中华中医药学会.中医内科常见病诊疗指南西医疾病部分 [M].北京：中国中医药出版社，2008.

[2] 李乾构，周学文，单兆伟.中医消化病诊疗指南 [M].北京：中国中医药出版社，2006.

[3] 中华中医药学会脾胃病分会.溃疡性结肠炎中医诊疗专家共识意见（2017）[J].中华中医药杂志，2017，32（8）：3585-3589.

[4] 中国中西医结合学会消化系统疾病专业委员会.溃疡性结肠炎中西医结合诊疗共识 [J].现代消化及介入诊疗，2011，16（1）：66-70.

[5] 中华医学会消化病学分会炎症性肠病学组.炎症性肠病诊断与治疗的共识意见（2012 年·广州）[J].中华内科杂志，2012，51（10）：818-831.

[6] Magro F, Gionchetti P, Eliakim R, et al.Third european evidence-based consensus on diagnosis and management of ulcerative colitis part 1: definitions, diagnosis, extra-intestinal manifestations, pregnancy, cancer surveillance, surgery, and ileo-anal pouch disorders[J].Journal of Crohn's and colitis, 2017, 11（6）：649-670.

[7] 郑筱萸.中药新药临床指导原则 [M].北京：中国医药科技出版社，2002.

[8] 曹丹，周建华.芍药汤加减治疗溃疡性结肠炎 60 例 [J].吉林中医药，2005，25（4）：23-24.

[9] 周萍，曾志华，管江.芍药汤加减结合针刺治疗溃疡性结肠炎

湿热蕴结证活动期临床研究 [J]. 中成药，2016，38（7）：1477-1480.

[10] 周莉，刘刚，熊国卫，等．芍药汤加减联合艾灸对溃疡性结肠炎患者结肠黏膜修复的影响 [J]. 中国处方药，2017，15（5）：93-94.

[11] 孙显军．芍药汤加减联合西药治疗溃疡性结肠炎疗效观察 [J]. 现代中西医结合杂志，2017，26（4）：436-438.

[12] 罗蕾蕾，邵建国，孙源源．芍药汤合参苓白术散加味治疗溃疡性结肠炎临床观察 [J]. 山西中医，2014，30（10）：39-40，60.

[13] 陈锦锋，陈建林，韩宇斌，等．芍药汤合白头翁汤治疗轻中度溃疡性结肠炎（湿热内蕴型）30 例疗效观察 [J]. 新中医，2008，40（7）：47-48.

[14] 贾志娟，杨佩秋，葛丽丽．芍药汤结合中药灌肠治疗湿热内蕴型溃疡性结肠炎 70 例 [J]. 中国药业，2011，20（1）：73.

[15] 陈建林．芍药汤联合灌肠治疗湿热型溃疡性结肠炎的临床观察 [J]. 中国实用医药，2011，06（11）：204-205.

[16] 张云娥，刘瑶．白头翁汤加味配合柳氮磺吡啶肠溶片治疗溃疡性结肠炎 38 例 [J]. 陕西中医，2014，35（1）：5-6.

[17] 杨竞男，王垂杰．白头翁汤联合美沙拉嗪治疗溃疡性结肠炎随机平行对照研究 [J]. 实用中医内科杂志，2015，29（12）：84-85.

[18] 王朝阳，冯燕，冯乐，等．针灸结合中西药物综合干预慢性溃疡性结肠炎疗效观察 [J]. 西部医学，2014，26（2）：199-200，203.

[19] 周静洁，胡学军．参苓白术散治疗轻中度溃疡性结肠炎临床疗效分析及对预后的影响 [J]. 安徽医药，2017，21（4）：735-737.

[20] 徐纪文．参苓白术散联合美沙拉嗪治疗脾胃气虚型溃疡性结肠炎疗效观察 [J]. 四川中医，2015，33（10）：60-61.

[21] 翁湘涛，胡月，廖柳，等．参苓白术散加减对比西药治疗溃疡性结肠炎的疗效和安全性 Meta 分析 [J]. 中国实验方剂学杂志，2017，23（10）：205-210.

[22] 陈琨，李方，王强．参苓白术散联合西药治疗溃疡性结肠炎的 Meta 分析 [J]. 临床消化病杂志，2016，28（4）：244-248.

[23] 曾晓梅．参苓白术散加减配合中药灌肠治疗溃疡性结肠炎 46

例 [J]. 北方药学，2016，13（2）：97.

[24] 穆丽萍，肖明. 参苓白术散治疗溃疡性结肠炎长期应用的疗效与安全性 [J]. 辽宁中医杂志，2016，43（2）：309-311.

[25] 闫曙光，惠毅，周永学，等. 乌梅丸方加减治疗溃疡性结肠炎的疗效评价与 Meta 分析 [J]. 中国中医基础医学杂志，2013，19（3）：296-298.

[26] 陈新林，孙英棉，曾思静，等. 乌梅方加减联用西药治疗溃疡性结肠炎的系统评价和 Meta 分析 [J]. 中国实验方剂学杂志，2015，21（15）：188-192.

[27] 孙英棉，曾思静，刘添文，等. 乌梅方对比单用西药治疗溃疡性结肠炎的 Meta 分析 [J]. 安徽中医药大学学报，2016，35（3）：92-96.

[28] 刘元艳，刘学文，谭勇，等. 基于文本挖掘探索溃疡性结肠炎药物的治疗规律 [J]. 中国实验方剂学杂志，2013，19（15）：329-332.

[29] 王如茂，胡开生. 痛泻要方合四逆散加味治疗肝郁脾虚型溃疡性结肠炎 58 例 [J]. 中医杂志，2008，49（5）：438-439.

[30] 李寿山，李小贤. 辨证分型治疗慢性溃疡性结肠炎 31 例临床观察 [J]. 中医杂志，1982，23（6）：31-33.

[31] 乔振纲，乔艳华，乔艳贞. 虚实为纲治疗溃疡性结肠炎 117 例 [J]. 陕西中医，1996，17（1）：13-14.

[32] 杨丽. 痛泻药方加减治疗溃疡性结肠炎 58 例 [J]. 实用中医内科杂志，2011，25（05）：70-72.

[33] 常东，侯延平，劳绍贤. 中医药内外合用治疗溃疡性结肠炎的临床研究 [J]. 中国中医药信息杂志，2000，7（3）：40-41.

[34] 周君丰. 四君子汤和痛泄要方治疗溃疡性结肠炎 30 例 [J]. 内蒙古中医药，2013，32（3）：30-31.

[35] 温杰鹏，陈志文. 芍药汤合痛泄要方加减治疗溃疡性结肠炎疗效观察 [J]. 中国民族民间医药，2012，21（24）：58.

[36] 徐连登，张宇霞，郑献敏. 四神丸合四逆散治疗溃疡性结肠炎

42 例临床观察 [J]. 吉林中医药，2012，32（5）：483-484.

[37] 李新巧. 辨证分型、灌肠联合中药治疗溃疡性结肠炎 45 例临床观察 [J]. 实用中医内科杂志，2014，28（10）：35-36.

[38] 王晓宏. 中西医结合治疗慢性溃疡性结肠炎 46 例观察 [J]. 实用中医药杂志，2015，31（7）：643.

[39] 陈军，鲁磊，刘志国. 加味附子理中汤治疗脾肾阳虚型溃疡性结肠炎疗效观察 [J]. 中国中西医结合消化杂志，2014，22（10）：624-625，627.

[40] 江馨，程东红. 四神丸加减治疗脾肾阳虚型溃疡性结肠炎 40 例 [J]. 吉林中医药，2002，22（6）：7.

[41] 党永隆. 四神丸加味配合灌肠治疗慢性溃疡性结肠炎 132 例 [J]. 内蒙古中医药，2010，29（21）：7.

[42] 张丽娟，张锦明，林宪华，等. 综合疗法治疗脾肾虚寒型慢性溃疡性结肠炎 26 例临床观察 [J]. 河北中医药学报，2012，27（1）：26-27.

[43] 韩国勇. 温针联合四神丸口服治疗脾肾阳虚型溃疡性结肠炎 [J]. 中国实用医药，2015，10（32）：184-186.

[44] 蔡辰蕾，朱莹. 四神丸加味合溃结宁膏穴位敷贴治疗溃疡性结肠炎 22 例总结 [J]. 湖南中医杂志，2014，30（12）：68-70.

[45] 莫滚，何焕平. 加味驻车丸口服加灌肠治疗溃疡性结肠炎 78 例 [J]. 中医杂志，2007，48（8）：721.

[46] 戴斌斌. 中医辨证配合独一味胶囊灌肠治疗溃疡性结肠炎 40 例 [J]. 中国中医药信息杂志，2004，11（1）：62-63.

[47] 蔡安和，黄艳辉. 驻车丸口服合锡类散保留灌肠治疗溃疡性结肠炎 25 例 [J]. 中国中医急症，2008，17（7）：997-998.

[48] 尹志辉，刘少琼，成立祥，等. 驻车丸合归脾汤治疗阴血亏虚型溃疡性结肠炎 39 例小结 [J]. 中医药导报，2008，14（10）：29-30.

[49] 刘福金，张淑霞. 桃红四物汤加味治疗慢性溃疡性结肠炎 7 例 [J]. 河北中西医结合杂志，1996，5（1）：111-112.

[50] 田海河. 董建华教授治疗溃疡性结肠炎的经验 [J]. 北京中医学

院学报，1991，14（1）：23-24.

[51] 张力英，王俊蒲．名老中医印会河治疗溃疡性结肠炎经验举隅[J].辽宁中医杂志，2009，36（2）：174-175.

[52] 谢海洲，彭静山．慢性溃疡性结肠炎辨治[J]. 中医药研究，1990，2（2）：4-6.

[53] 邱志济，朱建平，马璇卿．朱良春治疗慢性结肠炎临床经验和特色[J].辽宁中医杂志，2001，28（7）：399-340.

[54] 徐景藩．溃疡性结肠炎反复发作的防治对策[J]. 江苏中医药，2006，27（1）：14-15.

[55] 郑凯，沈洪．国医大师徐景藩教授论治溃疡性结肠炎学术思想[J]. 中华中医药杂志，2013，28（8）：2326-2328.

[56] 刘薇．危北海治疗慢性溃疡性结肠炎的经验[J]. 北京中医，2005，24（4）：207-208.

[57] 李乾构．溃疡性结肠炎的辨证论治体会[J]. 北京中医，2000，19（1）：5-6.

[58] 何文玉．朱秉宜教授运用健脾敛疮法治疗溃疡性结肠炎经验[J]. 四川中医，2009，27（12）：13-14.

[59] 陈江．马贵同诊治溃疡性结肠炎经验拾零[J]. 江苏中医药，2005，26（9）：6-7.

[60] 王文荣，柯晓，黄恒青，等．杨春波主任治疗湿热蕴肠证溃疡性结肠炎临床经验探讨[J]. 福建中医药，2011，42（6）：23-24.

[61] 庄昆海，刘凤斌．劳绍贤教授对溃疡性结肠炎的辨证论治思想[J]. 广州中医药大学学报，2013，11（30）：914-915.

[62] 郑艳辉．莫燕新主任治疗溃疡性结肠炎经验[J]. 吉林中医药，2011，31（3）：210-211.

[63] 杨日和，沈国茹，赵雪，等．针药并用治疗慢性非特异性溃疡性结肠炎 66 例临床观察[J]. 中国针灸，1996，16（01）：25.

[64] 张韵．针刺灌肠配合按摩治疗溃疡性结肠炎 36 例[J]. 中国针灸，1996，16（8）：17-18.

[65] 马胜，张桂兰．针灸并用治疗溃疡性结肠炎 60 例疗效观察[J].

中国针灸，1997，17（05）：275-276.

[66] 郭保君，陆鹏，张镭潇，等．针灸健脾补肾法治疗溃疡性结肠炎疗效观察 [J].四川中医，2016，34（5）：182-185.

[67] 马红学．针灸治疗溃疡性结肠炎 72 例观察 [J].山西中医，2008，24（8）：28，30.

[68] 栾炳玉．针灸治疗溃疡性结肠炎疗效观察 [J].亚太传统医药，2016，12（20）：90-91.

[69] 穆敬平，吴焕淦，张志权，等．针灸治疗溃疡性结肠炎的 Meta 分析 [J].中国针灸，2007，27（9）：687-690.

[70] 刘朝，杨金生，吴远，等．针灸与柳氮磺胺吡啶治疗溃疡性结肠炎的疗效差异：Meta 分析 [J].中华中医药杂志，2016，31（2）：472-478.

[71] 刘朝，杨金生，齐淑兰．针灸治疗溃疡性结肠炎随机对照试验文章的规范表述要素研究 [J].中华中医药杂志，2014，29（5）：1372-1377.

[72] 王宝琛，高忠波，王善旭．温针灸治疗溃疡性结肠炎 52 例 [J].河南中医，2011，31（10）：1105.

[73] 欧亚，吾尔纳，徐君超．温针灸治疗脾虚型溃疡性结肠炎 35 例临床观察 [J].中国民族民间医药，2014，23（24）：55-57.

[74] 何邦广，吴海标，钱火辉．温针灸治疗脾虚型溃疡性结肠炎临床观察 [J].吉林中医药，2009，29（5）：410-411.

[75] 陈增利．神阙穴贴敷治疗慢性非特异性溃疡性结肠炎 27 例 [J].中国针灸，1997，17（07）：444.

[76] 吴焕淦，施征，朱毅，等．隔姜灸治疗溃疡性结肠炎的临床研究 [J].上海针灸杂志，2007，26（4）：3-4.

[77] 谢振年，李东冰，苗春红，等．穴位强化埋线疗法治疗溃疡性直肠炎临床观察 [J].中国中医药信息杂志，2009，16（8）：66-67.

[78] 麦凤香．穴位微创埋线疗法治疗慢性溃疡性结肠炎 126 例临床观察 [J].四川中医，2011，29（9）：122-123.

[79] 马高锋．中药配合推拿治疗溃疡性结肠炎 118 例 [J].河南中医

学院学报，2007，29（2）：65.

[80] 杨永谦，李云昆，龚豫建，等. 慢性非特异性溃疡性结肠炎的按摩施治 - 四部平衡推拿法治疗慢性非特异性溃疡性结肠炎 [J]. 按摩与导引，1997，13（5）：16-17.

[81] 刘晓艳，吕明. 推拿三步九法结合针灸治疗慢性溃疡性结肠炎 91 例 [J]. 陕西中医，2009，30（11）：1520-1521.

[82] 彭强. 推拿治疗溃疡性结肠炎 65 例 [J]. 云南中医中药杂志，2010，31（6）：48.

[83] 马晓薇，邓丽娟，曹玉梅，等. 针灸联合推拿三步九法治疗慢性溃疡性结肠炎随机平行对照研究 [J]. 实用中医内科杂志，2014，29（4）：151-153.

[84] Fernandez-Banares F, Hinojosa J, Sanchez-Lombrana JL, et al. Randomized clinical trial of Plantago ovata seeds (dietary fiber) as Compared with mesalamine in maintaining remission in ulcerative Colitis[J]. Spanish Group for the Study of Crohn's Disease and Ulcerative Colitis (GETECCU). Am J Gastroenterol, 1999, 94 (2): 427-433.

[85] Sood A, Midha V, Sood N, et al. Self-reported food intolerance in patients with ulcerative colitis in India[J]. JIACM, 2003, 4: 30-33.

[86] Jowett SL, SealCJ, Pearce MS, et al. Influence of dietary factors on the clinical course of ulcerative colitis: a prospective cohort study[J]. Gut, 2004, 53 (10): 1479-1484.

[87] Tilg H, Kaser A. Diet and relapsing ulcerative colitis: take off the meat? [J]. Gut, 2004, 53 (10): 1399-1401.

[88] Reif S, Klein I, Lubin F, et al. Pre-illness dietary factors in inflammatory bowel disease[J]. Gut, 1997, 40 (6): 754-760.

[89] Aldhous MC, Meister D, Ghosh S. Modification of enteral diets in inflammatory bowel disease[J]. Proc Nutr Soc,

2001, 60 (4) : 457—461.

[90] Magee EA, Edmond LM, Tasker SM, et al.Associations between diet and disease activity in ulcerative colitis patients using a novel method of data analysis[J].Nutr J, 2005, 4: 7.

1. 项目编写委员会

项目组长：唐旭东

副组长：温艳东、王凤云

项目秘书：吕林、赵迎盼

2. 指南编写小组

沈洪、刘亚军、张露

3. 主审专家

唐志鹏、冯培民

4. 指南德尔菲法函审专家（按姓氏笔画排列）

王凤云、王垂杰、王宪波、王捷虹、毛宇湘、甘淳、白光、朱生樑、朱莹、刘凤斌、苏娟萍、李志、李保双、李振华、李健、杨少军、杨国红、杨强、时昭红、汶明琦、沈洪、张声生、赵文霞、柯晓、钦丹萍、徐进康、凌江红、郭朋、梁健、琚坚、董明国、曾斌芳、温艳东、谢晶日、蔡敏、廖小林、颜勤、潘洋、魏玮

5. 指南会审专家（按姓氏笔画排列）

王凤云、王垂杰、王彦刚、王宪波、王敏、王婕虹、叶松、冯培民、朱莹、任顺平、刘力、刘凤斌、刘启泉、李军祥、李保双、李振华、李慧臻、杨胜兰、杨倩、时昭红、沈洪、张声生、张学智、陈苏宁、陈涤平、季光、周正华、鱼涛、孟立娜、赵文霞、胡玲、柯晓、钦丹萍、徐进康、郭朋、郭绍举、唐旭东、黄绍刚、黄恒青、黄穗平、蒋健、舒劲、温艳东、谢胜、魏玮

《常见脾胃病中医临床实践指南》

胃 痛

世界中医药学会联合会消化病专业委员会

编写单位：中国中医科学院西苑医院

要点说明

　　本指南主要根据中华人民共和国境内胃痛相关疾病的中医药临床研究成果并结合专家的经验制定，目的是为了对中医学治疗胃痛的方法与措施加以总结并进行合理的评价，以期加以推广，为具有中医学执业资格的医生提供指导，同时也为社会医疗决策者及患者提供有益的参考。本指南的主要适应人群是由胃肠系统本身病变引起的胃痛成人患者。

　　需要说明的是，本指南并不是医疗行为的标准或者规范，而仅仅是根据现有的研究证据依据特定方法制作出的一个文本。随着临床实践的发展，新证据的不断产生，指南所提供的建议亦会随之不断的修正。采用指南推荐的方法并不能保证所有人都能获得理想的临床疗效。同时，就指南本身而言，并不能包括所有有效的疗法，也并不排斥其他有效的疗法。最终临床治疗措施的选择需要卫生从业者根据临床的具体情况，结合自身的经验及患者的意愿做出。

目 录

背景介绍

胃痛是临床常见症状之一，主要表现为上腹部胃脘近心窝处发生疼痛。胃痛的发生多数由胃肠本身的病变引起，部分可由其他系统的病变引起，在临床治疗方面具有一定的复杂性。常见引起胃痛的疾病有功能性消化不良、急性胃炎、慢性胃炎、消化性溃疡、胃癌等，其他疾病如胰腺、心脏、胆囊或全身性疾病也可引起的类似于胃痛的症状。本指南主要适用于胃肠本身病变引起的胃痛，慢性胰腺炎、慢性胆囊炎引起的胃痛可部分参照本指南论治。急性心血管疾病或其他病因明确的全身性疾病应用本指南时应当谨慎。

目前关于胃痛单病种的中医药治疗指南相对较少，中华中医药学会内科分会于 2008 年出版了包括胃痛在内的中医内科常见疾病的诊疗指南，其他的涉及胃痛的指导性文件多分布于各种具体的疾病之中，如中华中医药学会内科分会发布的《慢性胃炎中医诊疗指南》、中国中医科学院牵头编制的《慢性胃炎中医临床实践指南》、中华中医药学会脾胃病分会发布的《消化不良中医诊疗共识意见》《慢性浅表性胃炎中医诊疗共识意见》《慢性萎缩性胃炎中医诊疗共识意见》，中国中西医结合学会消化系统疾病专业委员发布的《慢性胃炎的中西医结合诊治方案》等。

目前国际上尚没有中医药治疗胃痛的循证临床实践指南。指南开发小组遵循循证医学的理念，在系统分析国外指南制作方法和指南评价方法的基础上，将其与中医学的特点相结合，通过文献预调查、临床问题的分解与定义、文献检索、文献评价与证据形成、证据评价与推荐建议形成、指南草案书写、专家评审、草案修改等步骤，完成了本指南的开发工作，以期对近几十年来中医、中西医结合的研究成果加以总结，对中医药治疗胃痛的临床操作方案进行规范，提高中医药治疗胃痛的疗效。

临床特点

1 概述

　　胃痛以上腹部近心窝处发生疼痛为主要临床表现，该症状的发生率目前尚不明确，但在消化系统疾病的门诊中占了绝大部分。引起胃痛的常见疾病有功能性消化不良、急性胃炎、慢性胃炎、消化性溃疡及胃癌等。尽管上述疾病易引起胃痛症状，但胃痛症状并不是上述症状的必然表现，在上述疾病的诊断中也缺乏特异性。

　　引起胃痛常见的病因有感受外邪、饮食不节、情志失调、特异性损伤及疾病引起等。从中医的角度而言，胃痛的病机可归结为"不通则痛"和"不荣则痛"。一方面，各种原因如外感寒邪、饮食失节、情志恼怒、湿热或瘀血内阻等，引起胃气失和，不通则痛；另一方面，素体亏虚，气血津液不足，胃失所养，不荣则痛。

　　胃痛的病位在胃，主要与肝脾相关，可涉及胆肾。

2 理化检查

　　对于胃痛而言，明确原发病具有重要的意义。常见的检查包括：

（1）内镜检查：是胃痛最重要的检查之一，有助于明确上消化道疾病引起的胃痛，如慢性胃炎、消化性溃疡、胃癌等。

（2）B超检查：有助于诊断肝胆脾胰等器官疾病引起的胃痛。

（3）X线检查：有助于消化性溃疡、胃癌等疾病的诊断。

（4）病理检查：有助于明确慢性胃炎的临床类型，胃癌的病理类型等。

（5）其他检查：^{13}C尿素呼气试验有助于明确是否伴有幽门螺杆菌感染；血液学检查有助于进一步明确病因；心电图检查有助于排除心血管系统疾病引起的胃痛；CT检查有助于急、慢性胰腺炎、胃癌的诊断等。

临床诊断

1 中医诊断

1.1 中医病名诊断

胃痛是以上腹胃脘近心窝处发生疼痛为主要临床表现，又称胃脘痛。

1.2 中医证候诊断

1.2.1 常见证候分型

总结临床实践经验，探索专病中医证候分布规律，是确定中医证型的有效途径。指南开发小组结合现有共识和标准，采用定量的文献统计方法，对临床常用的相对单一证候进行统计，确定常用证候为脾胃虚寒证、肝胃不和证、胃阴不足证、瘀阻胃络证、饮食积滞证、脾胃湿热证。上述证候可单独出现，也可相兼出现，临床应在辨别单一证候的基础上辨别相兼证候。常见的相兼证候有肝郁脾虚证、脾虚气滞证、寒热错杂证、气滞血瘀证、虚寒夹瘀证、湿热夹瘀证等。同时，随着病情的发展变化，证候也呈现动态变化的过程，临床需认真甄别。

1.2.2 证候诊断标准

证候诊断参照相关文献研究、相关疾病的专业指南如《慢性胃炎中西医结合诊断、辨证和疗效标准》《慢性胃炎的中西医结合诊治方案》《中药新药临床指导原则》及各层次中医学教材的标准等综合讨论拟定。

1.2.2.1 脾胃虚寒证：胃脘隐痛，喜温喜按，得食痛减，畏寒，四肢清冷，泛吐清水，完谷不化，舌淡胖，边有齿痕，苔白滑，脉沉细或沉缓。

1.2.2.2 肝胃不和证：胃脘胀痛或痛窜两胁，嗳气频作，情志不舒时加重，舌质淡红或红，苔薄白或薄黄，脉弦。

1.2.2.3 胃阴不足证：胃脘灼热疼痛，饥不欲食，口干舌燥，大便干燥，舌红少津，少苔或无苔或有裂纹，脉细数或弦细。

1.2.2.4 瘀阻胃络证：胃脘痛，痛有定处或胃痛日久，拒按，或有黑便，舌质暗红或紫暗、有瘀点或瘀斑，舌下络脉瘀血或扩张，脉缓弦涩。

1.2.2.5 饮食积滞证：胃脘胀痛，嗳腐吞酸，或呕吐不消化食物，吐后痛减，舌苔厚腻，脉滑。

1.2.2.6 脾胃湿热证：胃脘灼热胀痛，拒按，脘腹痞闷，肢体困重，口苦而粘，口臭，渴不多饮，或纳呆恶心，大便黏滞，舌质红，苔黄厚或厚腻，脉滑或濡数。

1.2.3 辨证的问诊要素

问诊是中医四诊中的重要组成部分，对胃痛的证型的判别有重要的意义，下列问题可能会对证候的甄别起到一定的简化作用：

1.2.3.1 主症的性质

胀满、胀痛者多属气滞；灼痛者多属热证；刺痛者多属血瘀；隐痛者多属虚证。

1.2.3.2 症状的诱发、加重和缓解因素

由情志因素引起的病位多在肝胃；劳累诱发或加重的多属虚证；拒按者多属实证；喜按者多属虚证；受寒引起的多属寒邪犯胃；饮食后诱发，嗳腐吞酸者多属食滞。

1.2.3.3 病程的长短

病程短，病势急迫者多属实证或热证；病程较长者多虚证或虚实夹杂证，多伴血瘀。

1.2.3.4 整体精神状态与体力

平素精神倦怠，体力不足者多属虚证；畏寒，手足不温者多属寒证；肢体困倦感明显者多属湿困。

1.2.3.5 食欲、饮食喜好

食欲不振，口淡乏味者多属虚证、寒证；喜热食者多属寒证；喜冷食者多属热证。

1.2.3.6 大便的质地、色泽、气味

大便溏薄者多属虚证；完谷不化者多属虚寒证；大便干者多属实热或阴虚；大便不畅者多属气滞；大便有黏液且气味臭秽者多属湿热证；大便发黑者多兼血瘀。

通过询问上述问题，收集临床辨证信息，并结合其他诊疗方法，综合判断患者的证候类型。

2 西医诊断

胃痛的主要定位在胸骨下端到脐之间的、两侧锁骨中线以内的区域；疼痛指主观的、不愉快的感觉，某些患者可能感觉组织上的损伤；胃痛可伴有或不伴有烧灼感。其他非常难受的症状可能并不被患者描述为疼痛。

胃痛需要明确原发病因。对于原发病的检查主要考虑功能性消化不良、慢性胃炎、消化性溃疡、胃癌及部分其他疾病等。在胃痛的诊断过程中，可根据报警症状的有无来决定检查的缓急主次，尽量避免贻误重要的器质性疾病。

2.1 报警症状

胃痛患者伴有长期发热、贫血、消瘦、大便发黑或便血、疼痛性质突然发生改变等情况时，有必要尽快到专科医院检查，明确病因。

2.2 常见疾病的诊断要点

2.2.1 功能性消化不良

功能性消化不良是指存在一种或多种起源于胃十二指肠区域的消化不良症状，并且缺乏能解释这些症状的任何器质性、系统性或代谢性疾病。目前该病可分为两种类型，餐后不适综合征及上腹痛综合征。功能性消化不良的诊断要点：（1）包括下列症状的一项或多项：餐后饱胀不适、早饱感、上腹痛及上腹部烧灼感；（2）无可以解释上述症状的结构性疾病的证据（包括胃镜检查）。同时要求诊断前症状出现至少6个月，近3个月符合以上诊断标准。

2.2.2 慢性胃炎

　　慢性胃炎是由多种原因引起的胃黏膜的慢性炎症。部分慢性胃炎患者可无明显临床症状，有症状者主要表现为非特异性消化不良，如上腹部不适、饱胀、疼痛、食欲不振、嗳气、反酸等，部分还可有健忘、焦虑、抑郁等精神心理症状。消化不良症状的有无及其严重程度与慢性胃炎的组织学所见和内镜分级无明显相关性。

　　慢性胃炎的确诊主要依赖于内镜与病理检查，尤以后者的价值更大。对慢性胃炎的诊断应尽可能地明确病因，特殊类型胃炎的内镜诊断必须结合病因和病理。

2.2.3 消化性溃疡

　　消化性溃疡是泛指胃肠道黏膜在某种情况下被胃酸／胃蛋白酶消化而造成的溃疡，可发生于食管、胃、十二指肠，也可发生于胃－空肠吻合口附近或含有胃黏膜的 Meckel 憩室内。本病的临床表现不一，部分患者可无症状，或以出血、穿孔等并发症为首发症状。

　　上腹部疼痛是本病主要的临床表现，典型的十二指肠溃疡可表现周期性和节律性的上腹部疼痛，可被进食或服用抗酸药物缓解。胃镜检查及病理活检是确诊本病的主要方法。X 线检查如见到龛影等也提示本病。

2.2.4 胃癌

　　胃癌是发生胃黏膜上皮的恶性肿瘤。约半数的早期胃癌患者可无任何症状和体征，有症状者也无特异性。进展期胃癌最早出现的症状为上腹痛，可伴有早饱、纳差及消瘦等。胃癌的诊断主要依赖于 X 线钡餐检查及内镜检查加活检，尤其是内镜检查及活检的价值更大。

2.2.5 其他疾病

其他可引起胃痛的疾病常见的有冠心病，急、慢性胰腺炎，急、慢性胆囊炎等，可根据病史、心电图、B超等做出诊断。尤其是冠心病、心肌梗死有时会引起类似胃痛的症状，临床治疗前一定要注意鉴别。

干预与管理

1 干预

胃痛的中医干预方法较多，由于专业的不同，在所采用的方法上可能各有侧重。一般而言，明确胃痛的病因具有重要的意义。在诊断明确后治疗有利于针对性的用药，并保障医疗安全。

胃痛的治疗要点有两方面：一是缓解胃痛症状；二是原发疾病的改善。

对于偶然发作，病情较轻，有明确原因的胃痛（如受寒、饮食不节）等，可以采取药膳、按摩等简便方法缓解症状；对持续发作，病程较长的胃痛，在明确病因的前提下，采取汤方、针刺、穴位埋线等方法治疗。对某些疾病如胃癌等引起的胃痛，中医药可作为辅助治疗手段缓解其胃痛的发作。

胃痛的中医干预流程见图1。

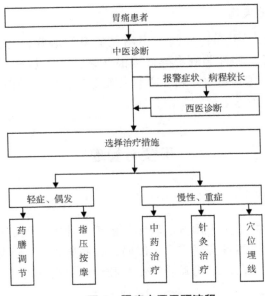

图 1　胃痛中医干预流程

2 管理

2.1 药物治疗

2.1.1 辨证论治

　　药物治疗是中医治疗最重要的组成部分。正确的辨证是处方的前提。简单而言，辨证论治就是依据中医基本理论对患者所表现出来的各种症状、舌象、脉象，进行综合分析判断，确定证候及其病机，选择相应的方药。

　　胃痛尽管其对应的西医诊断各不相同，但其基本治疗原则是一致的，采取的治疗方法都是辨证论治。综合文献表明，辨证治疗胃痛，对改善患者的临床症状，提高患者的生存质量有较好的作用，不少方药具有改善原发病的作用。

各证候采用的方剂由临床证据决定，并参考了现有的共识或标准。由于现有中医证据级别较低，因此，推荐建议的级别普遍不高，但低级别的推荐建议并不意味着临床重要性的下降。另外，专家临床实践经验，以及部分在临床上常用但缺乏临床对照研究或病例系列研究的方剂等，将以专家共识意见的形式给出。（用"※"注明，推荐强度：C，证据级别：Ⅳ）

2.1.1.1 脾胃虚寒证

病机：脾胃虚寒，中阳不振，胃失温煦，气机阻滞。

治法：温中健脾，和胃止痛。

推荐方药：

（1）黄芪建中汤加减（《金匮要略》）。黄芪、芍药、桂枝、炙甘草、生姜、大枣、饴糖等；水煎服；黄芪、芍药、桂枝、炙甘草、生姜、大枣同煎，去滓后纳饴糖；日一剂，分二次或三次服用。（推荐强度：B，证据级别：Ⅲb）

（2）理中汤加减（《伤寒论》）。人参、白术、干姜、甘草等；水煎服，日一剂，分二次或三次服用。（推荐强度：B，证据级别：Ⅲb）

采用黄芪建中汤或其加减方（小建中汤）化裁治疗胃脘痛脾胃虚寒证，可以有效缓解胃痛症状，改善脾胃虚寒证相关症状。有证据表明，该方配合食疗，可以进一步提高疗效。

对胃脘痛脾胃虚寒证，采用理中汤化裁治疗，包括的病种有慢性胃炎，消化性溃疡等，临床上具有较好的疗效。

2.1.1.2 肝胃不和证

病机：肝气郁结，横逆犯胃，通降失常。

治法：疏肝解郁，理气和胃。

推荐方药：

（1）四逆散加减（《伤寒论》）。枳实、柴胡、白芍、甘草等；水煎服，日一剂，分二次或三次服用。（推荐强度：B，证据级别：Ⅱa／Ⅲb）

（2）柴胡疏肝散加减（《证治准绳》）。柴胡、芍药、枳壳、香附、川芎、陈皮、甘草等；水煎服，日一剂，分二次或三次服用。（推荐强度：B，证据级别：Ⅱa／Ⅲb）

（3）小柴胡汤加减（《伤寒论》）。柴胡、黄芩、人参、甘草、半夏、生姜、大枣等；水煎服，日一剂，分二次或三次服用。（推荐强度：B，证据级别：Ⅲb）

采用四逆散为基本方治疗胃脘痛，以肝胃不和证为主，其他各证型为辅，随证加减，包含的疾病有慢性胃炎，消化性溃疡，胃癌术后等，与雷尼替丁相对照，总有效率达92.5%，优于对照组。其他病例系列研究表明，四逆散治疗胃脘痛肝胃不和证，能够缓解胃痛的发作。

采用柴胡疏肝散为主方治疗胃脘痛，临床治愈率达60.38%，总有效率达85.85%。其中慢性浅表性胃炎显效率76.47%，总有效率82.35%，消化性溃疡显效率73.91%，总有效率86.96%，功能性消化性不良显效率73.08%，总有效率88.46%，中医证候总有效率为86.79%。可以明显改善胃脘痛、脘腹胀满、烧心反酸、呃逆嗳气、食欲不振、恶心呕吐等的症状。其他临床研究的结论得出了类似的结论。

小柴胡汤为基本方随证加减治疗胃脘痛，可缓解胃痛症状，部分对胃镜下黏膜表现有一定的作用。

在肝郁气滞、肝胃不和的患者中，兼有肝胃郁热证的临床情况较为常见，症见胃脘灼热疼痛，吐酸嘈杂，烦燥易怒，口干口苦等。可合用左金丸化裁治疗。（推荐强度：B，证据级别：Ⅲb）

研究表明，采用左金丸为基础方的合方，治疗功能性消化不良、慢性胃炎伴胆汁反流、慢性胃炎伴糜烂、消化性溃疡，能有效减轻肝胃郁热证相关症状，改善糜烂及胆汁反流，促进溃疡愈合。

2.1.1.3 胃阴不足证

病机：胃阴不足，虚火灼胃。

治法：养阴益胃。

推荐方药：

（1）一贯煎加减（《柳洲医话》）。北沙参、麦冬、当归身、生地黄、枸杞子、川楝子等；水煎服，日一剂，分二次或三次服用。（※ 推荐强度：C，证据级别：Ⅳ）

（2）益胃汤加减（《温病条辨》）。沙参、麦冬、冰糖、细生地、玉竹等；水煎服，日一剂，分二次或三次服用。（※ 推荐强度：C，证据级别：Ⅳ）

（3）芍药甘草加减（《伤寒论》）。白芍、甘草等；水煎服，日一剂，分二次或三次服用。（※ 推荐强度：C，证据级别：Ⅳ）

目前没有直接的证据验证一贯煎、益胃汤及芍药甘草汤治疗胃阴不足证的疗效。但从 28 篇采取辨证论治干预胃脘痛的临床研究分析来看，采取一贯煎作为主方的占 50%；益胃汤占 32.1%，上述两方常合并芍药甘草汤使用，合并率达 39.3%。

2.1.1.4 瘀阻胃络证

病机：瘀血内阻，损伤胃络。

治法：活血化瘀。

推荐方药：

（1）丹参饮加减（《时方歌括》）。丹参，檀香^{后下}，砂仁^{后下}等；水煎服，日一剂，分二次或三次服用。（推荐强度：

B，证据级别：Ⅲb)

（2）失笑散加减（《太平惠民和剂局方》）。五灵脂^包，蒲黄^包等；水煎服，日一剂，分二次或三次服用。（推荐强度：B，证据级别：Ⅲb)

丹参饮、失笑散是胃脘痛瘀阻胃络证最常用方剂，临床病例观察表明，采用丹参饮随证加减，可适用于各型胃痛的治疗。丹参饮与失笑散同用也有较好的临床疗效。

2.1.1.5 饮食积滞

病机：饮食不节，胃失和降。

治法：消积导滞。

推荐方药：

保和丸加减（《丹溪心法》）。神曲，山楂，茯苓，半夏，陈皮，连翘，莱菔子；水煎服，日一剂，分二次或三次服用。（推荐强度：B，证据级别：Ⅲb)

采用保和丸为基本方化裁治疗胃脘痛食积型，临床有效率达88%。

2.1.1.6 脾胃湿热证

病机：湿热内蕴，通降失常。

治法：清热化湿。

推荐方药：

（1）半夏泻心汤加减（《伤寒论》）。半夏、黄芩、干姜、人参、黄连、大枣、甘草等；水煎服，日一剂，分二次或三次服用。（推荐强度：B，证据级别：Ⅱa/Ⅲb)

（2）黄连温胆汤加减（《三因极一病证方论》）。半夏、竹茹、枳实、橘皮、甘草、茯苓等；水煎服，日一剂，分二次或三次服用。（推荐强度：B，证据级别：Ⅱa/Ⅲb)

采用半夏泻心汤为主方化裁治疗胃脘痛，疾病包括慢性胃炎、消化性溃疡、十二指肠球炎，排除胆囊炎、胆石症、胰腺炎、胃癌、残胃炎及其他不明原因的上腹部疼痛者，对胃脘痛、胃脘压痛、饮食不振、嗳气等症状有明显改善，临床总有效率为88.24%，对胃黏膜的改善疗效优于复方铝酸秘片。同时，有研究表明，半夏泻心汤对幽门螺杆菌有一定的清除作用。

黄连温胆方及其化裁方对胃脘痛有一定的疗效，尤其是脾胃湿热型胃脘痛。有研究采用黄连温胆方治疗脾胃湿热证胃脘痛，并与维酶素相对照，治疗组的总有效率为91.7%，优于对照组的60%。

2.1.2 辨病论治

2.1.2.1 功能性消化不良：

功能性消化不良病位在肝、脾、胃，涉及肾。基本病机为肝郁犯土、胃失和降、脾运无权。其中脾虚是发病的基础，肝郁是发病的条件，胃气不降是引发诸症的原因。

2.1.2.2 慢性胃炎

慢性胃炎由于分类、伴随症状及病理组织学类型的不同，其中医证候及病机可能有相对特异性。下面根据现有证据，列出各类型的常见证候。

慢性非萎缩性胃炎以脾胃虚弱，肝胃不和证多见；慢性萎缩性胃炎以脾胃虚弱，气滞血瘀证多见；慢性胃炎伴胆汁反流以肝胃不和证多见；伴癌前病变者以气阴两虚，气滞血瘀，湿热内阻证多见。

2.1.2.3 消化性溃疡

消化性溃疡的发病中脾胃虚弱是其根本，而胃热血瘀是其标，脾虚胃热血瘀，寒热错杂是其发病的重要病理环节。

2.1.2.4 幽门螺杆菌感染

伴幽门螺杆菌感染以脾胃湿热证多见。

2.1.2.5 证候相兼

由于辨病论治的病机在证候表现上多相兼夹，临床治疗时可选择相应的单一证候的主方，组成合方，进行化裁。如慢性非萎缩性胃炎，其病机表现为脾胃虚弱，肝胃不和，故可用脾胃虚弱证的主方如香砂六君子汤与肝胃不和证的主方如四逆散合方化裁。功能性消化不良、消化性溃疡等也可据此方法处方（各证候的推荐方剂见"辨证论治"一节）。（※推荐强度：C，证据级别：Ⅳ）

2.1.3 对症治疗

胃痛症状的发生可能同时伴有其他临床症状，可在辨证、辨病论治的基础上配合对症治疗，改善患者的生活质量。

腹胀属实证者可加枳壳、木香、厚朴等；便秘不畅者可加枳实、瓜蒌、决明子等；胃脘疼痛较剧者可加川楝子、元胡等；痞满、恶心、纳呆者可加佩兰、砂仁、神曲等；脾虚便溏者可加炮姜炭、炒薏苡仁等；饥嘈、反酸明显者可加左金丸、乌贼骨、煅瓦楞子等。（※推荐强度：C，证据级别：Ⅳ）

伴胃黏膜充血、糜烂时，可加用中药三七粉、白及粉、珍珠粉治疗（随汤药冲服或用温水调成糊状口服，空腹时服用），但建议在辨证的基础上使用。伴黏膜内出血者，可在处方中加入化瘀止血之品，如三七粉、白及粉；如出血量较大，宜用现代医学手段或中医药止血为先。伴癌前病变者的治疗，可在复方中加入白花蛇舌草、半枝莲、半边莲，或配合使用活血化瘀类中药丹参、三七、莪术等。（※推荐强度：C，证据级别：Ⅳ）

2.1.4 名医经验

名医经验在中医药的学术传承中发挥了重要的作用。总结名医的临床实践经验，有助于临床疗效的提高。以下列出部分近现代名医治疗胃痛的经验，供参考使用。（※ 推荐强度：C，证据级别：Ⅳ）

2.1.4.1 药对

（1）乌药、百合：具有顺气，养胃，止痛的作用。适用于日久不愈之胃脘痛的治疗。（步玉如经验）

（2）瓜蒌、薤白：具有通阳泄浊，而奏止痛、消痞、散结的功效，适用于胃脘痛、痞满、便秘等。（张泽生经验）

（3）桂枝、芍药：具有调肝理脾的功效，适用于肝脾不调或气滞血瘀型胃脘痛。（张泽生经验）

（4）生白术、鸡内金：具有补脾健胃，消食化积的功效，适用于慢性萎缩性胃炎伴肠上皮化生者。若病变较重，配伍刺猬皮和炮山甲软坚消结、化散郁积。（朱良春经验）

（5）生黄芪、莪术：具有益气化瘀，扶正消积的功效，适用于慢性萎缩性胃炎，证属气虚血瘀者。（朱良春经验）

（6）五灵脂、蒲黄：具有活血、散瘀、止痛的功效，适用于气血瘀阻之胸胁痛、胃脘痛、腹痛等。慢性萎缩性胃炎伴肠上皮化生或不典型增生者宜加用此两味。（朱良春经验）

（7）黄连、藿香：具有清热利湿的功效，适用于湿热中阻之胃痛、痞胀、恶心、泄泻等症。（徐景藩经验）

（8）杏仁、白蔻仁、橘皮、桔梗：具有流通气机、宣肺降胃之功，适用于胸脘痞闷疼痛。（徐景藩经验）

2.1.4.2 单味药：

（1）附子：用于治疗胃痛作止无常，脘部拒按之寒凝气滞者，或胃脘痛无宁日，作多止少，脉强，表现为寒食郊阻者，用附子配荜茇温胃散寒，并结合理气、消食、导滞等药物。（章次公经验）

（2）苏梗：用于治疗脘胁痛而兼胸闷不畅、胸痛不利

者。《本草崇源》谓其"性平"，具疏肝和胃而宽胸痛，开郁气之效，实为肝胃气滞证之良药。（董建华经验）

（3）柴胡：柴胡能升能降，大量柴胡的应用，一是外感热病（感冒、疟疾、肺炎、肠伤寒等）过程中；二是杂病中常见之肝气郁滞，胁肋胀满，便下不爽，或有便意而不能排出者，用之助其疏泄，即前人所谓"于顽土中疏理滞气"之意。证候虽有外感、内伤之别，但其舌上必有白苔，且多较垢腻，方可任柴胡之疏发，此为辨证之眼目，不可忽之。（朱良春经验）

（4）生栀子：可用于脾胃湿热，蕴蒸化火之证。生栀子泻三焦火，既能入气分，清热泻火，又能入血分，凉血行血。（朱良春经验）

（5）白及：白及富有黏性，苦平而入肺经，可用于胃炎、胃、十二指肠溃疡出血的治疗。用白及粉加水（1：8）调成糊状内服，不仅能止血，且能改善胃脘胀、痛、嘈杂等症状与炎症、溃疡病理变化。（徐景藩经验）

2.1.5 临证要点

对特定的患者来说，胃痛的辨证论治与辨病论治所得出的证候类型并不一定完全一致，临床处方时宜相互参照，应将病、证、症三方面的情况综合考虑，合理处方。譬如对于慢性非萎缩性胃炎，脾胃虚弱、肝胃不和是其常见证候，若患者在此基础上，伴有脾胃湿热证的症状，此时可以考虑其证候为脾胃虚弱，肝胃不和兼脾胃湿热，选用上述三证候的合方，并结合症状特点，化裁治疗。临床效果不明显时，应综合考虑虚实、寒热、气血、通降、病理产物等辨证要点之间的关系，或结合其他辨证手段如微观辨证，寻找可能的原因，调整处方；或依据辨证试用同类证候中推荐的其他处

方。（※ 推荐强度：C，证据级别：Ⅳ）

专病专方治疗是临床常用的另一种处方形式。所用的处方一般药味较多，多个病机兼顾，其机制是在该病的基本病机的基础上，随证、症化裁。常用基本方大都为各证候的推荐方剂。

胃痛用药宜平和，在理气、清热、燥湿、化瘀时不宜攻伐太过。使用滋阴类药物时，注意补中兼通，以防滋腻碍胃；使用温补类药物时，避免温热太过，燥热伤阴。（※ 推荐强度：C，证据级别：Ⅳ）

药物在煎煮前宜用水浸泡 20～30 分钟，用砂锅煎煮。每日1剂，每剂煎煮2次，两次药汁混合，分2～3次服用，服药时间宜根据病情及症状特点餐前或餐后服用。（※ 推荐强度：C，证据级别：Ⅳ）

2.2 针灸治疗

2.2.1 辨证论治

针灸辨证论治的处方根据采取针灸辨证论治方法干预胃脘痛的临床文献整理而来。（推荐强度：C，证据级别：Ⅳ）

2.2.1.1 脾胃虚寒证：补脾益胃，温中散寒

取穴：足三里 ST36、内关 PC6、脾俞 BL20、气海 CV[RN]6，加灸神阙 CV8。

2.2.1.2 肝胃不和证：疏肝和胃，行气止痛

取穴：内关 PC6、足三里 ST36、中脘 CV[RN]12、太冲 LR3。

2.2.1.3 胃阴亏虚证：养阴益胃

取穴：足三里 ST36、三阴交 SP6、内庭 ST44、胃俞 BL21。

2.2.1.4 瘀血胃痛：活血化瘀

取穴：中脘 CV[RN]12、期门 LR14、膈俞 BL17、三阴交 SP6、内关 PC6。

2.2.1.5 饮食积滞证：和中降逆、消食导滞

取穴：中脘 CV[RN]12、天枢 ST25、内关 PC6、足三里 ST36，针用泻法。

2.2.1.6 脾胃湿热：健脾燥湿，降逆止痛

取穴：中脘 CV[RN]12、阴陵泉 SP9、足三里 ST36、三阴交 SP6、丰隆 ST40。

2.2.2 辨病论治

针灸辨病治疗的处方根据针灸治疗专病的临床文献整理而来。（推荐强度：C，证据级别：Ⅳ）

2.2.2.1 功能性消化不良

取穴：中脘 CV[RN]12、足三里 ST36、期门 LR14、胃俞 BL21、脾俞 BL20、肝俞 BL18、内关 PC6。

2.2.2.2 慢性胃炎

取穴：足三里 ST36、中脘 CV[RN]12、内关 PC6、胃俞 BL21、脾俞 BL20、华佗夹脊穴 EX-B2（T7-T12）、天枢 ST25、梁丘 ST34、上巨虚 ST37、下巨虚 ST39 等。

2.2.2.3 消化性溃疡

取穴：公孙 SP4、内关 PC6、天枢 ST25、中脘 CV[RN]12、关元 CV[RN]4、足三里 ST36、章门 LR13、胃俞 BL21、脾俞 BL20。

2.2.3 对症论治

气滞血瘀者加血海 SP10；气血不足者加脾俞 BL20、胃俞 BL21；肝郁脾虚加内关 PC6、合谷 LI4、太冲 LR3；脾虚痰湿加巨阙 CV[RN]14、丰隆 ST40；寒热错杂加行间 LR2、

内庭 ST44、三阴交 SP6；肝郁化热证用泻法，加行间 LR2、期门 LR14。

胃酸过多加公孙 SP4；痛甚加梁丘 ST34；腹胀加天枢 ST25；大便溏者加命门 DU4。

2.2.4 名医经验

2.2.4.1 针刺治疗胃脘痛：对于胃痉挛的引起的胃痛，取穴：（1）肝俞 BL18、脾俞 BL20、三焦俞 BL22、中脘 CV[RN]12、气海 CV[RN]6、足三里 ST36、内庭 ST44；（2）胆俞 BL19、胃俞 BL21、肾俞 BL23、建里 CV[RN]11、上巨虚 ST37、行间 LR2。每日或间日交换针刺，作中刺激，发作时，取足三里 ST36、公孙 SP4、厉兑 ST45，用强刺激，作诱导法缓解之。（承淡安经验）

对于胃溃疡引起的胃痛，取穴：（1）风池 GB20、大杼 BL11、膈俞 BL17、胆俞 BL19、脾俞 BL20、足三里 ST36；（2）天柱 BL10、肩并 GB21、肝俞 BL18、胃俞 BL21、三焦俞 BL22、上巨虚 ST37。每日交换作轻刺激，持续治疗。本病禁止胃部深刺。（承淡安经验）

2.2.4.2 灸法治疗胃脘痛：胃痉挛引起的胃痛，取穴用通谷 BL66、中脘 CV[RN]12、足三里 ST36；神经性胃痛取穴用上脘 CV[RN]13、中脘 CV[RN]12、下脘 CV[RN]10、足三里 ST36。（承淡安经验）

2.2.5 临证要点

2.2.5.1 临证时可以将辨病取穴、辨证取穴及对症取穴三者相互参照，拟订方案。

2.2.5.2 操作方法：以毫针为主，可单独应用，也可配合艾灸、电针、火针等使用。

2.2.5.3 温针操作：

（1）器具：毫针、艾条（切成段）

（2）操作（以足三里为例）：选定穴位，常规皮肤消毒，以毫针直刺足三里 ST36 1.0～1.5 寸，然后点燃艾条段，插在针柄上。针柄下端可垫一纸片，以防烫伤。

（3）疗程：7 天为 1 个疗程，1 到 2 个疗程。

2.3 穴位埋线治疗

穴位埋线治疗的处方根据采取穴位埋线方法治疗胃脘痛的临床文献整理而来。（※ 推荐强度：C，证据级别：Ⅳ）

2.3.1 主穴

中脘 CV[RN]12、胃俞 BL21、上脘 CV[RN]13、梁门 ST21、足三里 ST36、三阴交 SP6、阴陵泉 SP9、阳陵泉 GB34、脾俞 BL20、肝俞 BL18、胆俞 BL19、三焦俞 BL22、阿是穴等。

2.3.2 配穴

脾胃虚弱证加脾俞 BL20、章门 LR13；肝胃不和证加肝俞 BL18、期门 LR14；脾胃湿热证加丰隆 ST40；胃络瘀血证加脾俞 BL20、膈俞 BL17、血海 SP10。

2.3.3 器具

2.3.3.1 埋植用羊肠线

00 号铬制羊肠线，存放于 75% 酒精内浸泡备用。

2.3.3.2 其他器材

2.5% 碘酒、75% 酒精、2% 利多卡因、5mL 一次性注射器、6 号一次性注射针头、胶布、血管钳、剪刀、消毒纱布、腰盘、医用手套、无菌敷料等。

2.3.4 操作

先将埋线针具备齐，并严格消毒，在埋线穴位做好标记，然后用 2.5% 的碘酒消毒，75% 的酒精脱碘。医者洗手，消毒，在标记处用利多卡因做皮内麻醉，使成 1cm 左右的局麻皮丘。镊取一段 0.8～1.0cm 已消毒好的羊肠线，放置于腰椎穿刺针套管的前端，从针尾插入尖端已磨平的针芯。医者左手拇示指绷紧或捏起进针部位皮肤，右手持针，快速穿入皮肤，腰部及背部穴位在局部下方向上平刺，下肢穴位直刺，刺到所需深度，当出现针感后，边推针芯，边退针管，将羊肠线埋植于穴位皮下组织或肌层内，线头不得外露，消毒针孔，外敷无菌敷料，胶布固定 24 小时。

2.3.5 疗程

每周治疗 1 次，共治疗 10 次。

2.4 推拿治疗

推拿方案的制定根据相关临床文献整理而来。（※ 推荐强度：C，证据级别：Ⅳ）

2.4.1 指压法

2.4.1.1 取穴：足三里 ST36、脾俞 BL20、胃俞 BL21、中脘 CV[RN]12、内关 PC6、公孙 SP4、太冲 LR3，双侧同取。

2.4.1.2 配穴：伴呕吐者加内关 PC6；伴嗳气、吞酸、腹胀者加公孙 SP4、太冲 LR3。

2.4.1.3 操作手法：嘱患者取平卧位，完全放松，调整呼吸。用大拇指指腹或肘尖点按穴位，并逐渐加压，以患者能忍受为度，并作均匀回旋揉动，每穴施术三分钟。

2.4.2 按摩法

2.4.2.1 取穴：肝俞 BL18、胆俞 BL19、脾俞 BL20、胃俞 BL21，若背部在压痛区，以按摩压痛区为主。

2.4.2.2 操作手法：手法采取按揉为主，用大鱼际，掌根或前臂着力于穴位或痛区，以腕关节转动回旋来带动前臂进行操作。开始手法宜轻揉、待患者适应后逐渐加力，频率 80–100 次／分，每日 1 次，20 次为 1 个疗程。

2.5 调摄护理

胃痛患者有必要养成良好的饮食习惯，避免过食辛辣、热烫、油腻及含盐过多的食品，戒烟戒酒；宜增加营养，适当高蛋白、高维生素的饮食；多进食水果、新鲜蔬菜对慢性胃炎患者可能有一定的益处，但对于脾胃虚弱证患者宜谨慎。避免服用对胃黏膜有刺激的药物。

胃痛患者应保持心情舒畅，避免不良情绪的刺激，必要时可向心理医师咨询；加强对慢性胃炎患者的心理疏导对缓解慢性胃炎的发病、减轻症状，提高生活质量有一定的帮助。

胃痛患者应当避免长期过度劳累；在冬春季节尤需注意生活调摄；宜经常锻炼，传统的中医保健功法如太极拳等对调整胃肠功能有一定的作用。

2.6 随访

慢性胃炎尤其是慢性萎缩性胃炎伴有异型增生和肠上皮化生者有一定的癌变概率。有研究显示，癌前变化人群 95% 癌变所需时间：萎缩性胃炎为 11.6 年，肠上皮化生为 11.4 年，异型增生为 5.7 年，中重度肠上皮化生伴中重度异型增生为 4.5 年《中国慢性胃炎共识意见》认为：不伴肠上皮化生和异型增生的慢性萎缩性胃炎患者可 1 ～ 2 年行内镜和病理随访一次，有中重度萎缩或伴有肠上皮化生的萎缩性胃炎患者 1 年左右随访一次，伴轻度异型增生并排除取于癌旁或局部病灶者，根据内镜及临床情况缩短至 6 个月左右随访一次，重度异型增生需立即复查胃镜和病理，必要时可行手术治疗或内镜下局部治疗。

消化性溃疡患者行幽门螺杆菌根除后，如症状再次发作，当注意幽门螺杆菌再感染。胃溃疡视其镜下表现及病理检查结果 6 个月左右后内镜复查一次；十二指肠溃疡无临床特殊情况可不复查。

胃癌患者作手术切除后当加强随访，每半年内镜随访一次，防止胃癌复发。

参考文献

[1] 中华中医药学会 . 中医内科常见病诊疗指南 [M]. 北京：中国中医药出版社，2008.

[2] 于宝玲 . 黄芪建中汤加减治疗胃脘痛 80 例 [J]. 中国民间疗法，1999，(7)：33.

[3] 孙光祥，杨政 . 黄芪建中汤加味方治疗胃痛 100 例 [J]. 四川中医，2001，19 (3)：43.

[4] 王洪白，杨淮 . 黄芪建中汤治疗胃脘痛 62 例 [J]. 实用中医药杂志，2006，22 (10)：622.

[5] 刘晨光 . 黄芪建中汤治疗胃脘痛 80 例 [J]. 四川中医，1994，(3)：27.

[6] 边广军，王志辉，吕登仕 . 小建中汤治疗胃脘痛 96 例 [J]. 陕西中医，2007，28 (9)：1150-1151.

[7] 刘静凌 . 黄芪建中汤配合食疗治疗脾胃虚寒型胃脘痛临床研究 [J]. 中国医药指南，2011.

[8] 李秀英 . 小建中汤配合食疗治疗脾胃虚寒型胃脘痛临床疗效观

察 [J]. 中国当代医药，2012，19（4）：107-108.

[9] 刘晓华. 加味理中汤治疗胃脘痛 58 例 [J]. 光明中医，2006，21（3）：29-30.

[10] 邵利平，马英. 加味理中汤治疗胃脘痛 107 例观察 [J]. 实用中医药杂志，2003，19（9）：456.

[11] 林琴. 理中汤加减治疗胃脘痛 161 例 [J]. 福建中医药，2004，35（3）：31.

[12] 李春霞. 四逆散治疗胃痛 53 例临床观察 [J]. 中国医药指南，2010，8（13）：218-219.

[13] 张荣忠，张磊. 四逆散治疗胃脘痛的临床疗效观察及其对胃电、胃肠道激素和幽门螺旋杆菌的影响 [J]. 中药药理与临床，2004，20（4）：46-47.

[14] 赵永强. 四逆散加减治疗胃脘痛的临床分析 [J]. 中医药研究，2002，18（5）：22-23.

[15] 丁静，孙华英，王波. 四逆散加味治疗胃脘痛 82 例 [J]. 湖北中医杂志，1997，19（6）：29.

[16] 温艳东，全利，孙凯群，等. 加味柴胡疏肝汤治疗气滞证胃脘痛 106 例 [J]. 中国中医基础医学杂志，2011，17（10）：1173，1176.

[17] 杨冬梅. 柴胡疏肝散加减治疗胃痛疗效分析 [J]. 中外医疗，2011，28：135，137.

[18] 邱珍国. 柴胡疏肝散加减治疗胃脘痛 80 例疗效观察 [J]. 中国中医基础医学杂志，2010，16（10）：949.

[19] 马心慧. 小柴胡汤加减治疗慢性胃脘痛 180 例临床小结 [J]. 湖南中医杂志，1995，11（2），增刊：46.

[20] 龚宁. 小柴胡汤加减治疗胃脘痛 40 例 [J]. 中国中医急症，2001，10（4）：235.

[21] 黄穗平，陈延，余绍源. 中药治疗肝胃郁热证功能性消化不良的临床研究 [J]. 广州中医药大学学报，1998，15（3）：173-175.

[22] 刘雪强，宿录贞. 丹栀逍遥散合左金丸加味治疗胆汁反流性胃炎 180 例 [J]. 山西中医，2014，30（6）：39，43.

[23] 杨青松，张艳．柴胡疏肝散合左金丸加减治疗 74 例慢性糜烂性胃炎的临床观察 [J]．内蒙古中医药，2012，(17)：7-8．

[24] 邵富祥．化肝煎合左金丸加减治疗十二指肠溃疡 52 例 [J]．浙江中医杂志，2013，48 (9)：688．

[25] 全顺祥．左金丸合丹栀逍遥散对肝胃郁热型胃溃疡疗效观察 [J]．中国当代医药，2010，17 (8)：64-65．

[26] 岳磊，赵祥．辨证分型治疗胃脘痛 100 例临床观察 [J]．内蒙古中医药，2005，(1)：6-7．

[27] 庄云英．丹参饮加味治疗胃脘痛 120 例 [J]．湖南中医杂志，2002，18 (2)：40．

[28] 杨海宁，李云燕．丹参饮合失笑散加减治疗胃脘痛 38 例疗效观察 [J]．医学文选，2000，19，增刊：104-105．

[29] 杨加军．保和丸治疗胃痛（食积型）100 例观察 [J]．中医杂志，2010，51，增刊：174-175．

[30] 李双存．半夏泻心汤治疗胃脘痛 136 例疗效观察 [J]．山西职工医学院学报，2001，11 (2)：33-34．

[31] 段冬寿．加味半夏泻心汤等三联疗法治疗 HP 相关胃脘痛 [J]．中国中医急症，1998，7 (4)：167．

[32] 胡树群，陈亮，卓玉春．疏肝温胆汤治疗胃脘痛 180 例 [J]．内蒙古中医药，2012，(6)：14-15．

[33] 吴宗德，李航，孙颖媛．黄连温胆汤加减治疗湿热型胃痛 120 例疗效观察 [J]．遵义医学院学报，2004，27 (5)：468，471．

[34] 徐敏，卜平，时乐，等．功能性消化不良 222 例证候病机分析 [J]．实用中医药杂志，2006，22 (4)：246-247．

[35] 张声生．慢性胃炎中医证候学临床研究 [D]．北京：北京中医药大学，2005．

[36] 柯莹玲，单兆伟．542 例慢性萎缩性胃炎患者中医辨证分型与病因分析 [J]．辽宁中医杂志，2006，33 (2)：161-162．

[37] 柴可夫．活血化瘀法防治慢性萎缩性胃炎辨识 [J]．中医药学刊，2004，22 (3)：389-390．

[38] 曹志群. 慢性萎缩性胃炎癌前病变之瘀毒说浅析 [J]. 中医药学刊, 2005, 23 (1): 66.

[39] 周学文. 慢性萎缩性胃炎中医证治旨要 [J]. 中医药学刊, 2002, 20 (5): 558-559, 587.

[40] 韩新玲, 赵志强. 血府逐瘀胶囊治疗瘀血型慢性萎缩性胃炎60 例临床观察 [J]. 中国实验方剂学杂志, 2001, 7 (6): 48-49.

[41] 唐旭东. 慢性萎缩性胃炎血瘀病机与治疗方法探讨 [J]. 中医杂志, 1998, 39 (11): 687-689.

[42] 王玉芬, 许芳. 胆汁反流性胃炎的中医证治研究 [J]. 北京中医药大学学报, 1999, 22 (2): 40-42.

[43] 翟光, 翟佳滨, 孙萍. 胆汁返流性胃炎临床辨治探讨 [J]. 中国中医药信息杂志, 1998, 5 (12): 47-48.

[44] 侯俐. 胆汁反流性胃炎的病因病机探讨 [J]. 山东中医杂志 2007; 26 (5): 294-295.

[45] 史锁芳, 陆为民. 单兆伟教授论治慢性萎缩性胃炎癌前病变的经验 [J]. 中医教育, 1998, 17 (4): 44-46.

[46] 凌江红. 胃癌前病变的中医及中西医结合研究进展 [J]. 广西医学, 1997, 19 (2): 221-224.

[47] 宇文亚. 沈舒文教授从毒瘀交阻治疗胃癌前病变经验 [J]. 陕西中医, 2005, 26 (11): 1198-1199.

[48] 曹志群, 张维东, 姜娜娜, 等. 论慢性萎缩性胃炎癌前病变之脾胃虚损说 [J]. 光明中医, 2007, 22 (1): 5-7.

[49] 黄绍刚, 周福生, 黄穗平, 等. 脾虚瘀热病机在消化性溃疡中的意义 [J]. 中医杂志, 2006, 47 (10): 728-729.

[50] 唐旭东. 消化性溃疡病因病机寒热刍议 [J]. 辽宁中医杂志, 1992, (1): 1-3.

[51] 肖丽春, 潘万瑞, 陈寿菲, 等. 胆汁反流性胃炎中医证型与HP 感染及胃黏膜病理变化的关系 [J]. 福建中医学院学报, 2005, 15 (2): 9-11.

[52] 冯玉彦, 杨倩, 刘建平, 等. 慢性萎缩性胃炎中医证型与幽门

螺杆菌感染相关性研究 [J]. 辽宁中医杂志，2005，32（8）：754-755.

[53] 王长洪，陆宇平，王立新，等 .1052 例胃炎中医证型与胃镜 HP 感染及舌苔炎细胞关系的对比观察 [J]. 中医药学刊，2004，22（8）：1396-1397.

[54] 金桂花 . 中药"成方配伍"治疗慢性萎缩性胃炎的临床研究 [D]. 成都：成都中医药大学，2002.

[55] 郑自芳，曾振秀 . 辨证针刺治疗胃脘痛 100 例疗效分析 [J]. 中国针灸，1997，17（7）：433-434.

[56] 赵会玲 . 针灸治疗功能性消化不良 50 例 [J]. 陕西中医，2007，28（7）：883-884.

[57] 时会君，张俊清，国华 . 针灸治疗功能性消化不良 90 例临床疗效观察 [J]. 北京中医药，2009，28（9）：732-733.

[58] 林和清 . 针刺治疗慢性浅表性胃炎临床研究 [D]. 武汉：湖北中医学院，2006.

[59] 金丹 . 针灸治疗 66 例消化性溃疡临床报告与分析 [J]. 中医临床研究，2012，4（2）：51-52.

[60] 许幸 . 穿刺埋线治疗胃脘痛 300 例 [J]. 中国中医药科技，2010，17（5）：406.

[61] 高蔚，王增珍，黄绪镇，等 . 饮食行为与慢性胃炎 [J]. 医学与社会，1996，9（4）：18-19，26.

[62] 马然 . 慢性萎缩性胃炎中医证候学研究 [D]. 北京：北京中医药大学，2005.

[63] 苏爱平，许翠萍，房晓芬，等 . 幽门螺杆菌感染在慢性胃炎患者中的危险因素 [J]. 世界华人消化杂志，2008，16（33）：3810-3813.

[64] 练慧，郑舜华，张晓天 . 肝胃不和与脾胃虚弱型慢性萎缩性胃炎患者心理状态临床观察 [J]. 新疆中医药，2006，24（3）：14-16.

[65] 孙雯 . 慢性萎缩性胃炎的心理护理体会 [J]. 中原医刊，2000，27（4）：63.

[66] 王秀锋，陈一伟，白亮寅 . 浅谈老年慢性萎缩性胃炎的心理问题与护理措施 [J]. 甘肃科技，2006，22（4）：171-172.

[67]谷建明.心理护理在慢性胃炎治疗中的作用[J].中国医药指南，2007，5（12）：686-687.

[68]王玉飞.心理护理在慢性胃炎抑郁症中的作用[J].中国误诊学杂志，2005，5（3）：584-585.

[69]何滨，孙海侠，李晓春.中药加心理健康教育疗法治疗慢性萎缩性胃炎的临床观察[J].中国实用医药，2008，3（2）：97-98.

[70]张声生.慢性胃炎中医证候学临床研究[D].北京：北京中医药大学，2005.

[71]杨少波，王孟薇，张子其，等.胃癌前黏膜变化的自然演变规律研究[J].中国综合临床，2005，21（3）：193-194.

[72]中华医学会消化病学分会.中国慢性胃炎共识意见[J].胃肠病学，2006，11（11）：674-684.

1. 项目编写委员会

项目组长：唐旭东

副组长：温艳东、王凤云

项目秘书：吕林、赵迎盼

2. 指南编写小组

唐旭东、卞立群、王凤云

3. 主审专家

温艳东

4. 指南德尔菲法函审专家（按姓氏笔画排列）

王凤云、王垂杰、王宪波、王捷虹、毛宇湘、甘淳、白光、朱生樑、朱莹、刘凤斌、苏娟萍、李志、李保双、李振华、李健、杨少军、杨国红、杨强、时昭红、汶明琦、沈洪、张声生、赵文霞、柯晓、钦丹萍、徐进康、凌江红、郭朋、梁健、琚坚、董明国、曾斌芳、温艳东、谢晶日、蔡敏、廖小林、颜勤、潘洋、魏玮

5. 指南会审专家（按姓氏笔画排列）

王凤云、王垂杰、王彦刚、王宪波、王敏、王婕虹、叶松、冯培民、朱莹、任顺平、刘力、刘凤斌、刘启泉、李军祥、李保双、李振华、李慧臻、杨胜兰、杨倩、时昭红、沈洪、张声生、张学智、陈苏宁、陈涤平、季光、周正华、鱼涛、孟立娜、赵文霞、胡玲、柯晓、钦丹萍、徐进康、郭朋、郭绍举、唐旭东、黄绍刚、黄恒青、黄穗平、蒋健、舒劲、温艳东、谢胜、魏玮